LIOBA WERRELMANN

»Stellen Sie sich nicht so an!«

KNAUR

LIOBA WERRELMANN

»Stellen Sie sich nicht so an!«

Meine Odyssee durch das deutsche Gesundheitssystem

KNAUR

Besuchen Sie uns im Internet:
www.knaur.de

FSC
www.fsc.org
MIX
Papier aus verantwortungsvollen Quellen
FSC® C083411

Umschlaggestaltung: ZERO Werbeagentur, München
Umschlagabbildung: FinePic®, München
Satz: Daniela Schulz, Puchheim
Druck und Bindung: CPI books GmbH, Leck
ISBN 978-3-426-65538-2

2 4 5 3 1

Nicht müde werden
sondern dem Wunder
leise
wie einem Vogel
die Hand hinhalten.

Hilde Domin

Prolog

Es beginnt alles damit, dass ich nicht mehr gehen kann. Ich bin sehr groß, und ich liebe es, schnell zu gehen. An diesem Morgen ist es damit vorbei. Meine S-Bahn hält im Bahnhof Friedrichstraße im Tiefparterre. Die Treppe nach oben schaffe ich so gerade noch. Doch auf den nächsten Metern sacken mir die Beine weg. Mir wird schwindelig, schwarz vor Augen, und mein Herz rast zum Zerspringen.

Vor dem Bundespresseamt stehen niedrige Steinquader. Wenn es warm ist, sitzen hier mittags lauter schicke junge Menschen in Anzügen und Kostümen, essen Sushi und Salat und blicken auf die Spree. Die hier sitzen, haben es geschafft – ein Job im Regierungsviertel. Ich bin eine von ihnen, ich bin Hauptstadt-Korrespondentin. Bis zu diesem Morgen.

Ich sitze auf einem der Steinquader und kann nicht mehr gehen.

Ich sehe noch so aus wie immer, ich passe noch zu all jenen, die an mir vorbeihasten, dezenter Lippenstift, die Locken ordentlich geföhnt, ich trage meinen grauen Wollmantel, einen grauen ausgestellten Rock aus reiner Seide, kniehohe schwarze Stiefel. Doch ich gehöre nicht mehr dazu. Ich bin krank, von diesem Moment an ist es nicht mehr zu leugnen.

Ich sitze eine lange Weile auf dem Steinquader. Mein Herz beruhigt sich nicht mehr. Sobald ich versuche aufzustehen, rast es so wild und so chaotisch, dass mir die Knie wegknicken.

Irgendwann klappt es. Ich stehe auf, wackelig wie eine Oma. Gehe Schrittchen für Schrittchen auf die andere Straßenseite. Da fließt die Spree, und es gibt ein Geländer, an dem ich mich festhalten kann. Die Kollegen sitzen längst in der Frühkonferenz. Ich schleiche an der Spree entlang. Ein winziges Schrittchen nach dem nächsten. Es ist, als hätte man mir eine Plombe auf die Brust geschnallt, eine Plombe, die mein Tempo drosselt auf nahezu null.

Ich gehe noch genau zwei Tage arbeiten.

Volle Pulle leben

Bis zu jenem Moment im März 2011 hatte ich ziemlich genau das Leben geführt, das ich mir immer erträumt hatte.

An meiner Seite war ein Typ, der mich vollends begeisterte. Ein echter Traumtyp. Groß und durchtrainiert, mit Oberarmen so breit und hart wie Eisenbahnschienen. Ein klassisch schön geschnittenes Gesicht und ein umwerfendes Lächeln. Man konnte ihn nicht allein in den Supermarkt schicken, er wurde sofort angebaggert. Er konnte kochen, staubsaugen und Computer reparieren. Ich liebte seinen Duft und den Wirbel an seinem Hinterkopf. Ich liebte seine Hände und sein Lachen. Seinen scharfen Verstand. Er war der erste Mann, den ich traf, der genauso schnell dachte und handelte wie ich. Wir stritten auch viel. Doch um nichts in der Welt hätte ich ihn gehen lassen.

Ich hatte nicht nur einen Traumtypen, ich hatte auch einen Traumjob. Ich war Radio-Korrespondentin für den WDR im Hauptstadtstudio in Berlin. Ich war dort, wo ich immer hinwollte: im Zentrum der Macht.

Ich war rasende Reporterin und tagtäglich im Radio zu hören. Als Christian Wulff zwölf Stunden und drei Wahlgänge brauchte, um zum Bundespräsidenten gewählt zu werden, war ich dabei und berichtete von morgens früh bis spät in den Abend. Am Ende schalteten sie mich nach Breaking-News-Art live ins laufende Programm. Als die SPD 2009 ihr schlechtestes Wahlergebnis seit dem Zweiten Weltkrieg einfuhr, meldete ich mich um 18.01 Uhr live aus der SPD-Parteizentrale und schilderte den WDR-Hörern, wie die erste Hochrechnung die Sozialdemokraten in Schockstarre versetzt hatte.

Ich reiste mit Politikern durch ganz Deutschland und um die halbe Welt, war oft erst nachts zurück im Hauptstadtstudio, machte dann noch meinen Bericht für die Frühsendungen fertig und saß wenige Stunden später morgens um neun wieder an meinem Arbeitsplatz.

Ich führte nahezu jeden Tag Live-Gespräche, erklärte, so gut es ging, wie der Berliner Polit-Betrieb funktioniert, sprach böse Kommentare zum Betreuungsgeld. Ich arbeitete manchmal fast rund um die Uhr. Es machte mir nichts aus. Ich liebte meine Arbeit so sehr, dass es sich anfühlte, als flöge ich.

Und zu allem Überfluss lebte ich damals im hipsten Viertel Deutschlands, in Prenzlauer Berg.

Ich werde nie den Morgen vergessen, als ich 2008 das erste Mal die Stargarder Straße entlangging. Es war Januar, es lag Schnee, die Sonne schien. Auf den kahlen Bäumen glitzerte das Eis, die renovierten Jugendstilhäuser blinzelten mir zu. Mittendrin die Gethsemanekirche, die schon in den frühen achtziger Jahren der Friedensbewegung ein Obdach geboten hatte. Im Herbst 1989 wurde hier Tag und Nacht gebetet. Direkt vor der Gethsemanekirche trieb die Stasi Hunderte Demonstranten auf die Ladeflächen hastig herbeigeholter Lkw, viele verschwanden für Wochen im Gefängnis. Heute heiraten hier die zugezogenen Schwaben und lassen im Ostergottesdienst ihre Kinder taufen. In den Garten der Gethsemanekirche hat man eine Bronzeplastik des »Geistkämpfers« von Ernst Barlach gestellt – um an die zu erinnern, die hier einst die Freiheit erkämpften.

An jenem Morgen war die Straße voll mit Menschen in meinem Alter, die meine Art Klamotten trugen und Latte-macchiato-Becher. Ich zog damals für den Job von Köln nach Berlin und wollte unbedingt eine Wohnung mit Garten. Ich hatte schon beinahe eine gemietet, in einem völlig verranzten Hinterhaus im Wedding. Meine Katzen sollten weiter Freigang haben. Aber irgendwie schauderte es mich doch, als mir klarwurde, dass alle Cafés drum herum zugezogene Vorhänge hatten. Nun also die Stargarder Straße und Latte macchiato. Was schon mal ziemlich gut war, denn der Typ an meiner Seite wollte nur da wohnen, wo er sich morgens gleich vor der Haustür Latte macchiato holen konnte. Nun ja, er hatte sich die Kaffee-Bars wohl etwas anders vorgestellt, schicker, mehr München-mäßig. Er würde sich nie wohl fühlen in der Stargarder Straße, er zog nie nach. Berlin und die Stargarder Straße waren ihm zu schmuddelig. Ich fand hier mein Zuhause. In einer Hinterhauswohnung, die einen riesigen Garten hatte. Die Wohnung war dunkel und billig renoviert. Der Garten war komplett schattig und eine Schlammwüste. Monatelang zog ich mir an jedem freien Morgen, von denen es wenige gab, meine Jeans direkt über die Schlafanzughose und begann, dieses Stück Land zu beackern. Mir ging ziemlich viel ein – zu dunkel, zu nass –, doch später blühten in meinem Hinterhausparadies Lilien und Rosen, Hibiskus, Jasmin und Bornholmer Margeriten, ich pflückte dort Minze für den Tee und beobachtete vergnügt, wie Herzgespann und Frauenmantel sich ihre Plätze suchten.

Latte macchiato gab es direkt im Vorderhaus. Im Café meiner Freundin Nicole, eine Rheinländerin wie ich. Sie war die Erste, die ich in der Stargarder Straße kennenlernte, am Tag der Wohnungsübergabe.

Der Typ an meiner Seite sah die Wohnung, die ich ausgesucht hatte, zum ersten Mal und war entsetzt. »Die Wohnung«, sagte er, »ist perfekt für dich und die Katzen.« Ich freute mich über den Garten, er hätte lieber ein Loft gehabt.

Es war einer von diesen dunklen Berliner Wintertagen, bitterkalt und ohne jede Sonne. In diesem Moment war auch die Stimmung zwischen uns deutlich abgekühlt. Wie immer brauchte er seinen Latte macchiato, und so landeten wir in Nicoles Café. Und dort stand sie hinter der Theke. Die kurzen blonden Locken unter einer dicken Wollmütze, strahlend grüne Augen und ein Lächeln so herzlich, wie nur Rheinländerinnen es zustande bringen. Sie plapperte auch gleich drauflos. Mit dieser Frau, dachte ich bei mir, möchte ich viel Zeit verbringen.

Und so kam es. Nicoles Café wurde mein Wohnzimmer. Über sie erfuhr ich alles, was rund um unser Haus geschah, über sie lernte ich alle Nachbarn kennen. Sie war Briefkastentante und Vertraute. Sie hütete meinen Wohnungsschlüssel für Gäste und die Putzfrau. Sie brachte mir abends ihre neuesten Kuchenkreationen zum Testessen. Unzählige Abende verbrachten wir auf dem Bürgersteig vor ihrem Café, Wein trinkend und mit den Vorübergehenden quatschend. Oder Wein trinkend in meinem Garten, Tom Waits hörend.

Jeden Montag und jeden Donnerstag machten wir zusammen Yoga, Anusara-Yoga, was ziemlich schweißtreibend ist und hübsche Oberarme macht. Wir waren fit wie Flummis.

Nicole sorgte auch dafür, dass ich meine Nachbarin Katja traf. »Ihr müsst euch kennenlernen«, sagte sie und verabredete uns miteinander in ihrem Café.

Sie war natürlich schon da, als ich kam. Katja ist immer superpünktlich, ich eher weniger. Sie nippte an ihrem doppelten Espresso und strahlte mich an. Die ganze Frau strahlte. Feuerrote Locken, ein zart gezeichnetes Gesicht. Jeder in der Stargarder Straße kannte sie, zumindest vom Sehen. Man konnte Katja nicht sehen und sie dann wieder vergessen. Ein Ostberliner Schriftsteller hatte sogar eine kleine Geschichte in einer Tageszeitung über sie geschrieben. Über die Frau mit den wilden roten Locken, die jeden Morgen mit ihrem Hund an seinem Fenster vorbeijoggte.

»Danke«, schrieb der stille Bewunderer, »dass ich dich morgens sehen darf.«

Ich begann und beendete jeden meiner Tage mit einem Blick zu Katja. Wir konnten einander durch den Innenhof von Schlafzimmerfenster zu Schlafzimmerfenster sehen. Morgens schaute ich, ob sie schon auf war, abends, ob sie schon schlief. Katja machte es genauso. Wir arbeiteten beide viel, Katja war Heilpraktikerin und hatte ihre eigene Praxis, wir verbrachten gar nicht viel Zeit miteinander. Aber wir hatten einander im Blick, eigentlich immer.

Und dann war da noch Miranda. Sie wohnte schräg gegenüber. Wir lernten uns bei einem Naturheilkunde-Kurs kennen. Sie war genau wie Katja Heilpraktikerin, ich war nur interessiert. Miranda und ich waren beide groß und doch grundverschieden. Sie war dunkel und sehr schmal, ich war blond und nicht allzu schmal. Was auch daran lag, dass das, was sie abends als Hauptgericht aß, mir gerade so als Vorspeise reichte. Während ich für meinen Job so ziemlich alles gab, bestellte sie ihre ersten Patienten nicht vor elf Uhr. Miranda schlief gerne aus.

Miranda war ein wenig bequem. Zugleich war sie der liebste und mitfühlendste Mensch, den ich kannte. Sie hielt es mit Typen aus, die ich schon längst rausgeschmissen hätte.

Und doch waren wir seelenverwandt. Als wir uns kennenlernten, stellten wir fest, dass wir beide zum Essen am liebsten zu Ton Gluay in unserer Straße gingen. Das war eine asiatische Garküche, die einem Türken gehörte. Ton Gluay, von dem niemand weiß, ob er wirklich so hieß, warf alles, was man essen wollte, in riesige Pfannen: Gemüse, Tofu, Chili, Ingwer und frischen Koriander. In Windeseile brutzelte er die köstlichsten Gerichte und verkaufte sie für vier Euro fünfzig. Später ist er bankrottgegangen.

Was mir schmeckte, schmeckte Miranda auch, ausgenommen rohe Tomaten. Wir trugen die gleiche Art von Klamotten. Der Typ an meiner Seite sah fast genauso aus wie der Typ, mit dem Miranda sich rumschlug. Wir liebten beide Tiere, vor allem Katzen. Vor allem aber nahmen wir das Gleiche wahr. Egal, was um uns herum passierte – uns reichte ein Blick, um uns zu verständigen. Wir wussten, wer wie drauf war, und was gleich passieren würde. Was andere nicht erahnten – für uns war es offensichtlich. Wir hatten andere Antennen als die meisten Menschen, feinere.

Nie zuvor hatte ich mich so wohl gefühlt wie in jenen Jahren in Berlin. In meiner dunklen Hinterhauswohnung, mit dem Traumtypen, dem Traumjob und Nicole, Katja und Miranda um mich herum. Ich führte ein rasantes, beschwingtes und vergnügtes Leben. Ich hatte vergessen, dass ich einst mit einem Herzfehler geboren worden war.

Nicht lebensfähig

Ich war ein liebes Baby. Ein sehr stilles.

Meine Mutter erinnert sich sehr gut an den Tag, an dem sie nach meiner Geburt aus dem Krankenhaus entlassen wurde. Mit mir wurden noch zwei weitere Babys entlassen, die lagen auf einem großen Wickeltisch rechts und links von mir und ruderten mit Armen und Beinen. Ich lag ganz still.

»Warum bewegt mein Kind sich nicht wie die anderen?«, fragte meine Mutter den Arzt.

»Die anderen«, sagte der Arzt, »haben mehr Temperament.«

Die Kinderärztin, Frau Dr. B., sagte: »Was für ein schönes Kind.« Mehr sagte sie erst einmal nicht.

Mein Vater berichtet, ich habe immer lieb in meinem Kinderbett gelegen und an die Decke geguckt. Wenn man mit mir sprach und mich streichelte, lächelte ich. Ansonsten tat ich nichts.

Ich aß auch nicht. Ich bekam die Flasche, und nie schaffte ich die volle Portion. Ich war zu schwach, um zu trinken. Meine Mutter ging dann mit mir hinaus auf den Balkon. Ich atmete tief durch. Und dann bekam sie noch ein bisschen in mich hinein.

Das meiste habe ich dann später wieder ausgekotzt.

»Wir wussten«, sagen meine Eltern heute, »dass du krank warst. Du warst anders als dein Bruder.«

Zig Mal, sagt meine Mutter, sei sie bei der Kinderärztin Frau Dr. B. gewesen. Nie habe die etwas gesagt.

»Warum«, schimpfte mein Vater, »sagt sie uns nichts? Wir sehen doch, dass mit Lioba etwas nicht stimmt!«

Ich war ein knappes Jahr, als meine Mutter mit mir zu einem anderen Kinderarzt ging. Der fuhr sie an: »Sie haben zu wenig Zeit für das Kind. Das Kind ist faul und braucht Gymnastik.«

Meine Mutter suchte eine Gymnastiklehrerin für mich. Sie fand keine.

Einmal verbrachte ich ein paar Tage bei einer Tante. Als sie mich meinen Eltern zurückgab, schlug sie Alarm: »Ihr müsst mit dem Kind zum Arzt. Es ist wie eine Stoffpuppe. Es bewegt Arme und Beine nicht.«

Wenn ich auf einem Stuhl saß, banden meine Eltern mich fest, sonst wäre ich vornüber hinausgefallen. Ich lernte gehen und konnte doch kaum gehen. Jeder Bordstein war zu hoch. Sogar die Schuhe waren mir zu schwer. Ich lief durch den Garten in Pantöffelchen.

Ich fiel so oft hin, alle meine Hosen und Strumpfhosen waren an den Knien mehrfach gestopft.

Als ich anderthalb Jahre alt war, wurde meine Schwester geboren. Meine Mutter stellte das Neugeborene der Kinderärztin vor und nahm mich mit.

»Setzen Sie sich«, sagte Frau Dr. B. Und dann rückte sie endlich mit der Wahrheit heraus.

»Lioba hat etwas mit dem Herzen. Ich weiß es schon lange, aber ich konnte Ihnen nichts sagen. Sie waren wieder schwanger. Fahren Sie noch heute Nachmittag in die Kinderklinik, ich habe Ihnen dort um drei Uhr einen Termin gemacht.«

Mein Vater und mein großer Bruder fuhren mit. In der Kinderklinik warteten sie auf dem Flur. Der Kardiologe holte sie ins Behandlungszimmer. Zum ersten Mal in meinem Leben wurde ich an ein EKG angeschlossen. Als das EKG geschrieben war, zeichnete der Kardiologe mein Herz an eine Tafel und erklärte meinen Eltern, wo das Blut zufließt und wo es abfließt.

»Lioba«, sagte der Kardiologe, »hat ein Loch in der

Trennwand zwischen den Vorhöfen. Es ist ein Wunder, dass sie anderthalb Jahre alt geworden ist. Sie ist nicht lebensfähig.«

Und weiter sagte er: »Das Kind kann keine sechs Jahre alt werden, und das ist das Mindestalter für eine Herzoperation. Der Schaden ist zu groß. Geben Sie ihr alles, was sie will. Normalerweise sterben diese Kinder im ersten Lebensjahr.«

Zu Hause hat mein Bruder, der damals fünf war, mein Herz gleich nachgezeichnet. »Da«, sagte er, »fließt das Blut rein, und da fließt es raus.«

Vierzig Jahre später habe ich eine ganze Mappe mit Zeichnungen von meinem Herz. Fast jeder Kardiologe malt einem früher oder später ein Herz und meint dann, die Patientin, also ich, verstünde auf diese Weise, was los ist. Verdammt, es ist das Herz! Das Allerunbegreiflichste von der ganzen Welt. Und da malen die einem vier Beutel mit Strichen außen dran. Nur langsam erahne ich, wie er funktioniert, jener kleine, starke Muskel.

Unser Herz besteht aus zwei Vorhöfen und zwei Hauptkammern. Aus der Lunge fließt das mit Sauerstoff angereicherte Blut in den linken Vorhof. Sobald der voll ist, öffnet sich eine Klappe zur linken Herzkammer, es ist die Mitralklappe, das Blut fließt in die linke Herzkammer, und die Mitralklappe schließt sich wieder. Der Herzmuskel zieht sich kräftig zusammen, und die linke Herzkammer presst das frische, sauerstoffreiche Blut durch eine andere Klappe, die Aortenklappe, in die Aorta. Das ist unsere Hauptschlagader. Und sie versorgt so den gesamten Körper mit Sauerstoff.

Wenn das Blut den Sauerstoff überall hintransportiert hat, wo er hinsoll, fließt es durch die Venen zurück zum Herz. Diesmal geht es zuerst in den rechten Vorhof. Dort öffnet sich die Trikuspidalklappe zur rechten Hauptkammer, und sobald das Blut in der rechten Kammer ist, zieht sich wieder der Herzmuskel kräftig zusammen und katapultiert das alte, verbrauchte Blut durch die Pulmonalklappe in die Lunge. Wir atmen die verbrauchte Luft, das Kohlendioxid, aus und frischen Sauerstoff ein. Und los geht es von vorn.

Die beiden Vorhöfe liegen direkt nebeneinander, sind aber durch eine Wand getrennt, das sogenannte »Septum«. In den beiden Vorhöfen herrscht unterschiedlich starker Druck. Wenn im Septum ein Loch ist, führt das dazu, dass ein Teil des frischen, gerade mit Sauerstoff angereicherten Blutes vom linken Vorhof in den rechten Vorhof strömt. Es nimmt quasi eine verhängnisvolle Abkürzung. Denn vom rechten Vorhof fließt es direkt weiter in die rechte Hauptkammer und wieder zurück in die Lunge. Und so zirkuliert dieses frisch mit Sauerstoff angereicherte Blut völlig nutzlos zwischen Herz und Lunge hin und her. Es gelangt erst gar nicht über die Aorta in den für uns so lebenswichtigen großen Körperkreislauf. Das Herz arbeitet und arbeitet, und trotzdem wird der Körper nicht ausreichend mit Sauerstoff versorgt. Wie schlimm das ist, hängt davon ab, wie groß das Loch ist. Mit kleinen Löchern können Menschen oft ganz gut leben.

Mein Vorhof-Septum-Defekt war leider ziemlich groß.

Jeden Tag pumpte mein kleines Herz siebzig Liter Blut umsonst.

Meine Eltern waren Bäcker. Sie hatten damals gerade in einer Kleinstadt in der Nähe von Aachen ein Grundstück gekauft, ein Haus darauf gebaut und ihre Bäckerei eröffnet. Sie arbeiteten schwer und Tag und Nacht. Sie waren nur gesetzlich versichert. Jetzt hatten sie drei kleine Kinder, von denen eins todkrank war.

Zunächst wollten sie der Diagnose des Kardiologen in der Kinderklinik, der gesagt hatte, ich sei nicht lebensfähig, nicht glauben. Meine Mutter rief ihn an: »Nehmen Sie das zurück, ich kann damit nicht leben!«

»Ich kann Ihnen nichts anderes sagen«, antwortete er.

Meine Eltern fuhren in eine andere Klinik zu einem anderen Kardiologen. Der untersuchte mich wortlos und gab meinen Eltern zu verstehen, die Kinderärztin, Frau Dr. B., erhalte einen schriftlichen Bericht. Frau Dr. B. fand diesen Bericht jedoch nicht in ihrer Post. Fast täglich rief meine Mutter im Vorzimmer des Kardiologen an: »Wann kommt der Bericht?«

»Er ist unterwegs«, hieß es stets. Eine nähere Auskunft bekam sie nicht.

Den Brief mit dem Arztbericht hatte die neue Mitarbeiterin von Frau Dr. B. zusammen mit anderer Post in eine Kommode im Flur gesteckt. Dort würde er ein Jahr später auftauchen. Als alles vorbei war.

Mir ging es immer schlechter.

Der Sohn einer Kundin, der gerade Arzt wurde, erfuhr vom Unglück meiner Eltern. Abends, als der Laden schon zu war, klopfte er.

»Sie müssen«, sagte er, »an die Uniklinik nach Düsseldorf, da sind die besten Ärzte.«

Die Uniklinik Düsseldorf hatte 1947 als erste Klinik mit der Herzchirurgie in Deutschland begonnen. Nachzulesen ist das in einer Ausgabe des *Spiegel* aus dem Spätsommer des Jahres 1969. Der *Spiegel* berichtete damals über den 27-jährigen Kellner Gerd Kustermann. Kustermann litt unter einem deformierten Herz und einem schweren Herzklappenfehler. Zweimal war er auf der Arbeit zusammengebrochen und mit einem Kreislaufkollaps und einer akuten Herzschwäche ins Krankenhaus eingeliefert worden.

Beim zweiten Mal hatte wenige Tage zuvor der Vertrauensarzt der AOK befunden, Kustermann sei wieder arbeitsfähig. Ein knappes Jahr nach seinem ersten Zusammenbruch war Kustermann Rentner – mit 27.

»Nur eine große Herzoperation«, schrieb der *Spiegel*, »könnte Kustermann vor zunehmendem körperlichen Verfall und vor dem Herztod retten.« Die Operation sei aufwendig und kompliziert, aber sie gehöre längst zum Routinepensum deutscher Herzchirurgen. Ihre Erfolgschance sei umso größer, je früher der Eingriff vorgenommen werde.

Doch Kustermann stand im Spätsommer des Jahres 1969 auf der Warteliste. Und es war nicht absehbar, ob er noch rechtzeitig einen OP-Termin bekommen würde. »Herzchirurgie«, befand der *Spiegel*, »ist noch immer Stiefkind der deutschen Medizin.« Während es in den USA für 200 Millionen Bürger 120 große Herzzentren gebe, müssten sich die 60 Millionen Bundesdeutschen mit fünf Herzzentren begnügen. Der *Spiegel* zitierte den »international anerkannten Herzchirurgen Professor Wolfgang Bircks (Düsseldorf)« mit der Aussage, mindestens 15 neue Herzzentren müssten in der Bundesrepublik eingerichtet werden, »wenn nicht weiterhin operable Herzkranke nur deshalb sterben sollen, weil ihr Herz nicht bis zum Operationstermin durchhält«. Gerade einmal 3000 Eingriffe, schrieb der *Spiegel* weiter, könnten im Jahr in Deutschland durchgeführt werden – nötig seien viermal so viele.

Der Düsseldorfer Professor Bircks berichtete im *Spiegel*, die Ärzte in Düsseldorf leisteten »das Doppelte der Wochenstunden eines normalen Arbeiters«. Und dennoch müsse man fünf bis sechs Jahre warten, wenn man in Düsseldorf an der Herz-Lungen-Maschine operiert werden wolle. Die Konsequenz nannte der Professor auch: »Todesfälle von Patienten auf der Warteliste werden durchschnittlich zwei- bis dreimal im Monat registriert.«

Ein gutes Jahr nachdem der Artikel erschienen war, wurde ich geboren.

Eines Tages kam der Postbote in den Laden und zählte meiner Mutter tausend Mark auf die Theke. Das Geld war von meiner Großtante Marie. Meine Mutter rief sie sofort an.

»Was soll das?«, fragte sie.

»Nimm Lioba«, sagte Tante Marie, »und geh mit dem Geld zu einem guten Arzt.«

Meine Mutter vereinbarte einen Termin für mich in Düsseldorf. »Wir zahlen bar«, sagte sie sofort.

Meine Eltern waren so verzweifelt, sie schrieben sogar an Christiaan Barnard in Südafrika. Barnard war der berühmteste Herzchirurg jener Zeit, er war der Erste, der 1967 ein Herz verpflanzt hatte. Den Brief an Barnard übersetzte eine Kundin auf der Brötchentheke ins Englische. Barnard schickte ein Telegramm zurück. »Wir können Ihre Tochter hier operieren«, schrieb er, »diese Operation ist aber auch in Deutschland möglich.« Jahrzehnte später habe ich dieses Telegramm im Keller meiner Eltern gefunden.

Ein Kind aus Norddeutschland, aus der Heimat meines Vaters, wurde für eine Herzoperation zu Christiaan Barnard nach Südafrika geflogen. Die Zeitungen waren voll davon. Das Kind kam zurück und starb. Meine Eltern verwarfen den Gedanken an Christiaan Barnard.

Wenige Tage vor Weihnachten im Jahr 1972 brachte meine Mutter mich zum ersten Mal in die Uniklinik Düsseldorf. Die Untersuchung zahlte sie privat. Mein Opa fuhr mit. Mein Vater lag mit Lungenentzündung im Bett. Eigentlich hätte er so kurz vor Weihnachten Tag und Nacht durcharbeiten müssen. Jetzt mussten meine Eltern sich von einem anderen Bäcker beliefern lassen. Es war eine Katastrophe. Und doch war das alles nichts im Vergleich zu dem, was sie meinetwegen durchmachten.

Der Arzt, der mich untersuchte, war erschüttert. »Ich habe selber ein Enkelkind in dem Alter«, sagte er, »und es ist kurz vor Weihnachten. Aber ich muss es Ihnen sagen: Es duldet keinen Aufschub.«

In jener Zeit arbeiteten die Ärzte, die damals schon in der Lage waren, aufwendige Herzoperationen durchzuführen, am äußersten Level. Sie konnten nur ein Viertel der Patienten operieren, die eine Operation gebraucht hätten. Sie mussten abwägen, wen sie wann operierten. In meinem Fall haben sie sicherlich auch überlegt, ob man die Operation hinauszögern kann. Je kleiner das Kind und das Herz, desto gefährlicher der Eingriff. Gleichzeitig konnten sie nicht warten, bis es vielleicht zu spät war.

Für meine Eltern zählte nur eins: dass ich bald operiert wurde. Dass ich überlebte.

Bis zu meiner Operation vergingen weitere vier Monate. Vier quälend lange Monate, in denen ich wuchs, aber nicht gedieh. Nach wie vor konnte ich kaum essen. Was ich aß, erbrach ich meist. Es war das Ende der Wirtschaftswunderzeit, und ich, die Bäckerstochter, war unterernährt, weil ich zu schwach war, um zu kauen und zu schlucken.

Es gibt ein Foto, auf dem zieht mein Bruder mich auf einem Holzpferd durch den Garten. Ich war zwei Jahre alt und konnte kaum gehen.

Ärzte sprechen in solchen Fällen von »Gedeihstörungen«. Sie sind nicht typisch für Kinder mit einem Vorhof-Septum-Defekt, im Gegenteil, sie sind eher selten. Sie treten nur auf, wenn das Loch in der Herzwand sehr groß und das Herz dadurch extrem überlastet ist.

Im Januar 1973 kam ich zu einer Voruntersuchung drei Tage lang ins Krankenhaus, die Düsseldorfer Ärzte schauten sich mit Hilfe eines Katheters mein Herz genau an. Dabei wird eine Sonde durch ein Loch in der Leiste oder in der Armbeuge bis zum Herzen geführt. »Bei der Aufnahmeuntersuchung fanden wir ein freundliches 2,3 Jahre altes Mädchen vor«, heißt es im Arztbericht, zwei Seiten lang, mit der Schreibmaschine getippt. Die Diagnose eines Vorhof-Septum-Defektes, also eines Lochs in der Trennwand zwischen den Herzvorhöfen, wurde bestätigt. Weiter steht im Arztbericht: »Da sich eine Druckerhöhung im kleinen Kreislauf nachweisen ließ, ist die operative Korrektur des Herzfehlers in absehbarer Zeit vorgesehen.«

Übersetzt bedeutet das: Es hatte sich bereits ein sogenannter »Lungenhochdruck« gebildet, bei dem das Herz sich sehr anstrengen muss, um das Blut in die Lungengefäße zu pumpen.

Ein Lungenhochdruck ist eine typische Folge des Herzfehlers, wie ich ihn hatte. In den allermeisten Fällen tritt dieser Lungenhochdruck jedoch erst nach vielen Jahren auf, wenn die Patienten jenseits der 40 sind. Ich hatte ihn bereits mit zweieinhalb.

Eine Weile kann ein Herz den Lungenhochdruck aushalten, aber wenn ein solcher Zustand zu lange anhält, nimmt das Herz irreparablen Schaden. Wenn ich nicht rechtzeitig operiert worden wäre, wäre ich herzinsuffizient geworden. Und das hätte meinen sicheren Tod bedeutet.

Der Bericht über die Katheteruntersuchung ist einer der wenigen Arztberichte aus jener Zeit, die erhalten geblieben sind. Fast alle anderen medizinischen Unterlagen sind verlorengegangen oder nach 30 Jahren vernichtet worden. Niemand hatte damit gerechnet, dass sie noch einmal gebraucht würden.

Meine Mutter hat nie vergessen, wie sie mich damals nach

der Herzsondenuntersuchung aus der Klinik abholte. Die ganze Fahrt über weinte ich und schrie. Sie wickelte mich in ihren grünen Poncho, und ich kotzte ihr den Poncho voll. Irgendwann hielt sie einfach an, vor einem Haus mit einem niedrigen Gartenzaun. Sie hielt mich über den Zaun, und ich erbrach mich in den Garten.

Ich war zwei Jahre alt, ich war schwer krank, und ich war gerade drei Tage ganz allein in einer Universitätsklinik gewesen. Denn Eltern blieben in jener Zeit außen vor.

Eine kleine Sensation

»Lassen Sie das Kind niemals schreien«, hatten die Ärzte meinen Eltern gesagt, »jede Aufregung kann zu viel sein.« Ab da nahm meine Mutter mich überallhin mit, egal, wo sie gerade zu tun hatte. Im April 1973 kam sie gerade vom Finanzamt, mich hatte sie wie immer dabei. Zu Hause stand mein Vater weinend an der Ausrollmaschine.

»Was hast du?«, wollte meine Mutter wissen.

»Die Klinik hat angerufen«, antwortete er, »es gibt einen Operationstermin.«

Der Termin war da, endlich, doch für meine Eltern war das kein Grund aufzuatmen. Sie fürchteten, dass ich die OP nicht überleben würde. Es war, als liefe die Zeit, die sie mit mir hatten, ab.

Meine Mutter hat damals alles aufgeschrieben. Vierzig Jahre später, im Frühherbst 2013, halte ich ihren Bericht in den Händen. Es sind zehn dünne Seiten, eng mit Schreibmaschine beschrieben. Ich erkenne das Schriftbild. Später sollte ich meine ersten Artikel für die Lokalzeitung auf derselben Schreibmaschine tippen.

»Das Herz unseres Kindes«, schrieb meine Mutter, »hatte sich unter dem ständigen Überdruck so vergrößert, dass es wie ein Luftballon vorstand. Der überhitzte Kreislauf ließ das Kind kaum schlafen, so als würde ein Erwachsener ständig starken Kaffee trinken. Es rief die ganze Nacht: ›Mama, klopft immer noch!‹ Damit meinte es das rasende Herz, welches es am Schlafen hinderte.«

Meine Eltern mussten zusehen, wie meine Kräfte schwanden. »Es wurde Frühling 1973, aber die Eltern des Kindes sahen es nicht. Der Anblick der blühenden Natur tat so weh«, schrieb meine Mutter weiter. »Wenn die Kleine im

Garten stand, fiel sie vom Wind um, ein zu Herzen gehender Anblick. Sie wurde überwiegend gefahren und getragen. Keine Belastung war mehr erlaubt.«

Tag für Tag warteten meine Eltern auf die Post, auf den OP-Termin. Sie wussten, ohne Operation würde ich keine drei Jahre alt werden. Doch auch der Brief mit dem OP-Termin ging verloren. Als die Klinik anrief, war die Aufnahme für den nächsten Tag geplant.

»Vielleicht war es Gottes Fügung, dass der Brief verlorenging«, schrieb meine Mutter, »wir hätten sonst täglich Abschied genommen.« Und dennoch: »Als der telefonische Termin kam, riss es uns um. Wir konnten nicht mehr denken und mussten doch handeln.«

Längst hatten sie besonders schöne Kleidchen und Spielsachen für mich gekauft. Ich sollte mich freuen und ihren Schmerz nicht wahrnehmen.

Wo waren in dieser Zeit meine Geschwister? Was haben sie getan? Meine Schwester war gerade ein Jahr alt. Mein Bruder hat sich einmal beschwert: Meine Mutter hatte ihm schon lange morgens keinen Tee mehr gekocht. Sie hatte es vergessen. All ihr Denken, Sinnen, Hoffen und Bangen galt mir.

Die Fahrt zur Klinik war die reinste Strapaze. Endlich angekommen, ließ ich alle Bemühungen der Schwestern, mit mir zu sprechen, an mir abprallen: »Lioba verkroch sich wie eine Schnecke, als wisse sie alles.«

Die Operation zahlten meine Eltern privat. Als sie mich in die Klinik brachten, fragte mein Vater, ob nicht doch die gesetzliche Kasse die Kosten übernehmen könne.

»Klar«, antwortete einer der Ärzte, »Sie können das Kind hierlassen. Es bekommt ein Kassenbett, und nach einer Woche können Sie es wieder abholen. Unbehandelt.«

Ich hätte auf der Warteliste gestanden. Und ich wäre womöglich auf der Warteliste gestorben.

»Wenn das so ist«, sagte mein Vater, »dann sind wir Privatpatienten.«

Meine Eltern planten zu der Zeit den zweiten Bauabschnitt ihres Hauses. Der erste Kredit war bereits bewilligt. Jetzt zahlten sie mit dem Geld die Herzoperation ihrer Tochter. Der zweite Bauabschnitt musste warten.

Meine Mutter schickte man zur Klinikkasse. Dort unterschrieb sie, dass sie ab sofort jeden dritten Tag unaufgefordert fünfhundert Mark überweisen würde.

Den Tag vor der Operation verbrachten meine Eltern bei mir im Krankenhaus. »Was sie malte«, erinnerte sich meine Mutter, »habe ich verwahrt, was sie sagte, aufgeschrieben. In den Ruhezeiten des Kindes gingen wir zur Kapelle und flehten inständig um Gottes Segen für unser Kind. Beim Abschied beteten wir mit unserem Kind und segneten es, denn wir glaubten an die elterliche Segensgewalt.«

Und dann: »Wir wurden noch einmal darauf hingewiesen, dass es menschlich kaum möglich wäre, dass das Kind diesen Eingriff übersteht. ›Sie haben ja noch zwei Kinder‹, wurde uns gesagt, ›Sie wissen, was wir Ihnen damit sagen wollen.‹«

Eine Operation am offenen Herzen eines zweieinhalbjährigen Kleinkindes hatte damals nichts mit Routine zu tun. Weltweit waren nur wenige spezialisierte Zentren überhaupt in der Lage, eine solche Operation durchzuführen. Düsseldorf war eines dieser Zentren.

Für die Operation wurde mein Körper heruntergekühlt. Es ist wie beim Winterschlaf einer Schildkröte: Der Stoffwechsel wird auf ein Minimum reduziert. Diese sogenannte Hypothermie hatte Ernst Derra, einer der Pioniere der deutschen Herzchirurgie, 1955 erstmals in Europa genutzt, um genau jenen Herzfehler, den ich auch hatte, in einer Operation am offenen Herzen zu beheben. Derra war bis zum Jahr 1969 der Leiter der gesamten Chirurgie in Düsseldorf, er sorgte dafür, dass dort überhaupt eine medizinische Universität entstand. Derra war auch einer der Ersten, die damit begannen, mit Hilfe der Herz-Lungen-Maschine Operationen am offenen Herzen durchzuführen. Sein Schüler und Nachfolger war Wolfgang Bircks, ebenfalls ein Pionier der Herzchirurgie mit sagenhaftem Ruf. Er war einer der allerbesten seiner Zunft. Er war es auch, den drei Jahre zuvor der *Spiegel* mit den Worten zitiert hatte, jeden Monat stürben Patienten auf der Warteliste, weil ihr Herz nicht bis zum Operationstermin durchhalte. Und er war es, der mich operierte.

Am Tag der Operation sollten meine Eltern zu Hause bleiben. Sie waren trotzdem im Krankenhaus. Am Abend vorher hatten sie auf dem Petersberg in der Nähe von Fulda angerufen. Dort steht die Kirche der heiligen Lioba. Sie hatten den Pfarrer gefragt, ob er am nächsten Tag für mich beten könne, und er hatte es versprochen. »Die heilige Lioba«, sagte er, »ist eine mächtige Schutzpatronin, sie wird helfen.«

Meine Eltern saßen in einem Warteraum der Klinik und beteten und weinten. Wenn sie aus dem Fenster schauten, sahen sie weiße und schwarze Wagen die Klinik verlassen, Krankenwagen und Leichenwagen. »Lieber Gott«, betete meine Mutter, »lass uns Lioba in einem weißen Wagen wiederbekommen.« Mein Vater sagt, er sieht die Wagen heute noch vor sich, ganz so, als sei es erst gestern gewesen.

Die Operation dauerte sieben Stunden. Sie schnitten mich einmal ganz auf, die gesamte rechte Seite von der Mitte des Rückens unter dem rechten Arm hindurch bis zum

Brustbein. Ich war zweieinhalb Jahre alt und eigentlich noch zu klein, um in der damaligen Zeit an der Herz-Lungen-Maschine operiert zu werden; ich war zu leicht. Kinder mussten für eine solche Prozedur mindestens 15 Kilogramm wiegen, ich wog 13 Kilo. Das klingt schwer für ein zweijähriges Kind, aber ich war schon fast so groß wie eine Vierjährige, knapp einen Meter.

Sie versuchten zunächst, das Loch in meinem Herzen zuzunähen. Doch dazu war das Loch zu groß, das elastische Herzgewebe verzog sich. So trennten sie die Nähte wieder auf und setzten einen Kunststoff-Flicken ein, fünfmarkstückgroß. Damals wusste man noch nicht, wie so ein Kunststoff-Flicken sich auf Dauer verhalten würde. Was würde passieren, wenn das Kind und damit auch das Herz wächst? Könnte der Flicken ausreißen? Heute weiß man, dass der Flicken an Ort und Stelle bleibt und dass das Herzgewebe darüberwächst. Damals jedoch war es ein Wagnis.

»Nach sieben Stunden«, schrieb meine Mutter, »wurden wir zum leitenden Herzchirurg gerufen. Wir sind nicht fähig, die Türklinke zum Sprechzimmer zu betätigen, wir können keinen klaren Gedanken fassen. Was kommt jetzt auf uns zu? Abgespannt und ausgelaugt sieht er uns an: ›Wir haben alles getan, der Defekt ist verschlossen, Herzschlag und Kreislauf sind normal. Jetzt muss das Gewebe die Plastik, die wir eingesetzt haben, annehmen. Das Kind liegt auf der Intensivstation, Sie können nichts tun. Fahren Sie nach Hause, nehmen Sie die anderen Kinder und stürzen Sie sich in die Arbeit!‹«

An jenem Tag im April 1973 funktionierte mein Herz zum ersten Mal in meinem Leben normal.

Jahre später, der zweite Bauabschnitt war längst fertig, meine Eltern hatten dort Mietwohnungen gebaut, stellte sich ein möglicher Mieter vor. Ich war sieben oder acht

Jahre alt, und als ich ihn sah, wurde ich kreideweiß und drückte mich an die Wand. Kaum war er zur Tür hinaus, bettelte ich meine Eltern an: »Nehmt ihn nicht als Mieter, der kommt und schneidet mir den Rücken auf.« Der Mann hatte eine Erinnerung in mir wachgerufen. Eine Erinnerung an etwas, an das ich mich eigentlich nicht erinnern konnte.

Ich werde noch jahrzehntelang Alpträume haben von Männern, die mit Messern um mich herumstehen und mich aufschneiden wollen.

Am Tag nach der OP kam die Kinderärztin Frau Dr. B. zu meinen Eltern nach Hause. Sie saß auf der Eckbank in der Küche. Sie sagte nicht, warum sie gekommen war. Sie sagte es erst später. Fünfmal hatte sie ein Kind zu einer solchen Herzoperation überwiesen, und keines der Kinder war zurückgekommen. Meist waren sie innerhalb der ersten 24 Stunden nach der OP gestorben. Sie wollte bei meinen Eltern sein, wenn der Anruf kam.

Ich aber lebte.

Und mit jedem weiteren Tag wuchs die Chance, dass ich überlebte.

Meine Eltern durften mich nicht sehen. Sie fuhren trotzdem ins Krankenhaus, man ließ sie nicht einmal auf den Flur. Ich hätte ihre Gegenwart spüren können, und ich durfte mich kein bisschen aufregen.

»Sie dürfen nicht kommen«, hatte der leitende Chirurg gesagt, »aber Sie dürfen immer anrufen.« Und das taten sie. Wenn mein Vater nachts um halb drei aufstand, um Brötchen zu backen, rief er als Erstes in der Klinik an. Er sprach dann mit der Nachtschwester, und sie beruhigte ihn. »Lioba schläft«, sagte sie, »es ist alles in Ordnung.«

Wenn meine Mutter um halb fünf aufstand, um den

Laden aufzuschließen, rief sie ebenfalls als Erstes auf der Intensivstation an. Sie riefen eigentlich ständig an. Und die Schwestern gaben immer freundlich Auskunft.

Nach zehn Tagen ließ man meine Mutter zum ersten Mal zu ihrem Kind. Für zwanzig Minuten. Die Schwestern gaben mir vorher ein Beruhigungsmittel und sahen auf die Uhr.

»In der sterilen Wäsche sah Lioba aus wie das reinste Engelchen. Sie lag wie hingemäht, nicht fähig, die Ärmchen hochzuheben. Zum kurzen Aufrichten bekam sie ein Luftpolster in den Rücken.«

Aber ich hatte rosa Bäckchen. Bislang hatte meine Mutter ihre Tochter nur blass und gelb im Gesicht gekannt.

Später sollten meine Eltern etwas mitbringen, an das ich mich erinnern konnte. Die Ärzte wollten wissen, ob ich die OP ohne geistige Schäden überstanden hatte. Bis heute passiert es, dass vor allem ältere Patienten durch den Einsatz der Herz-Lungen-Maschine geistige Schäden erleiden. In der damaligen Zeit, als die Herz-Lungen-Maschinen technisch bei weitem nicht so ausgereift waren wie heute, fürchtete man dieses Risiko stets, und man fürchtete es besonders bei Kindern.

Meine Eltern brachten meine weißen Sommersandalen mit und legten sie auf die Bettdecke. »Aber, Mama«, sagte ich, »da ist doch die Schnalle kaputt.« Das war der Moment, in dem die Ärzte in Jubelschreie ausbrachen.

Ich hingegen war äußerst übel gelaunt. »Böse Mama«, sagte ich, »ich habe immer nach dir gerufen, aber du bist nicht gekommen, böse Mama.«

Einundzwanzig Tage nach der Herzoperation wurde das Gebet meiner Mutter erhört: Ich kam in einem weißen Wagen nach Hause, in einem Krankenwagen. »Das Kind«, sagten die Ärzte, »wird zum frühestmöglichen Zeitpunkt entlassen. Es braucht jetzt Mutterliebe. Es muss gedeihen.«

Mein Bruder war inzwischen sechs und durfte im Krankenwagen vorne sitzen. Meine Mutter kniete die gesamte Fahrt über neben der Bahre, auf der ich lag. Ich bestand nämlich darauf, ihre Daumen mit beiden Händen zu umklammern.

Zu Hause lag ich tagsüber in einem Segeltuchbett in der Küche. Die Küche war direkt hinter dem Laden, so konnte meine Mutter immer nach mir sehen. Die Kunden brachten Blumen. Ich aß und nahm jeden Tag hundert Gramm zu.

»Lioba hatte keine Muskeln mehr«, schrieb meine Mutter, »wenn man sie aufrichtete, ging sie steif und gestützt.«

Jetzt erst lernte ich richtig laufen, ich brauchte drei Monate dafür. Ich fiel noch viele Male hin, meine gesamte Kindheit hindurch sollte ich die kaputten Knie und die gestopften Strumpfhosen nicht mehr loswerden. Aber ich lief.

Eines Tages versuchte ich, den Wickeltisch hochzuklettern, auf dem meine Schwester gerade eine neue Windel bekam. Frau Dr. B. war zufällig da. Meine Mutter wollte mich zurückhalten. »Lassen Sie sie«, sagte die Kinderärztin. Ich kletterte hoch und setzte mich neben meine kleine Schwester. Als sei es das Normalste von der Welt.

Die Rechnung der Klinik belief sich auf 28 000 D-Mark. Die gesetzliche Krankenkasse meiner Eltern beriet sich in einer Sondersitzung und beschloss, 6000 Mark zu übernehmen. Den Rest zahlten meine Eltern. Die Anästhesie-Ärztin hatte nur ein winzig kleines Honorar abgerechnet. »Dieser Frau«, sagten die Gutachter von der Krankenkasse, »können Sie einen Orden geben.« Was meine Eltern nicht wussten: Es war die Nichte einer Kundin, die nur wenige Straßen weiter wohnte und jeden Morgen Brötchen kaufte.

Ich wuchs heran wie fast jedes andere Kind auch. Ich wurde mehr behütet und umsorgt als meine Geschwister. Ich schämte mich im Schwimmunterricht wegen der großen Narbe, die hinten aus dem Badeanzug rausguckte. Ich war nicht besonders sportlich. Aber ich war vollkommen gesund. Die Herzoperation brauchte ich nicht einmal zu vergessen, denn ich hatte keine bewusste Erinnerung daran. Die OP war ein Gruselmärchen, das meine Eltern erzählten. Es hatte nichts mit mir zu tun.

Von wegen Burn-out

An jenem Tag im März 2011, als ich kaum noch gehen kann, sage ich abends der Sekretärin, ich käme am nächsten Morgen nicht rein, sondern ginge direkt zur ersten Pressekonferenz. Ich will nicht, dass jemand mitbekommt, wie lange ich brauche, um mal eben vom ARD-Hauptstadtstudio rüber in den Bundestag zu gehen, quasi nur über die Straße und ein bisschen die Spree entlang. Also mache ich mich am nächsten Morgen sehr früh auf den Weg, diesmal nicht mit der Bahn, sondern mit dem Auto. Ich parke unten im Parkdeck des ARD-Hauptstadtstudios. Fahre mit dem Aufzug nach oben. Und gehe zur ersten PK. Ganz langsam. Mein Herz hämmert und stolpert bei jedem Schritt, als wolle es gleich explodieren.

Ich bin nicht völlig ahnungslos. Doch ich will nicht glauben, was nicht zu fassen ist. Und ich bin nicht die Einzige. Vier Wochen vorher war ich bei meiner Hausärztin. Ich fühlte mich seit langem, als hätte ich eine schwere Grippe, nur ohne Grippe. Ich war total schlapp, bekam kaum Luft, schlief bei der *Tagesschau* schon ein. Meine Hausärztin ist eine dieser schon etwas ältlichen Ost-Ärztinnen. Eine, die viel gesehen hat und die wenig umhaut. Ihre Praxis liegt im nördlichen Ende von Prenzlauer Berg an der Grenze zu Pankow, abgenutzter Linoleumboden, viele alte Patienten, vor allem montags viele Typen in Blaumännern, die sich Atteste holten, und natürlich Karrieretussen wie ich. Sie guckte mir tief in die Augen, sagte, ich bräuchte mal eine Pause, und verschrieb mir ein Antidepressivum. Es war das Frühjahr 2011, und alle großen Zeitungen brachten Artikel zum Thema Burn-out. Jeder hatte plötzlich Burn-out. Jetzt hatte ich auch eins.

Ich wusste, dass ich keins hatte. Ich bat sie, ein EKG zu machen. Sie machte eins. Und am nächsten Tag noch eins. Sie entdeckte nichts Auffälliges. Ich bat sie, ein Langzeit-EKG zu machen. Sie machte auch ein Langzeit-EKG und schickte es irgendwohin zur Auswertung. Dabei ging es dann erst einmal verloren. Am Ende habe ich das Antidepressivum geschluckt. Weil ich zu erschöpft war, um weiter mit der Ärztin zu diskutieren. Es ging mir immer noch elend, aber mit dem Antidepressivum war es mir egal.

Ich hatte klein beigegeben. In den Monaten danach würde ich lernen, nie mehr klein beizugeben. Ich würde eine echte Querulantin werden. Ein Schreckgespenst für Ärzte und Krankenschwestern. Ich würde misstrauisch sein bis zum Gehtnichtmehr und alles, was man mir sagt, was ich tun und was ich lassen soll, zigmal gegenchecken. Ich würde die Ärzte wechseln, wenn auch manchmal zu spät. Ich würde eine furchtbare Person werden. Und nur so würde ich überleben.

Wäre ich lieb und folgsam geblieben, ich wäre gestorben. Oder ein sabberndes Etwas geworden.

An meinem letzten Arbeitstag im März 2011, von dem ich noch nicht ahne, dass es mein letzter sein wird, rufe ich zum x-ten Mal bei meiner Hausärztin an. Zum x-ten Mal bitte ich die Sprechstundenhilfe, nach dem verschollenen Langzeit-EKG zu suchen. Diesmal findet sie es.

»Bitte«, sage ich, »faxen Sie es mir auf die Arbeit.«

»Na gut.«

Und so stehe ich im Sekretariat neben dem Faxgerät und tue fröhlich. »Es ist nur etwas von meiner Ärztin«, erkläre ich den Kolleginnen, »was ich dringend brauche.«

Es ein Dokument des Schreckens. Es wird für mich immer ein Dokument des Schreckens bleiben. Noch Jahre später werde ich es nicht ansehen können, ohne den Schock, die Angst, die Verzweiflung zu spüren wie in jenem Moment im März 2011.

»Arrhythmie bei Vorhoftachykardie/Vorhofflattern« steht dort. Und weiter: »Kontrolle unter Therapie wird empfohlen.«

Ich sitze in meinem schicken Büro im ARD-Hauptstadtstudio in Berlin mit Blick auf die Spree. Vor dem Fenster fahren die Ausflugsdampfer vorbei. Es ist einer der ersten warmen Tage im Jahr. Mein Leben, wie ich es bis dahin gelebt habe, ist vorbei.

Ich rufe den Typen an, von dem ich denke, er sei an meiner Seite. Ich weine. Er hat keine Zeit und ist kurz angebunden. Es ist ein kurzer, bitterer Vorgeschmack.

Als ich gehe, erkläre ich den Kollegen, ich käme am nächsten Morgen etwas später. »Ich muss zum Arzt.« Ich weiß genau, dass ich nicht später kommen werde. Ich werde gar nicht kommen. Ich lüge. Ich weiß nicht, was ich sonst sagen soll.

Am Morgen darauf fahre ich mit der U-Bahn zu meinem Kardiologen. Ich brauche ewig. Nie zuvor ist mir aufgefallen, wie viele U-Bahnhöfe in Berlin keine Aufzüge haben. Oder kaputte. Die Treppe aus dem U-Bahn-Schacht nach oben schaffe ich fast nicht. Ich klammere mich am Geländer fest, meine Knie knicken weg. Ich werde angerempelt und beschimpft. Ich stehe im Weg. Auch das ein kurzer, bitterer Vorgeschmack.

Ich mag meinen Kardiologen. Er hat unzählige Sommersprossen, und er flirtet mit mir. Ich gehe gerne zu ihm hin. Nur leider bekomme ich fast nie einen Termin. Ich bin Kassenpatientin, was in Berlin, wo viele Menschen arm sind, ein echtes Desaster ist. Auf einen Arzttermin warten gesetzlich Versicherte lange.

Zum Glück habe ich diesmal schon vor Wochen einen Termin gemacht – als das Langzeit-EKG verschwand. Ich ahnte nicht, dass es gerade jetzt wieder auftauchen würde. Mit der schlimmsten aller denkbaren Diagnosen.

Die Sprechstundenhilfe pflegt mit großem Einsatz ihr Drachen-Image. Dass sie manchmal mitfühlt, merken nur Eingeweihte. Sie klebt mir Elektroden auf den Oberkörper und lässt mich Fahrrad fahren. Ich werde diese Art der Untersuchung aus tiefstem Herzen hassen lernen. Beim Belastungs-EKG geht es darum, sich volle Pulle auszupowern. Alle zwei Minuten erhöht sich der Widerstand, gegen den man in die Pedale tritt – so lange, bis die für den jeweiligen Patienten zuvor errechnete maximale Herzfrequenz erreicht ist. Wenn man, so wie ich später, ständig Angst hat, dass das Herz schlappmacht, ist es der reinste Horror. An diesem Morgen im März 2011 schaltet die Sprechstundenhilfe den Ergometer direkt wieder aus. Ich habe nicht einmal die leichteste Stufe geschafft. »Sie sind schon ausgelastet«, sagt sie und wirkt ehrlich betroffen. Dann macht sie die Elektroden wieder ab.

Der sommersprossige Kardiologe guckt sich mein Herz im Ultraschall an. Es sieht perfekt aus wie immer. Nichts zu groß, nichts zu dick, nichts geweitet. Das Loch in der Trennwand wurde 1973 so gut geflickt, dass es seither dicht ist. Nur leider habe ich jetzt ein anderes Problem: Die Vorhöfe veranstalten das reinste Chaos.

Sicherheitshalber hängt der sommersprossige Kardiologe mir auch ein Langzeit-EKG um, diesmal gleich für drei Tage. Die Auswertung dieses Langzeit-EKGs ist ebenfalls ein Dokument des Schreckens: Mein Herz schlägt keine einzige Sekunde mehr normal.

Und damit ist die Sache endgültig: Ich habe permanent schwere Herzrhythmusstörungen. Vorhofflattern.

Wenn die Vorhöfe flattern, haben sie aufgehört, hübsch

rhythmisch das Blut in die Herzkammern zu pumpen. Stattdessen flattern sie nur noch, unkontrolliert und völlig durcheinander. Und sie flattern sehr schnell: zwischen 200- und 300-mal in der Minute.

Normalerweise löst der Sinusknoten im Herz den Herzschlag aus. Er sitzt am Rand des rechten Vorhofs und zwingt dem gesamten Herz seinen Rhythmus auf. Der Sinusknoten ist sozusagen der natürliche Herzschrittmacher.

Beim Vorhofflattern arbeitet der Sinusknoten nicht mehr. Stattdessen lösen zig einzelne Taktgeber in den Vorhöfen den Herzschlag aus. Das Herz ist ein elektrisches Gebilde, und viele Zellen sind in der Lage, den Takt vorzugeben. Beim Vorhofflattern tun sie es.

Zwischen Vorhöfen und Herzkammern sitzt der AV-Knoten, er leitet den Schlag vom Vorhof auf die Kammer weiter, egal, ob er nun vom Sinusknoten kommt oder von vorwitzigen Taktgebern aus den Vorhöfen. Wenn man flattert und Glück hat, leitet der AV-Knoten nicht alle chaotischen Schläge weiter, sondern nur jeden zweiten oder dritten. Das reicht allemal für einen schnellen, unregelmäßigen Herzschlag. Wenn man Pech hat, leitet der AV-Knoten alle Chaosschläge weiter. Dann schlägt das Herz zwei-, dreihundertmal in der Minute. Im besten Fall fällt man dann um, weil der Kreislauf versagt. Im schlimmsten ist man tot.

Ich bin in den vier Wochen, in denen das Langzeit-EKG meiner Hausärztin verschollen war, mehrfach umgekippt, vor allem beim Yoga. Einmal war Nicole dabei und erschrak, weil ich kreidebleich war. Ich wollte mir keine Blöße geben und turnte weiter.

Ich schaffte in dieser Zeit keine einzige Treppe, ohne dass mein Herz so raste, dass ich fürchtete, gleich umzukippen. Jetzt ergeben die EKG-Auswertungen, dass mein Herz bei der geringsten Anstrengung über 200-mal in der Minute schlägt. Der AV-Knoten leitet ziemlich viele der Chaosschläge aus dem Vorhof an die Herzkammern weiter, viel zu viele.

Ich laufe also seit mindestens vier Wochen mit rammgefährlichen Herzrhythmusstörungen durch die Gegend. Statt mir zu helfen, hat man mich zu einem Burn-out-Fall erklärt und mir ein Antidepressivum verordnet.

Mein sommersprossiger Kardiologe seufzt. Dann schaut er nach, wann ich das letzte Mal bei ihm gewesen war. »Wo«, fragt er, »waren Sie die letzten anderthalb Jahre?«

Ich habe mein Volle-Pulle-Berlin-Leben gelebt. Und ich habe den Ärzten vertraut, die mir immer wieder versichert hatten, ich sei gesund.

Wie im Film

Als ich das erste Mal Herzrhythmusstörungen bekam, lebte ich noch im Rheinland. Ich war Mitte dreißig, und man hatte mir gerade eine feste Stelle als Radio-Redakteurin im Vormittagsprogramm gegeben. Was bedeutete, dass ich schrecklich viel Zeit übrig hatte. Ich arbeitete nur noch von neun bis fünf, und nicht, wie all die Jahre vorher, als ich als freie Journalistin Fernsehbeiträge machte und im Radio moderierte, manchmal wochenlang Tag und Nacht. Ich langweilte mich. Also war ich ziemlich viel unterwegs, feiern. Dass ich ständig müde war, schien mir ganz logisch.

Dass ich keine Treppe steigen konnte, ohne dass sich mein Hals anfühlte, als säße darin eine Limoflasche, die man ordentlich geschüttelt und dann aufgedreht hatte, kam mir allerdings schon komisch vor. Meiner damaligen Hausärztin zum Glück auch.

Sie schickte mich gleich nach nebenan zum EKG.

Die Sprechstundenhilfe war sehr jung, extrem wortkarg und brauchte für alles ewig. Als der erste EKG-Bogen geschrieben war, nahm sie ihn und ging wortlos raus. Ich lag halbnackt auf der Untersuchungsliege und ärgerte mich. Nach einer Weile kam die Sprechstundenhilfe wieder und sagte, sie habe was falsch gemacht, sie müsse das EKG noch mal schreiben. Na, super, dachte ich und ließ mich ein zweites Mal mit Elektroden bekleben. Dann durfte ich nach Hause gehen.

Am Abend hatte ich meine Hausärztin monopolymäßig auf dem Anrufbeantworter: »Gehen Sie morgen in die Klinik zu Dr. Müller, gehen Sie sofort dahin.«

Dr. Müller war der Oberarzt der Klinik, und er war schwer begeistert. Eine Erwachsene, die in ihrer frühen

Kindheit am Herzen operiert wurde, kriegen Kardiologen immer noch selten zu sehen. Das Echo, also die Ultraschalluntersuchung des Herzens, machte er selbst. Drum herum standen feixend die Assistenzärzte. Dass der Oberarzt die Patientin, die eine junge Frau war, selbst untersuchte, war ihnen ein paar anzügliche Bemerkungen wert. Es war das erste Mal, dass man mich so untersuchte: Ich lag mit nacktem Oberkörper auf der Seite, dicht hinter mir auf der gleichen Untersuchungsliege saß Dr. Müller, so dicht, dass er mich quasi an sich presste, während er gleichzeitig mit dem Arm um mich herum griff und mit dem Ultraschallgerät auf meinem Oberkörper hin- und herfuhr.

Viel, viel später habe ich gemerkt, dass vor allem Kinderärzte diese Untersuchung völlig anders machen. Sie sitzen nicht mit auf der Liege, sondern daneben auf einem Stuhl. Sie lassen die Patientin entspannt auf dem Rücken liegen, und vor allem pressen sie die Patientin nicht an sich. Manche tragen sogar Einweghandschuhe.

Ich war entsetzt, aber es gelang mir, die Sprüche, die ganze Situation zu ignorieren. Ich hielt aus. Bis Dr. Müller den Herzton auf laut stellte. Der ganze Raum war plötzlich erfüllt von meinen Herzschlägen. Es waren viel zu viele. Was die Assistenzärzte wiederum zu amüsierten Sprüchen verleitete. Sie lachten sogar.

Mir war nicht nach Lachen. In diesem Moment wurde mir klar, dass ich wirklich und ernsthaft krank war. Bis heute zucke ich zusammen, wenn ich einen lauten Herzschlag höre. Es war meine erste Begegnung mit der Angst.

Ich hatte zum ersten Mal in meinem Leben Vorhofflattern.

Später drückte Dr. Müller mir eine Menge Broschüren in die Hand und führte mich ein paar Zimmer weiter, in einen Raum, bis oben hin voll mit technischem Krimskrams. Er erklärte mir, das sei eine völlig neue Apparatur, mit der wolle er mit Kathetern in mein Herz, einen Teil des Gewebes veröden und so die Rhythmusstörungen beseitigen. Er drängte mich, jetzt gleich einen Termin zu vereinbaren.

Ich hatte nichts verstanden und war voller Angst. Ich machte einen Termin aus und wusste, dass ich ihn wieder absagen würde. Ich wollte nie wieder in diese Klinik. Und ich ging nie wieder hin.

Ich saß tagelang zu Hause auf dem Sofa und wusste weder aus noch ein. Eine Kollegin rief mich an und sagte: »Mensch, die Schwester meiner besten Freundin ist Kardiologin, die frage ich.«

Das war meine Rettung. Die Schwester der Freundin war Oberärztin einer Kinderklinik. Sie schob mich eines Morgens einfach dazwischen. »Erst einmal beenden wir das akute Flattern«, sagte sie, »über das weitere Vorgehen kann man später immer noch nachdenken.«

Ich wunderte mich ein wenig, dass sie mich in der Kinderklinik behandelten, aber ich dachte mir nicht viel dabei. Wieder machten sie eine Ultraschalluntersuchung meines Herzens, diesmal lag ich entspannt auf dem Rücken und betrachtete das Mobile, das sich über mir drehte. Ich hatte vor lauter Aufregung nicht gefrühstückt, also konnten sie mir gleich eine Schlafnarkose verpassen. Sie verlängerten ein Kinderbett, und schon war ich im OP. Um mich herum lauter aufmerksame Menschen in grünen Kitteln und Masken. Dann war ich weg.

Sie jagten einmal Strom durch mein Herz, Kardioversion nennen sie das. Sie drücken quasi die Reset-Taste. Dazu hält der Arzt von außen Elektroden auf die Brust und jagt tausend Volt durchs Herz. Man kennt solche Szenen aus Spielfilmen, wenn Menschen wiederbelebt werden. Bei der Kardioversion dient der Stromschlag dazu, das Herz für einen winzig kleinen Moment zum Stillstand zu bringen. Wie bei einem Blitzschlag fährt der Strom in die Vorhöfe und unterbindet für eine kurze Zeit all ihre Aktivitäten. Wenn alles klappt, verhalten sich die Vorhöfe danach wieder so, wie sie eigentlich sollen, und überlassen den Herzschlag dem Sinusknoten, dem natürlichen Herzschrittmacher. Nachher hat man dann Abdrücke wie von einem Bügeleisen.

Als ich wieder aufwachte, stand die Freundin der Freundin neben meinem Bett und lachte. »Bin ich hochgehüpft wie im Film?«, fragte ich. »Und wie«, sagte sie, »du hast sogar die Arme dabei hochgerissen.« Dann lachten wir beide, vor allem wegen des EKG-Monitors neben meinem Bett: Er zeigte eine hübsche ordentliche Linie. Mein Herz war wieder im Takt.

Mein Typ, der damals neu war, holte mich noch am gleichen Tag aus dem Krankenhaus ab. Auf dem Beifahrersitz seines Cabrios lag ein Strauß roter Rosen. Mit einer Karte: »Ich liebe Dich, immer.«

Die Welt schien wieder in Ordnung, doch die Angst, dass mein Herz erneut aus dem Takt geraten könnte, wurde ich nicht mehr los. Meine Hausärztin schrieb mich krank, ich saß im Garten im Liegestuhl und traute mich nicht, mich zu bewegen. Der Typ an meiner Seite hatte dafür gesorgt, dass ich von einem erstklassigen Kardiologen behandelt wurde. Alle paar Tage ließ ich mich hinfahren und bat darum, mir wieder ein Langzeit-EKG umzuhängen. Abends rief mich dann der Erste-Klasse-Kardiologe an und sagte, es sei alles vollkommen in Ordnung. »Sie sitzen wie ein Häschen in der Grube«, sagte er, »kommen Sie aus der Grube raus. Sie brauchen keine Angst mehr zu haben.« Ich glaubte ihm nicht.

Ich ging wieder arbeiten, doch die Angst folgte mir auf Schritt und Tritt.

Dann wurde in Berlin eine Stelle als politische Korrespondentin frei. Korrespondentin! Berlin! Ich bewarb mich. Und ich lernte für das Vorstellungsgespräch all das, was ich einst für meinen Magister in Staatsrecht gepaukt hatte: das demokratische System rauf und runter. Ich lernte bis zur letzten Minute. Ich lernte sogar noch auf dem Klo, kurz bevor ich zum Gespräch hineingerufen wurde.

Den Tag vor dem Vorstellungsgespräch jedoch verbrachte ich bei meinem Erste-Klasse-Kardiologen. Stundenlang saß ich bei ihm auf dem Flur und bestand darauf, dass er mich komplett durchcheckte. Er hängte mich ans EKG, setzte mich auf den Ergometer, er schaute sich im Ultraschall mein Herz an. »Es ist alles in bester Ordnung«, sagte er.

»Kann ich nach Berlin?«

»Selbstverständlich.«

Ich bekam den Job. Ich zog nach Berlin.

Der Erste-Klasse-Kardiologe hatte mir die Adresse des sommersprossigen Kardiologen mitgegeben. Ich mochte ihn auf Anhieb. In der ersten Zeit in Berlin nahm ich noch Medikamente für mein Herz. »Eine reine Vorsichtsmaßnahme«, hatte mir der Erste-Klasse-Kardiologe erklärt. Gemeinsam mit dem sommersprossigen Kardiologen setzte ich sie ab. Ich ging ab und zu in seine Praxis, und immer waren alle meine Untersuchungsergebnisse hervorragend. Irgendwann ging ich nicht mehr hin. Ich hatte zu wenig Zeit. Und er hatte auch nicht gesagt, dass ich wiederkommen sollte.

Ich hatte, endlich, meine Angst verloren.

Bis ich nicht mehr gehen konnte.

Eine Nomadin auf der Couch

Im März 2011 sind die Herzrhythmusstörungen zurück. Mein Herz schlägt keine Sekunde mehr normal. Bei der kleinsten Anstrengung schnellt mein Puls auf zweihundert Schläge in der Minute. Das nimmt mir so viel Kraft, dass ich die meiste Zeit zu Hause im Bett liege. Mein sommersprossiger Kardiologe schreibt mich krank.

Mein Typ und ich wünschen uns schon lange sehnlich ein Kind. Möglich, dass es diesmal geklappt hat. Also weigere ich mich, Medikamente zu nehmen, die dem Herz vielleicht helfen, dem Baby aber womöglich schaden. Meinem sommersprossigen Kardiologen entlockt das tiefe Seufzer. Ich breche ständig zusammen. Manchmal vier-, fünfmal an einem Tag.

Marianne, eine meiner besten Freundinnen aus dem Rheinland, besucht mich. Der Besuch ist lange geplant. Sie bringt noch zwei weitere Freundinnen mit. Nachts schlafen sie woanders, tags ziehen sie durch Berlin, nachmittags fallen sie bei mir ein. »Ich muss dringend aufs Klo«, brüllt die eine schon im Hausflur, »ich habe solchen Durst« die zweite, »ich bin so kaputt« die dritte. Ich rappele mich dann mühsam aus meinem Bett hoch, koche Tee, schmiere Brote – bis ich wieder zusammenbreche.

Ein andermal bestelle ich vietnamesisches Essen. Ich bin zu schwach, um längere Zeit auf einem Stuhl zu sitzen. Also rücken sie den Esstisch an das Sofa, auf dem ich liege, und ich esse im Liegen.

Die Freundinnen arbeiten heute alle in anderen Jobs, kennengelernt jedoch haben sie sich in der Schwesternschule. Sie sind ausgebildete Krankenschwestern. Und dennoch kommt keine von ihnen auf die Idee, mich ins

Krankenhaus zu bringen. Marianne wird sich das nicht verzeihen. »Warum«, wird sie später ein ums andere Mal sagen, »sind wir da nicht drauf gekommen?«

Niemand ahnt, wie ernst es tatsächlich um mich steht. Ich am allerwenigsten.

Als endlich klar ist, dass ich nicht schwanger bin, bin ich fast erleichtert. Endlich kann die Behandlung beginnen. Der sommersprossige Kardiologe verschreibt mir Betablocker.

Er trifft sich mit einem Kollegen, um meinen Fall zu besprechen. »Ich bin ja nur ein Kiezdoktor«, sagt er und lacht.

Die Betablocker dämpfen ein bisschen meinen Herzschlag. Sie sorgen dafür, dass nicht mehr all die vielen Schläge, die meine Vorhöfe machen, an die Kammern weitergeleitet werden. Sondern nur noch jeder zweite oder dritte. Die Betablocker dämpfen aber nicht nur mein Herz, sondern die gesamte Lioba. Ich versinke in einem Zustand des Vorsichhindämmerns.

Am liebsten würde ich in diesem Dämmerzustand bleiben. Der Typ, der gerade noch der Vater meiner Kinder werden wollte, taucht nicht mehr auf. Mal hat er Kopfschmerzen, mal ist er zu müde, um vorbeizukommen. Wenige Monate zuvor ist sein Vater gestorben. Er war nicht bei ihm, als er starb. Damals dachte ich: Du darfst mit ihm nicht alt werden. Ich stellte mir vor, wie ich mit achtzig Jahren sterbend im Krankenhaus läge und er ließe sich nicht blicken. Ich hatte nicht daran gedacht, dass ich schon mit vierzig dahinsiechen könnte.

Ich spüre mein Herz, und damit beginnt das Problem. Natürlich spürt jeder ab und an mal sein Herz. Das berühmte Klopfen. Aus Angst oder aus Freude oder einfach nur, weil man der Straßenbahn hinterhergerannt ist.

Ich renne keiner Straßenbahn mehr hinterher. Weil mein Herz schon vorher klopft. Immer. Eigentlich ist es kein Klopfen. Es ist ein Sprudeln. Es sprudelt im Hals und in der Brust, und außer das Sprudeln auszuhalten kann ich nichts mehr machen. Auf jeden Fall kann ich kaum noch gehen und auf gar keinen Fall eine Treppe hoch oder gar der Straßenbahn hinterher.

Oder duschen. Ich liebe es zu duschen. Ich liebe das Wasser heiß und ich liebe es eiskalt. Jetzt dusche ich lauwarm und stelle jeden Morgen einen neuen Wassersparrekord auf. Denn Duschen verursacht ein solches Herzrasen, dass ich ein ums andere Mal danach zitternd auf dem Klodeckel sitze und fast kotze. Jedes Mal nehme ich mir vor, etwas zu besorgen, das ich in die Wanne stellen kann. Eine Art kleines Plastikpodest, auf das ich mich setzen kann.

Ich bin vierzig Jahre alt und brauche wie meine dreiundsiebzigjährige Mutter einen Duschsitz. Nur dass ich nie dazu komme, einen Duschsitz zu besorgen. Denn nach dem Duschen bin ich so erschöpft, dass ich mich gleich wieder hinlege.

Meine ärgste Feindin und meine innigste Freundin zugleich wird die Langsamkeit. Gemeinsam schaffen wir es – die Schritte bis zur nächsten Bank, bis zum nächsten Mäuerchen, wo ich mich hinsetzen und ausruhen kann. Am schlimmsten sind die Tage, an denen selbst die Langsamkeit mich im Stich lässt. An denen ich es auch mit ihrer Hilfe nicht schaffe zum Gemüseladen gegenüber, zum Biomarkt drei Häuser weiter, bis zur S-Bahn-Station am Ende der Straße. Das sind die wirklich schlimmen Tage, an denen meine Verbündete schlapp macht, an denen alles gute Zureden nichts nützt, an denen sie mich zwingt umzukehren, unverrichteter Dinge.

Und so bleibt es. Tag für Tag.

Ich würde in diesem Frühjahr 2011 wohl im Bett bleiben, würde ich nicht just zu jener Zeit, die die beschwerlichste meines Lebens wird, in Prenzlauer Berg leben. Dem hipsten Viertel Deutschlands. Einst DDR-Schmuddelecke und Keimzelle des Widerstands, dann Nach-Wende-Szene-Kiez, jetzt Mutti-Paradies und fast komplett durchgentrifiziert. Ich bin eine der Gentrifiziererinnen. Ich zahle für meine Erdgeschosswohnung im Hinterhaus so viel, wie früher wohl der gesamte Seitenflügel gekostet hat. Wir Gentrifizierer leben teuer in mehr schlecht als schön renovierten Altbauwohnungen mit vier Meter hohen Decken und billigem Laminatboden.

Mit meinem sozialversicherungspflichtigen Job bin ich hier die Exotin. Als ich noch arbeiten konnte und spätestens morgens um sieben die Vorhänge meines Schlafzimmerfensters aufzog, war der gesamte Hinterhof dunkel. Alle anderen schliefen noch. Ich kenne einen Arzt, der einen Block weiter im Dachgeschoss wohnt; er sagt, wenn er um sechs aufsteht, ist die gesamte Straße noch dunkel. In Prenzlauer Berg macht man freiberuflich irgendwas, oder man lebt von Zuwendungen des Staates oder der Eltern, oder man hat eine sehr verbreitete Mischkalkulation: von allem etwas. Man schläft aus, holt sich beim Bäcker einen Kaffee oder setzt sich ins Café. Auch wenn Prenzlauer Berg für Berliner Verhältnisse immer teurer wird, was die Alteingesessenen, die Armen und die Alten aus dem Viertel drängt, im Vergleich zu Köln oder Stuttgart ist das Leben nach wie vor billig. Ich kenne hier Leute, die haben keinen Kühlschrank, sie gehen immer aus essen. Wir leben an einem künstlichen Ort, den es so wahrscheinlich nirgendwo noch einmal gibt. Es ist ein Freilichtmuseum mit vielen glücklichen, entspannten Menschen. Denn den allermeisten geht es tatsächlich ziemlich gut. Für mich gibt es keinen besseren Ort, um schwer krank zu sein.

Wir sind moderne Nomaden. Unsere Ursprungsfamilien leben im Rheinland oder in Stuttgart, im besten Fall rufen sie uns an und nerven, in den schlimmeren wollen sie nichts mehr von uns wissen. Wir haben Partner, häufiger aber Ex-Partner, Parttime-Partner, Affären. Wir daten ziemlich viel im Internet. Wir wohnen Wand an Wand mit Leuten in unserem Alter, deren Kinder Haufen auf die Bürgersteige setzen wie Hunde. Wir leben lieber mit unseren Hunden und Katzen. Wir meiden die Zeit des frühen Nachmittags, wenn die Kindergärten schließen und die Muttis im Pack die Bürgersteige blockieren. Wir sind es gewöhnt, dass man uns die Tausend-Euro-Buggys von hinten in die Hacken schiebt und im Winter die Schlitten.

Wir kümmern uns um uns selbst und umeinander. Wobei mir das mit dem umeinander vorher nicht so klar war.

Als ich die ersten Tage im Bett liege und meine, da bleiben zu müssen, ruft mich meine Freundin Nicole, die im Vorderhaus das Café betreibt, von ihrem Handy aus an.

»Komm, lass uns Pizza essen gehen.«

»Ich kann nicht«, jammere ich.

»Och, komm schon«, versucht sie mich zu überreden.

»Nein, ich bin so schwach.«

»Guck mal aus deinem Fenster.«

Und da steht sie dann direkt vor meinem Schlafzimmerfenster im Innenhof. Mit dem breitesten Lächeln im Gesicht und fertig zum Ausgehen. Unsere Nasenspitzen dreißig Zentimeter voneinander entfernt. Da sage mal eine Nein.

Im Frühjahr 2011 gewöhnen sich meine Freundinnen daran, in winzig kleinen Trippelschrittchen neben mir herzuschleichen. Sie gewöhnen sich auch daran, dass ich durcheinanderrede und die richtigen Worte nicht finde, weil die

Betablocker mich völlig gaga machen. Sie trinken dann für mich ein Glas mehr. Sie holen mich mit dem Auto ab, um wenige hundert Meter weiter mit mir essen zu gehen. Sie suchen für mich Sachen im Keller, tragen mir die Gartenmöbel hoch. Sie mähen mir sogar den Rasen. Sie schleppen Katzenstreu ran, Waschpulver und Unmengen an Lebensmitteln. Ich werde es nicht schaffen, alles aufzuessen.

Ich wiederum lerne, dass es o. k. ist, jemanden um Hilfe zu bitten. Ich habe das nie zuvor gekonnt. Es war ja auch nie nötig. Nun aber brauche ich für wirklich alles Hilfe. Und wann immer ich um etwas bitte – ich bekomme es sofort.

Die Gentrifizierer um mich herum, die alle weit weg leben von dem Ort, aus dem sie kommen, die oft gute Gründe hatten, sich von ihren Herkunftsfamilien zu entfernen – in der Stargarder Straße sind sie einander Familie. Und eine todkranke Schwester wird mal eben so monatelang mitversorgt.

Das Coming-out

Der Typ, von dem ich dachte, er wäre an meiner Seite, ist nach wie vor wie vom Erdboden verschluckt. Wenn ich ihn anrufe, geht er nicht ans Telefon. Er ruft auch nicht zurück.

Es geht mir beschissen. Ich bin so hilfsbedürftig wie noch nie in meinem Leben. Ich kann nicht einmal eine halbvolle Einkaufstüte tragen, ohne dass mein Herz in wilde Raserei verfällt und mir die Knie wegknicken.

Ich bräuchte so dringend jemanden, der verlässlich an meiner Seite wäre. Einer, der Tag und Nacht mit mir überlegt, was zu tun ist. Meine Freundinnen sind da und tun alles für mich, aber der eine vertraute Typ, dessen Nähe ich bräuchte wie nie zuvor, der ist weg. Ich fühle mich verraten und verlassen.

Ich bin dieser Situation nicht gewachsen, in keiner Weise.

Doch es bleibt mir nichts anderes übrig, als mich ihr zu stellen. Allein.

Ich habe drei Jahre lang als freie Autorin für *Monitor* gearbeitet. Dort habe ich gelernt zu recherchieren. Wenn wir Autoren begannen, uns mit einem neuen Thema zu beschäftigen, nahmen wir uns eine dicke, leere DIN-A5-Kladde. Dort schrieben wir alles hinein, was wir herausfanden. Und natürlich bemühten wir uns, wirklich alles herauszufinden. Wir telefonierten Stunde um Stunde mit Menschen, die uns etwas zu unserem Thema sagen konnten. Einer meiner Kollegen hat es damals in einem einzigen Gespräch auf sechs Stunden gebracht. Der Typ war ein wandelndes Lexikon. Es war aber auch nötig, wirklich alles zu wissen, denn bevor uns auch nur ein einziger Drehtag genehmigt wurde, mussten wir die anderen überzeugen. Wenn beispielsweise donnerstags um drei Redaktionskonferenz war, dann wuselten alle in den Tagen und Stunden davor, als müssten sie gleich zum Examen. Die Redaktionskonferenz war die Feuerprobe: Wem es gelang, die anderen für sein Thema zu begeistern, der konnte ein Kamerateam bestellen und anfangen zu drehen. Auf Anhieb klappte das selten. Die anderen fanden fast immer offene Fragen, die noch zu klären waren, und so rödelte man weiter oder von vorn, bis zur nächsten Redaktionskonferenz. Wenn man dann am Ende tatsächlich einen Film gedreht hatte, war die Kladde voll. Manchmal brauchte man zwei.

Im Frühjahr 2011 habe ich keine Kladde. Ich habe ein Klemmbrett mit DIN-A4-Blättern. So kann ich mir auch im Bett Notizen machen, auf den Knien. Und ich habe ein iPad. Damit surfe ich durchs Netz. Ich bin viel zu fertig, um aufzustehen, zu telefonieren, um überhaupt klar denken zu können. Aber ich muss wissen, was mit mir los ist und wer mir helfen kann. Ich recherchiere. Ich brauche lange dafür.

Jetzt erst begreife ich, welche Prozedur Dr. Müller vier Jahre zuvor an mir durchführen wollte: Eine Katheterablation. Das ist ein noch neues Verfahren, bei dem man ein Loch in die Leiste macht, also da, wo am Rumpf das Bein anfängt, und durch dieses Loch mehrere Herzkatheter in das Herz einführt. Mit Hilfe dieser Herzkatheter löst der Arzt die Herzrhythmusstörungen aus, dabei schaut er sich mit Hilfe eines EKGs und eines Röntgenapparats an, welcher Teil des Herzgewebes dafür verantwortlich ist. Und dann verödet er – wieder mit den Kathetern – dieses Gewebe. Er macht totes Gewebe draus. Auf dass es sich in Zukunft still verhalte. Das klingt wie in einem Frankensteinschen Kabinett, und später werde ich erfahren, dass eine Ablation sich auch genauso anfühlt.

So eine Ablation birgt Risiken. Wenn der Arzt mit dem Katheter zu nah an den AV-Knoten kommt, der den Herzschlag von den Vorhöfen auf die Kammern überleitet, stellt der AV-Knoten womöglich seine Arbeit ein. Dann braucht man einen Herzschrittmacher, der immer und unentwegt durcharbeitet. Weil man sonst keinen Herzschlag mehr hätte. Es kann auch zu inneren Blutungen kommen. Teile des Herzens können verletzt werden. Und dennoch: Wenn sie gelingt, ist so eine Ablation eine feine Sache. Denn anders als Medikamente, die nur die Symptome mildern, kann eine Ablation Rhythmusstörungen von Grund auf beseitigen. Mit ein bisschen Glück ist man danach gesund. Mit sehr viel Pech kann man im Extremfall dabei oder danach draufgehen.

Vier Jahre zuvor war ich ohne Ablation davongekommen. Der liebevolle Stromstoß in der Kinderklinik hatte dazu geführt, dass mein Herz lange im Takt geblieben war.

Als ich das nächste Mal bei meinem sommersprossigen Kardiologen sitze, erklärt er mir, er glaube nicht, dass ein neuer Stromstoß mein Herz längere Zeit im Takt halten könne. Jetzt, sagt er, brauche ich tatsächlich eine Ablation.

Kardiologen machen solche Ablationen ziemlich gerne. Sie kriegen eine Menge Geld dafür. Gleichzeitig sind Kardiologen da wie kleine Jungs: Sie wollen unbedingt das neue Spielzeug ausprobieren. Ich will aber keinen kleinen Jungen an mein Herz lassen. Ich will den Besten.

Es gibt einen berühmten Arzt, er ist quasi der Ablationsgott. Mein sommersprossiger Kardiologe kennt ihn. Er schreibt ihm einen vielseitigen Brief und bittet darum, mich möglichst bald zu operieren. Nur dass das leider überhaupt nicht hilft. Ich soll trotzdem drei Monate warten.

Ich recherchiere weiter. Wie kann es sein, dass ich mit vierzig Herzrhythmusstörungen bekomme, wie sie für alte Leute typisch sind, aber nicht für Menschen in meinem Alter?

Am Ende habe ich ein Coming-out. Ich bin eine »EMAH«. Eine »Erwachsene mit angeborenem Herzfehler«. Ich habe den Begriff nie zuvor gehört. Die allermeisten Kardiologen und Internisten, die ich treffe, auch nicht.

Ich finde, EMAH, das klingt wie ein großes, tolpatschiges Tier. Und wenn wir Pech haben, wir EMAH, dann laufen wir genau so durchs Leben – wie große, tolpatschige Tiere.

Als ich klein war, in den siebziger Jahren, waren wir die Wunderkinder der damals modernen Medizin. Denn erst seit den Siebzigern funktionieren Herzoperationen richtig gut. Noch kurz zuvor, in den fünfziger und sechziger Jahren, war kaum eines der Kinder, die mit einem schweren Herzfehler zur Welt kamen, erwachsen geworden. Bis zu neunzig Prozent starben, bevor sie ein Jahr alt wurden.

Als ich 1973 erfolgreich operiert wurde, waren die Ärzte stolz wie Bolle. »Die wird uns alle überleben«, sagten sie meinen Eltern, »die wird hundert Jahre alt.«

Kann sein, dass sie sich getäuscht haben.

Ich gehöre zum ersten großen Schwung jener Kinder mit angeborenen Herzfehlern, die erwachsen wurden. Wir sind die Ersten, die die Ärzte überhaupt so lange beobachten können. Und es ist eben nicht so, dass wir alle hundert Jahre werden. Beileibe nicht. Dreißig, vierzig Jahre später geraten unsere Herzen aus dem Takt. So wie meins.

Niemand weiß, warum. Ursache ist vielleicht die Narbe im Herz, die von der alten Herzoperation im Jahr 1973 stammt. Heute verschließt man Löcher im Herz, wie ich eins hatte, oft mit Hilfe eines Katheters, der von der Leiste aus über die Venen ins Herz vorgeschoben wird. Damals hat man Herzen großzügig aufgeschnitten. Es könnte sein, dass das jenen, die das überlebt haben, heute diese schweren Herzrhythmusstörungen beschert. Weil sich möglicherweise entlang der alten Narben im Herz chaotische elektrische Impulsgeber gebildet haben, die die Rhythmusstörungen auslösen. Es könnte auch sein, dass wir, die wir mit Herzfehlern geboren wurden, eine genetische Veranlagung haben, später Herzrhythmusstörungen zu bekommen. Man weiß es nicht.

Während die Herzchirurgie mittlerweile bei Kleinkindern und Säuglingen Unvorstellbares vollbringt, steckt die Behandlung von Erwachsenen mit angeborenen Herzfehlern noch in den Kinderschuhen.

Wir überleben. Erst einmal. Wir wachsen heran. Doch die wenigsten von uns sind vollkommen gesund. Viele sind ihr Leben lang chronisch krank und müssten eigentlich ständig überwacht werden. Viele brauchen weitere Operationen. Manche sind auch – wie ich – jahre- und jahrzehntelang gesund, bevor sie plötzlich wie aus heiterem Himmel erneut schwer erkranken.

Doch kaum jemand weiß das. Bei jüngeren Patienten mit angeborenen Herzfehlern versucht man mittlerweile, sie länger zu beobachten. Doch wir, die wir schon älter sind, wurden vor Jahrzehnten als geheilt entlassen.

Im Frühjahr 2012 sollte die Deutsche Herzstiftung eine Kampagne starten. Sie verteilte bunte Postkarten in Kinos und Kneipenklos. »Da geht dir die Pumpe«, stand darauf, oder »Bleib im Rhythmus«. Die Karten richteten sich an all die Erwachsenen mit angeborenen Herzfehlern, die zwar überlebt haben, aber nach wie vor gefährdet sind, zum Beispiel an schweren Herzrhythmusstörungen zu erkranken. Sie sollten so dazu aufgerufen werden, sich regelmäßig kontrollieren zu lassen. Denn ein Großteil der EMAH befindet sich in keiner ärztlichen Behandlung. Viele haben, nachdem sie als Kinder und Jugendliche viel Zeit bei Ärzten und in Krankenhäusern verbringen mussten, schlicht keinen Bock mehr auf ärztliche Kontrollen. Viele andere, vor allem die älteren, ahnen nicht, dass ihr Herz sie von heute auf morgen im Stich lassen könnte.

Professor Thomas Meinertz, einer der profiliertesten Kardiologen unserer Zeit und Vorstandsvorsitzender der Deutschen Herzstiftung, hat das dramatische Schicksal eines EMAH miterleben müssen und niedergeschrieben. Der Patient war mit einer so schweren Fehlbildung des Herzens zur Welt gekommen, dass er schon am ersten Lebenstag operiert werden musste. Es folgten weitere Operationen, die alle so gut verliefen, dass er eine völlig normale, beschwerdefreie Kindheit verleben konnte. Der Junge wuchs heran und wurde von seinem Kinderkardiologen betreut, bis er 25 war. Dann nicht mehr.

Als der junge Mann 31 Jahre alt war, kam er in die Klinik zu Professor Meinertz. Er fühlte sich schon länger schwach und hatte das Gefühl, sein Herz schlage schneller als gewöhnlich. Doch erst als die Beschwerden gravierend wurden, drängte er darauf, von einem Kardiologen untersucht zu werden. Die Diagnose war erschütternd: Der Druck im Lungenkreislauf war viel zu hoch, das rechte Herz überlastet, es war bereits geweitet, eine Herzwand hatte sich verdickt. Unbehandelt führt ein solcher Lungenhochdruck innerhalb von circa drei Jahren zum Tod.

Um dem Patienten besser helfen und die Druckwerte im Lungenkreislauf genauer bestimmen zu können, führte man Katheter in sein Herz ein. Dabei kam es zu einer schweren Komplikation: einem massiven Anstieg der Druckwerte im Lungenkreislauf mit Rechtsherzversagen – das bedeutet, dass die rechte Seite des Herzens kaum noch oder gar nicht mehr arbeitete. Die Ärzte holten den jungen Mann mit Mühe zurück ins Leben, doch Herz und Lunge arbeiteten nicht mehr normal. Eine Maschine musste ihre Funktionen übernehmen.

Der junge Patient lag lange auf der Intensivstation. Es kam zu weiteren folgenschweren Komplikationen: Seine Nieren versagten, er erlitt schwere innere Blutungen, ein Teil der Lunge musste entfernt werden.

Lunge und Herz waren so schwer geschädigt, dass die Ärzte den Patienten für eine Herz-Lungen-Transplantation anmeldeten. Während der Wartezeit verschlechterte sich der Zustand des Patienten so sehr, dass man ihn von der Transplantationsliste wieder herunternehmen musste. Drei Monate nachdem er in die Klinik gekommen war, war der junge Mann tot.

Wir Erwachsene mit angeborenen Herzfehlern sind keine kleine Gruppe. Jedes hundertste Kind wird in Deutschland mit einem Herzfehler geboren, das sind circa sechstausend Kinder pro Jahr. Mittlerweile werden neun von zehn Kindern trotz Herzfehler erwachsen. Die Zahl der EMAH erhöht sich also jedes Jahr um mehr als fünftausend. Insgesamt leben zurzeit etwa 300 000 Menschen mit angeborenen Herzfehlern in Deutschland. Und wir werden immer mehr.

Gleichzeitig sind wir die, mit denen die allermeisten Ärzte nichts anfangen können.

»An einem Herzfehler«, wird mir später ein renommierter Kardiologe sagen, »sterben Sie entweder sofort als Baby oder später, wenn Sie vierzig sind.«

Mein sommersprossiger Kardiologe findet im Frühjahr 2011, ich jammere zu viel. »Andere Leute«, sagt er, »merken gar nicht, wenn sie flattern.«

Das ist etwas, was uns EMAH immer wieder passiert: Man sagt uns, wir sollten uns mal nicht so anstellen. Mit Herzrhythmusstörungen könne man schließlich gut leben. Die Kardiologen und Internisten, die uns das erklären, kennen sonst nur alte Menschen mit Herzrhythmusstörungen. Die meisten alten Menschen leben aber völlig anders als wir, die wir eigentlich mitten im Leben stehen. Mein Vater zum Beispiel leidet ebenfalls unter Herzrhythmusstörungen. Und auch er erklärt mir, das störe ihn kein bisschen, er merke es kaum. Mein Vater ist für sein Alter fit und arbeitet viel und hart im Garten, aber wenn wir vor meiner Krankheit nebeneinander hergingen, konnte er kaum mit mir Schritt halten. Er war im Ich-bin-über-70-Jahre-alt-und-darf-es-langsam-angehen-Modus. Wir EMAH sind aber eigentlich im Wir-sind-40-Jahre-alt-und-leben-volle-Pulle-Modus. Die Herzrhythmusstörungen katapultieren uns 35 Jahre voraus in den körperlichen Status von Rentnern. Gleichzeitig aber stellt das Leben all die Herausforderungen an uns, die es nun mal an 40-Jährige stellt. Wir müssen arbeiten, Geld verdienen, wenn wir Glück haben unsere Kinder versorgen, da sein für Partner und Freunde. Und wenn all das von einem Tag auf den anderen nicht mehr geht wie sonst, weil wir so schwach sind wie sonst 75-Jährige, erklären uns unsere Ärzte, wir sollten uns mal nicht so anstellen.

In jenem Frühjahr liege ich tagein, tagaus im Bett, meist zu schwach, um länger auf den Beinen zu sein. Ich beginne, meine eigene Heilung zu organisieren. Sonst ist ja keiner da. Der Typ ist weiterhin weg. Und so recherchiere ich, vom Bett aus. Mit dem iPad und dem Klemmbrett auf den Knien.

Ich stelle fest, dass der Ablationsgott, bei dem ich erst in drei Monaten einen Termin bekäme, einen Schüler hat. Dieser Arzt hat ebenfalls einen sagenhaften Ruf. Und: Er operiert vor allem Kinder und Erwachsene mit angeborenen Herzfehlern. Er ist einer der wenigen Ärzte deutschlandweit, der sich mit unsereins richtig gut auskennt. An einem Tag, an dem ich aufrecht sitzen kann, setze ich mich an meinen Schreibtisch und rufe dort, wo er arbeitet, an. Ich faxe alle meine Arztberichte und warte.

Es ist eine grausame Zeit, eine Zeit des Vor-sich-hin-Vegetierens. Es geht mir erbärmlich, dabei weiß ich nicht einmal genau, wie erbärmlich.

Ich kann nach wie vor kaum gehen. Ich gehe so langsam wie noch nie in meinem Leben. Und ich bin erstaunt, wie viele Leute genauso langsam gehen. Ich bewege mich in einer trägen Masse. Vorbei die Zeiten, als ich an allen vorbeihastete. Ich gehöre jetzt dazu.

Ich gehöre auch zu denen, die unten in der S-Bahn auf den Aufzug warten. Was in Prenzlauer Berg kein Vergnügen ist. Denn die Aufzüge sind ebenso wie die Bürgersteige reserviert für Eltern mit Kinderwagen. Ein ums andere Mal werde ich beschimpft, weil ich Platz wegnehme.

Ein andermal droht ein Penner mir Prügel an. Das ist nicht in Prenzlauer Berg, sondern im Wedding. Der Penner hat eine Art Bollerwagen dabei und ist der Meinung, nur er und der Bollerwagen gehörten in den Aufzug. Ich bin aber auch drin, außerdem ein altes türkisches Paar, die Frau mit Kopftuch. Im letzten Moment springt auch noch ein junger Türke mit rein. Der Penner schimpft vor sich hin, der junge Türke geht direkt auf ihn los. »Was du mich anquatschen?!« Leider fahren diese S-Bahn-Aufzüge ziemlich langsam. Die Zeit reicht, damit die beiden anfangen, sich zu schlagen, innen vor der Aufzugtür. Ich habe Herzrhythmusstörungen und darf mich nicht aufregen, und ich nehme Marcumar, bin also eine künstliche Bluterin. Ich fühle mich so verletzlich wie nie zuvor in meinem Leben. Ich krieche an den beiden Schlägern vorbei und rette mich auf den Bahnsteig zu einer Backbude. Davor ein paar türkische Jungs. »Stellen Sie sich hierher«, sagen die, »wir passen auf, dass Ihnen nichts passiert.«

Aber das wird später passieren, wenn ich Marcumar bekomme.

Erst mal bekomme ich keins. Und damit nimmt das Verhängnis seinen Lauf.

Ein wenig liebevoller Stromstoß

Natürlich gibt es auch in Berlin hervorragende Krankenhäuser. Es gibt sogar das Deutsche Herzzentrum. Ich warte immer noch auf Antwort vom sagenhaften Abladierer. An einem Freitag, an dem ich halbwegs klar denken kann und halbwegs genug Luft zum Sprechen habe, rufe ich im Deutschen Herzzentrum an. Vielleicht gibt es dort einen früheren Ablationstermin. Es geht mir so elend, ich habe das Gefühl, ich kann nicht länger warten.

Man gibt mir die Durchwahl der Kinderkardiologie in der Charité. Die liegt fast direkt daneben auf dem gleichen Gelände, die Ärzte arbeiten eng mit dem Herzzentrum zusammen.

Erwachsene mit angeborenen Herzfehlern werden, wenn sie ins Krankenhaus müssen, häufig in der Kinderkardiologie behandelt. Die Kinderkardiologen halten das für eine gute Idee. Schließlich sind sie es, die sich mit angeborenen Herzfehlern auskennen. Für uns erwachsene Patienten ist es seltsam.

In der Kinderkardiologie wundert man sich nicht wenig, dass ich seit Wochen mit Vorhofflattern rumlaufe. »Das ist eine akute Krankheit«, erklärt man mir, »das behandeln wir sofort.«

Auch sie haben keinen baldigen Termin für eine Ablation. Aber für eine Kardioversion, also für einmal Strom durchs Herz. Als Notfallmaßnahme.

Am Montag darauf fahre ich mit dem Taxi zur Charité im Wedding. Der Taxifahrer hört brüllend laut Musik und weigert sich, aufs Gelände zu fahren. Also krieche ich zu Fuß da lang, ganz langsam, wie immer. Vor mir ein blutjunges Paar mit einem winzigen Säugling in einem tragbaren

Kindersitz, beide rauchen. Der Wedding ist nicht Prenzlauer Berg. Während sich die Prenzlauer-Berg-Schwangeren am liebsten in Sänften in ihre bevorzugten Cafés, zum Schwangeren-Yoga und später ins anthroposophische Geburtshaus tragen lassen würden, finden die im Wedding es ganz o.k., auch bis kurz vor der Geburt zu rauchen. Danach sowieso. Überall auf dem Charité-Gelände sieht man die rauchenden Schwangeren und die rauchenden Mütter mit den ganz kleinen Babys. Die Frauen sind oft superjung, noch Mädchen. Im Prenzlauer Berg hingegen ist es manchmal unmöglich zu sagen, ob die grauhaarige Frau mit dem Kleinkind die Mutter oder die Oma ist. Meist ist es die Mutter, die Omas sind ja weit weg. Leichter zu erkennen ist es, wenn die Grauhaarigen Zwillingskinderwagen schieben. Nirgendwo gibt es wohl mehr Zwillingskinderwagen als in Prenzlauer Berg. Ergebnis einer Fruchtbarkeitsindustrie, die man sich hier leistet.

An diesem Morgen aber bin ich im Wedding, und es wird ein harter Tag. Sie werden mir mal wieder Strom durchs Herz jagen. Doch diesmal ist niemand bei mir. Keine Freundin einer Freundin. Kein Mann. Der Typ ist weiterhin weg. Es wäre unser vierter Jahrestag. Nicht dran denken. Später werde ich merken, dass er mir an diesem Tag von ferne meinen Computer lahmgelegt hat. Ich bin digital tot. Aber das wird sich im Nachhinein als ziemlich nebensächlich herausstellen.

Sie lassen mich warten, drei Stunden lang.

Anderswo werden Patienten zur Kardioversion grundsätzlich stationär aufgenommen. Hier nicht unbedingt. Also warte ich, nüchtern. Und weil es keinen Warteraum gibt, sitze ich im Spielzimmer. Drei Stunden lang. Eine türkische Mutter mit streng geknotetem Kopftuch spielt mit ihrem kleinen Jungen mit einer Autogarage. Ich kenne diese Autogarage. Als ich klein war, war eine wie diese eines meiner liebsten Spielzeuge. Mein Cousin Clemens hatte eine, und immer, wenn wir dort zu Besuch waren, spielten Clemens und meine Schwester und ich damit. Die Garage hatte einen Aufzug, und der hatte eine Kurbel, mit der man den Aufzug rauf und runter bewegen konnte. Von oben düste das Auto dann wieder hinunter. Wir wechselten uns ab, so dass jeder nur jedes dritte Mal drankam. Wir konnten Stunden damit verbringen.

Die Autogarage im Spielzimmer hat keine Kurbel mehr. Der Junge und seine Mutter lassen die Autos einfach so rauf- und runterfahren.

Direkt gegenüber ist das Schwesternzimmer. Ab und zu kommt eine Schwester heraus und gibt mir Papiere, die ich ausfüllen soll. Was ich essen will. Ob mein Körper seziert werden darf. »Ich bin nur ambulant«, sagte ich, »ich muss nüchtern sein. Ich gehe gleich wieder nach Hause.« Egal, unterschreiben muss ich trotzdem. Ich bin voller Angst, ich habe die Nacht zuvor kaum geschlafen, und wie immer bin ich von den Herzrhythmusstörungen und den Betablockern völlig gaga. Mindestens ein Kreuzchen setze ich falsch. Bevor ich es korrigieren kann, ist das Papier wieder weg. An diesem Vormittag im Spielzimmer vermache ich, fürchte ich, meinen Körper der Wissenschaft.

Als ich ins Behandlungszimmer gerufen werde, bittet der junge Arzt, ich möge mal eben erklären, warum ich da bin. Die siebzehn Seiten Arztberichte, die ich ordentlich kopiert und geheftet früher an diesem Tag im Schwesternzimmer abgegeben habe, sind weg. Er geht sie suchen. Und kommt tatsächlich eine ganze Weile später damit wieder.

Und dann wird mir klar, dass sie die Kardioversion an Ort und Stelle machen werden. Kein OP-Raum. Keine Ärzte und Schwestern, die sich in grünen Kitteln aufmerksam um mich scharen, wie damals im Rheinland. Nein, sie machen es gleich hier, im Untersuchungszimmer auf der Station. Wo ein Kommen und Gehen ist, wo dem Arzt mitten im Satz ein Telefon in die Hand gedrückt wird, wo ständig die Tür aufgeht, und das, während sie mich untersuchen, ich also mit nacktem Oberkörper auf der Liege liege. Auf dem Flur die Mütter mit Kopftüchern und ihre Männer.

»Machen Sie sich nichts draus«, sagt der Arzt, »gleich wird es ruhiger. Und in anderen Krankenhäusern werden die Kardioversionen auf dem Flur gemacht, hinter einem Vorhang.«

Er selbst hat allem Anschein nach allerdings noch keine gemacht und lässt sich gerade von der Schwester die Gerätschaften zeigen.

Ich will nur noch eins – weg. Sie haben mir bereits eine Kanüle in den Arm gelegt, als ich beschließe abzuhauen. Als sie mal wieder alle aus dem Zimmer gestürmt sind, um sich um einen anderen Patienten zu kümmern, rufe ich Miranda an.

»Ich lasse es.«

»Bleib«, sagt sie, »du hast es fast hinter dir.«

Ich bleibe. Ziehe mich im Untersuchungszimmer aus und ein OP-Hemd an. Stopfe meine Anziehsachen so gut es geht in meine Umhängetasche. In dem Moment, in dem sie mir die Narkose verpassen, geht wieder die Tür auf, und ein ganzer Schwall Pfleger und Schwestern kommt herein.

»Sie hatten mir doch versprochen, dass es hier ruhiger wird«, sage ich zum Arzt. Ob er mir antwortet, bekomme ich schon nicht mehr mit.

Zwei Stunden später fragen sie mich, ob ich aufstehen kann. Sie brauchen den Raum. Ich kann. Miranda kommt und holt mich ab. Sie ist ein bisschen blass und sehr gehetzt, sie war den ganzen Tag auf einer Fortbildung und ist, so schnell es ging, zu mir gefahren. Ich sitze immer noch im Untersuchungszimmer. Sie sieht sich um, dann guckt sie mich an und sagt: »Mensch, bist du tapfer.« Ich bin vor allem eins: heilfroh, dass sie da ist. Miranda fährt mich nach Hause.

Mein Herz ist im Takt. Sie haben mich von meinen Herzrhythmusstörungen befreit. Wenn auch nicht ganz so fürsorglich wie damals im Rheinland.

Zu Hause esse ich zwei Stück Kuchen und schlafe dann erst mal fünfzehn Stunden.

Am nächsten Morgen fühle ich mich wie neu. Ich kann gehen! Noch im Schlafanzug laufe ich durch den Garten. Die Sonne scheint. Im ersten Stock guckt meine Nachbarin Meike aus dem Fenster.

»Wie ist es?«

»Phantastisch!«, rufe ich und reiße die Arme hoch. An diesem Morgen umarme ich die ganze Welt. Ich kann mich auch endlich wieder bücken, ohne Gefahr zu laufen umzufallen. Ich streichele meine Katzen Lilly und Simba, richte mich wieder auf. Es geht alles. Es ist wundervoll. Die Welt ist bunt und schön und hell. Ich bin gesund.

Doch tatsächlich bin ich vom Tod nur eine Handbreit entfernt.

Auf der Kinderstation

Meine Euphorie dauert nicht lange. Nach wenigen Tagen flattert mein Herz wieder. Mit allem Drum und Dran: keine Luft bekommen, kaum gehen können und total bedötscht sein.

Wieder schleppe ich mich zu meiner Hausärztin, wieder schließt sie mich ans EKG an. Sie setzt sich neben mich und tätschelt meine Hand. Gemeinsam betrachten wir die EKG-Kurve. Ich habe keine Ahnung, wie so ein EKG aussehen muss. Später wird mir einer der Krankenhausärzte erklären, dass meine Herzrhythmusstörungen nicht leicht zu erkennen sind. Dass man sehr genau hingucken muss.

»Es ist alles in Ordnung«, sagt meine Hausärztin. »Kommen Sie mal runter. Nehmen Sie das Antidepressivum. Sie brauchen eine Auszeit.«

Ich komme mir vor wie der letzte Idiot. Wie die uneinsichtige Hypochonder-Tusse, die der Hausärztin die Zeit stiehlt.

Wieder vergehen weitere elende Tage, bevor ich mich erneut aufraffe und mich zu meinem sommersprossigen Kardiologen schleppe. Der, immerhin, kann ein EKG lesen. Und seufzt mal wieder. »Es flattert«, sagt er, »das Herz.«

Ich faxe das jüngste EKG an den sagenhaften Schüler des Ablationsgottes, und noch am gleichen Tag ruft er zurück.

»Wie geht es Ihnen?«, fragt der Doktor.

»Nicht so gut«, sage ich.

»Kommen Sie morgen«, fordert er mich auf.

Und so packe ich noch am gleichen Abend meine Sachen.

Nicole steht mit Rhabarberkuchen in der Tür.

»Wie, du fährst ins Krankenhaus? Allein?«

Klar doch, wie sonst.

Der Typ, von dem ich dachte, er sei an meiner Seite, ist weiterhin wie vom Erdboden verschluckt. Bevor ich mein iPad einpacke, synchronisiere ich es noch schnell mit meinem Computer. Ich habe bereits begonnen, über mein seltsames Leben als EMAH zu schreiben, und will den Text sichern. Doch in dem Moment, in dem ich den kleinen und den großen Computer miteinander verbinde, blinken seltsame Fenster. Es ist bereits später Abend, ich bin vollgedröhnt mit Betablockern, mein Herz flattert. Ich habe keine Ahnung, was da blinkt. Ich drücke irgendwo drauf und halte ein leeres iPad in den Händen. Der Typ, der definitiv nicht an meiner Seite ist, hat von ferne meinen E-Mail-Account gelöscht. Wir haben einen gemeinsamen Account, eine Art Familienanschluss, mit Mail-Adressen für ihn und für mich. Die meisten meiner Programme und Apps auf meinem iPad sind mit diesem Account verknüpft. Die Synchronisierung hat den Super-GAU ausgelöst. Mein Text ist weg, meine Mails auch, ich habe nicht einmal mehr eine Mail-Adresse. Ich rufe ihn an, ich will schimpfen, schreien, toben. Doch klar, er geht auch diesmal nicht ran.

Es ist das letzte Mal, dass ich versuche, ihn anzurufen. Und es ist auch das letzte Mal, dass ich mich seinetwegen aufrege. Denn die folgenden Monate werde ich damit beschäftigt sein, mich um Himmels willen nie mehr aufzuregen.

Am nächsten Morgen fahre ich mit dem Zug vierhundert Kilometer in die Stadt, in der der sagenhafte Arzt praktiziert. Was vor allem im Nachhinein betrachtet ein Wahnsinn ist, aber im Vorhinein eigentlich auch. Von Leuten unserer Generation wird erwartet, mobil zu sein, dorthin zu ziehen, wo es Arbeit gibt, doch kein Mensch bedenkt, dass man ja auch mal krank werden kann. Und dass mobile arbeitswütige Singles keinen Menschen haben, der sie mal eben ins vierhundert Kilometer entfernte Spezialkrankenhaus bringt. Das kann man selbst von der Wahlverwandtschaft in Prenzlauer Berg nicht erwarten. Und die Familie ist weit weg.

Selbstverständlich verfüge ich über leicht zu schiebende Rollkoffer. Normalerweise packe ich da meine gesamte Hörfunkausrüstung rein, wenn ich als Journalistin mit Politikern unterwegs bin. Doch was heißt normalerweise. Früher.

Jetzt packe ich den mittelgroßen meiner fünf Rollkoffer voll mit Wäsche und Schlafanzügen und mache mich auf den Weg. Ganz langsam. Mit dem Taxi zum Bahnhof. Im Bahnhof die Rolltreppe runter. Mein Fernzug startet im Berliner Hauptbahnhof ganz unten, im Tiefbahnhof. Dort stehe ich vor der offenen Zugtür und habe keine Ahnung, wie ich meinen Rollkoffer in den Zug kriegen soll. Zwei Schaffner stehen wenig entfernt. Soll ich sie tatsächlich bitten, mir zu helfen? Allein die Vorstellung ist so absurd, dass ich es lasse. Ich hebe den Koffer allein in den Zug. Stufe für Stufe. Mit rasendem Flatterherz.

Und dann bin ich auf dem Weg. Zigmal bin ich diese Strecke gefahren, um den Typen zu treffen, von dem ich einst dachte, er sei an meiner Seite. Er holte mich dann am Bahnhof ab, wir zogen durch die Kneipen, gingen schick essen, feierten. Wir ließen wenig aus.

Es ist die vertraute Strecke, und doch ist alles anders als jemals zuvor. Mein Herz poltert, mir ist schwindlig und übel. Diese ganze Reise geht vollkommen über meine Kräfte. Früher simsten und telefonierten wir auf diesen Reisen ständig miteinander.

»Wo bist du?«

»Hast du den Zug gekriegt?«

»Stehe im Stau.«

»Ich freue mich so.«

»Ich auch!«

Ich mag nicht einmal daran denken. Mein Körper ist so geschwächt, dass jeder Gedanke an mein früheres Leben mir völlig abstrus erscheint. Gerade so schaffe ich den Weg zum Klo und zurück, ohne zusammenzuklappen. Unvorstellbar, gleich aus dem Zug zu springen, um die Häuser zu ziehen, zu trinken und zu feiern. Weiterzufahren ins Krankenhaus, dort am Herzen operiert zu werden – genauso unvorstellbar.

Ich bin in meinem Zwischenreich, zu dem niemand anders Zutritt hat. Ich wünsche mir, ich hätte es nie kennengelernt. Es ist mir so fremd.

In diesem Moment klingelt mein Handy – er ist es.

Was soll ich ihm sagen? »Ich bin auf dem Weg ins Krankenhaus, komm«? »Lass mich nicht allein«? Ich sage, dass ich jetzt nicht reden kann. Und dann bekomme ich die gewohnten Anweisungen: Ich soll dann und dann anrufen und nicht dann und auf keinen Fall dann. Denn dann hat er sein Kind bei sich, und wenn er das Kind bei sich hat, ist er nicht zu sprechen.

Er ist halt einer von diesen gebrauchten Männern. Mit einem Kind, das er abgöttisch liebt, und einer Ex-Ehefrau, die daraus maximalen Profit zieht. Wir Zweitfrauen müssen da mitmachen oder es lassen. Wenn gerade Kinderwochenende ist, feiern wir unsere Geburtstage alleine. Weihnachten oder Silvester sowieso, immer abwechselnd. Wir tragen alle Nöte mit, die finanziellen und den Trennungsschmerz. Wenn wir eigene Kinder haben wollen, müssen wir selbst für sie sorgen, denn er sorgt ja schon. Wir werden niemals die Hausfrau sein, die zu Hause sitzt und Kinder hütet. Unsere Kinder werden früh von anderen versorgt, denn wir müssen mitverdienen. Sonst reicht es nicht für Familie A und Familie B.

Einmal hatte ich eine vergleichsweise harmlose Bauch-OP. Sie holten Zysten aus mir raus und machten dafür kleine Löcher in die Bauchdecke. Am gleichen Tag hatte sein Kind Elternsprechtag, und er hatte mit Mühe und Not durchgesetzt, dass er mit den Lehrern sprach und nicht, wie sonst, die Ex-Frau. Ich war ohne ihn im Krankenhaus. Ich hatte schlimme Schmerzen. Meine Schwester war bei mir, meine Prenzlauer-Berg-Freundinnen warteten zu Hause mit Keksen und einem gefüllten Kühlschrank. Ich dachte die ganze Zeit an ihn und verzweifelte und tobte. Mein Bauch heilte damals trotzdem.

Jetzt hält mein Herz keine Verzweiflung und kein Toben aus.

Was ich brauche, ist ein Mann, der alles stehen und liegen lässt und zu mir eilt. Keinen, der mir seine telefonischen Sprechzeiten durchgibt.

»Ja«, sage ich, »ich melde mich dann und dann.« Und zugleich weiß ich, dass ich es nie tun werde.

Ich steige auch allein um. Ich will nicht, und ich traue mich nicht, um Hilfe zu bitten. Ich sehe nicht aus wie todkrank, und ich bin schon zu oft beschimpft worden. Der Weg ist ein mühsamer. Er ist auch lebensgefährlich. Doch davon ahne ich nichts.

Im Krankenhaus habe ich vom ersten Moment an bei den Schwestern verschissen.

Wieder einmal bin ich auf der Kinderstation. Alles ist zugeklebt mit Kinderzeichnungen: das Schwesternzimmer, die Behandlungszimmer, die Flure, mein Krankenzimmer. Ich kann die Zeichnungen nicht angucken, ohne an die Kinder zu denken, die sie gemalt haben. Ich sehe in all diesen Zeichnungen Angst, Einsamkeit und Schmerz.

Die Schwestern sehen in mir eine lästige Patientin. Sie sind Kinderkrankenschwestern. Sie haben gelernt, Kinder zu pflegen. Das ist eine völlig andere Tätigkeit als die

Pflege von erwachsenen Patienten. Die Kinderkrankenschwestern hier haben schlicht keinen Bock auf erwachsene Patienten. Später wird mir die Oberschwester das auch genau so sagen.

Ich bin von der Reise so dermaßen erschöpft, dass ich schon weine, als ich meinen Rollkoffer auf die Station schiebe.

Sie geben mir ein Bett in einem Einzelzimmer, aber kein Kopfkissen. Sie bringen mir etwas zu essen, später dann sogar etwas Vegetarisches. Aber sie räumen die Tabletts nicht weg und lassen sie in meinem Zimmer vor sich hin stinken.

Die erwachsenen Frauen, die außer mir auf dieser Kinderstation sind, sind Mütter, die ihre Kinder begleiten. Selbstverständlich räumen die nach dem Essen das Tablett weg und stellen es im Flur in einen Rollwagen. Ich kann das nicht. In meinem linken Handrücken steckt eine Kanüle. Was auch immer ich mit der Hand mache, tut mir furchtbar weh. Mit links kann ich nichts mehr machen. Mit der rechten Hand trage ich einen großen, ziemlich schweren Apparat, aus dem Heparin, Blutverdünner, in meine Handvene fließt. Niemand sagt mir, wozu.

Den Apparat auf das Tablett stellen, alles zusammen tragen – unmöglich. Die Hand mit der Kanüle tut mir so weh, dass mir die Tränen kommen, wenn ich mir morgens aus der Elternküche einen Kaffee hole und nur die Tasse trage. Denn auch den weigern sich die Schwestern mir zu bringen. Genauso wie die Fernbedienung für den Fernseher, der am anderen Ende des Zimmers direkt unter der Decke hängt. Täglich bitte ich darum, mir eine Fernbedienung zu geben. Täglich heißt es, es gebe keine. Wenn ich aufstehe und mich recke, kann ich den Fernseher ein- und aus- und umschalten. Doch am Freitag, wenn ich operiert werde, soll ich anschließend sechs Stunden oder länger stocksteif liegen und werde mich kein bisschen bewegen dürfen. Niemand wird bei mir sein. Und fernsehen werde ich wohl auch nicht.

Jeden Abend entfernt eine genervte Nachtschwester drei stinkende Essenstabletts aus meinem Zimmer, die die Tagschicht nicht abgeräumt hat. Jede Nacht erlebe ich meinen ganz persönlichen Horror. Die Station ist zugleich Notaufnahme für alle Eltern aus der Umgebung, die meinen, ihre Kinder seien krank. Und so erhebt sich Nacht für Nacht direkt vor meiner Zimmertür ein fürchterliches Geschrei. Kinder, Eltern, Schwestern, alle brüllen, schimpfen, weinen.

Später erzählt mir eine der Schwestern, dass viele Eltern ihre Babys einfach vorbeibringen und nicht einmal Babybrei dabeihaben. Während die Kinder warten müssen, bekommen sie Hunger und schreien. Die Nachtschwestern wiederum machen sich dann fluchend daran, für die Kinder Brei zu kochen. Es ist ein riesiges Tohuwabohu, jede Nacht.

In einer Nacht schwillt meine Hand mit der Heparin-Kanüle drin so an, als würde man sie aufpumpen. Das Heparin läuft nicht mehr in die Vene, sondern in das Gewebe drum herum. Als endlich ein Arzt kommt, ein Kinderarzt natürlich, hat er einen Käpt'n-Iglo-Bart und lacht sich halb tot über mich.

»Haha«, lacht er, »Sie sind ja viel älter als ich, haha.«

An einem Morgen kommt eine Schwester rein, die ich noch nicht kenne. Sie ist groß, hat lange braune Haare und ein weiches Gesicht. Sie erinnert mich total an eine sehr liebe Cousine.

»Wie geht es Ihnen?«, fragt sie.

Da bricht es aus mir heraus. Meine Schwäche, meine

Angst, der allnächtliche Wahnsinn direkt vor meiner Zimmertür. Ich weine und weine.

Wenig später erscheint der Oberarzt: »Sie haben sich beschwert?« Er ordnet an, dass man mir am darauffolgenden Abend eine Tablette gibt, von der sie sagen, es sei eine Schlaftablette. Die nächste Nacht und den nächsten Tag erinnere ich nicht. Als ich den Oberarzt frage, was das für eine Tablette war, zuckt er nur mit den Schultern.

»Was«, sagt er, »wollen Sie hier denn auch groß machen.«

Ich nehme die Tablette nicht mehr und quäle mich weiter durch die Nächte.

Sie haben mich zwar sofort aufgenommen, weil es mir so schlechtgeht. Einen Termin für die Ablation aber haben sie erst einige Tage später.

Eines Abends kommt wieder eine neue Schwester herein. Eine zarte rothaarige, die mir in null Komma nichts eine Fernbedienung besorgt. Ich kann es kaum fassen. Im Schlepptau hat die neue Schwester Jeanette. Jeanette ist zehn, sehr dünn und sehr blass. Sie ist im Krankenhaus, weil sie ihren Stuhlgang nicht kontrollieren kann. Sie hat einen Stundenplan, auf dem steht, wann sie auf die Toilette gehen muss. Sie nennt das Stuhlgangtraining. Und weil Jeanette so viel allein ist, darf sie die rothaarige Schwester auf ihrem Rundgang begleiten.

»Schlimm«, sagt die Schwester, »sind die ganz Kleinen, die Babys, die in ihren Bettchen liegen und die Eltern kommen nie. Die Größeren können wir ja noch mitlaufen lassen, aber wenn da so ein drei Monate altes Würmchen im Bett liegt …«

Es bricht mir das Herz.

»Spielst du gerne?«, frage ich Jeanette.

Sie saust hinaus und ist nach drei Minuten zurück, unterm Arm ein Brettspiel für Kinder ab zwei – »Obstgarten« –, neben sich ihre Bettnachbarin Claudia. Genauso dünn, genauso blass.

»Darf Claudia auch mitspielen?«

Sie darf. Bis die zarte, liebe rothaarige Schwester die beiden ins Bett bringt.

Am nächsten Morgen um kurz vor acht stehen Jeanette und Claudia wieder in der Tür. In ihren pinken Frotteeschlafanzügen und beide wild geschminkt. Sie haben einen Lippenstift, der reicht ihnen für alles: Lippen, Wangen, Augenlider und Augenbrauen.

Wieder spielen wir »Obstgarten«, dann »Stadt, Land, Fluss«, aber nur kurz, denn die beiden Zehnjährigen schämen sich, dass sie kaum schreiben können. Wir legen mit meinem iPad Patiencen.

Claudia hat eine Gehirnerschütterung, ein Junge hat sie im Hort gegen eine Wand geknallt. Im Zimmer der beiden liegt noch ein drittes Mädchen, es darf nicht aufstehen und nicht gestört werden. »Sie hat etwas Falsches getrunken«, erklären mir die beiden, »und ist von innen komplett verätzt.«

Morgens früh, wenn ich mit dem Kaffee in der wehen Hand nun nicht mehr weinend aus der Elternküche komme, gucke ich bei den dreien rein und sage ihnen, wer weitergekommen ist bei DSDS. Sie dürfen nämlich nicht so lange aufbleiben. Dann besorgen wir uns wieder den »Obstgarten«. So retten wir uns gegenseitig über diese trüben Tage.

Und dann wird es plötzlich hell. Das ist der Moment, in dem ich den sagenhaften Arzt treffe.

Er hat mit dem Krankenhaus, in dem ich liege, wenig zu tun. Er bringt dort seine Patienten unter. Es gibt kaum eigene Stationen für EMAH, für Erwachsene mit angeborenen Herzfehlern. Und so landen wir halt irgendwo.

Der sagenhafte Arzt arbeitet im gleichen Gebäude in einer

Spezialpraxis für Katheterablationen. Von morgens bis abends werden dort Menschen mit Herzrhythmusstörungen abladiert. Dazu dringen die Ärzte mit Kathetern bis in die Herzen ihrer Patienten vor und veröden dort das Gewebe, das die Herzrhythmusstörungen auslöst. Ein Schwerpunkt der Praxis ist die Behandlung von EMAH. Niemand in Deutschland ist so oft in den Herzen von Menschen mit angeborenen Herzfehlern unterwegs wie der sagenhafte Doc.

Um ihn zu treffen, fährt man lediglich mit dem Krankenhausaufzug in ein anderes Stockwerk, geht durch eine Glastür und betritt eine andere Welt. Hinter einem langen Tresen wuseln zig Mitarbeiterinnen, die mich gleich freundlich begrüßen und sofort wissen, wer ich bin. Es gibt ein helles Wartezimmer ohne verstörende Kinderzeichnungen, aber mit Musik, Blumen und Getränken. Und es gibt Ärzte, die nicht nur zu den besten Deutschlands zählen, sondern auch zugewandt sind und umgänglich.

Warum vertraut man manchen Menschen nie und anderen sofort? Der Typ, der nicht an meiner Seite ist, beschwerte sich einst ständig, dass ich ihm nicht völlig vertraute. Ich wollte es so gerne und versuchte es, aber es gelang mir nicht. Als ich in das Zimmer komme und den Arzt erblicke, der mein Herz in Ordnung bringen soll, vertraue ich ihm auf Anhieb und völlig. Es ist tatsächlich so, als wenn in diesem Moment die Sonne aufginge. Ich vertraue, und ich habe Hoffnung.

Natürlich malt auch er mir ein Bild mir vier Beuteln und Strichen außen dran. Nur dass ich diesmal alles verstehe. Ich stelle alle meine Fragen, die ich vorher in winzig kleiner Schrift auf einem DIN-A4-Blatt notiert habe, und er beantwortet sie alle zu meiner größten Zufriedenheit. Ich bin es gewohnt, dass Ärzte die Augen verdrehen, wenn ich einen Block hervorhole und den Kuli zücke. Er sagt: »Fragen Sie. Fragen Sie alles.«

Wir lachen sogar. Am Ende sind wir beide überzeugt: Am Samstag, also am Tag nach der Ablation, werde ich die Klinik geheilt verlassen. Augen zu und durch. Bald ist es überstanden.

Ich rufe schon mal meinen Bruder an, er soll mich abholen.

Was dann passiert, ist gnädig verdeckt hinter dem Nebelschleier all der Medikamente, die sie mir geben.

Sie holen mich zum OP. Zwei Schwestern bekleben mich mit Elektroden. Ein anderer Arzt kommt rein und erzählt von seinem Frühstück mit seiner Frau und seinen Töchtern. Er fragt die OP-Schwestern, ob sie auch bei »Zalando« bestellen.

»Nee«, lautet die einhellige Antwort.

Ob ich da bestelle.

»Manchmal.«

Und dann bin ich weg. Mein letztes Gespräch in einer scheinbar beherrschbaren Welt handelt von einem Online-Schuhkaufhaus.

Was ich trotz allem auf der Stelle raffe, ist, dass die Narkose viel zu kurz war. Von sechs bis acht Stunden haben sie gesprochen. Als ich im OP erwache, weiß ich sofort: Ich war nur kurz weg.

»Sind Sie schon fertig?«, frage ich den Arzt.

»Sie haben einen Thrombus«, sagt der, »wir konnten nichts machen. Wir reden später.«

Und dann schieben die Schwestern mich wieder raus aus dem OP.

Ich liege in einem Gang, verstehe nichts. Niemand spricht mit mir. Sie schieben mich einfach zurück auf Station. An mir vorbei wird eine andere Frau in den OP hineingeschoben. Auf der Bank vor dem OP sitzt ein Mann, die Augen voller Angst. Ich muss so sehr weinen, ich ziehe mir das Laken vors Gesicht.

Später, am Nachmittag, als ich wieder ganz wach bin, sitzen beide Ärzte in meinem Zimmer auf der Fensterbank. Der sagenhafte Doc und der, den ich im OP kurz gesprochen habe. Er ist ebenfalls EMAH-Spezialist und Rhythmologe, und später werde ich feststellen, dass er der nüchternste Doc ist, den ich jemals kennenlernte. Und einer der verlässlichsten.

Es sind zwei große, selbstbewusste Männer, zwei, die sich ihrer Sache sicher sind. Sie haben, bevor sie mit den Kathetern anfingen, vorsichtshalber noch mal mit einer Sonde in mein Herz geguckt. Und da gibt es wohl im linken Vorhof eine kleine Ausbuchtung, das sogenannte Vorhofohr. Klingt ganz süß. Und in diesem niedlichen Vorhofohr haben sie einen Knubbel entdeckt, einen Blutknubbel. All die Wochen des permanenten Flatterns haben dafür gesorgt, dass sich das Blut dort verklumpt hat. Weil es ja vom Herz nicht mehr richtig transportiert wurde. Da hatte es Zeit, hübsch einzudicken. Sie haben sich das, wie sie sagen, zu dritt angeguckt, sie haben extra noch einen weiteren Arzt, der in der Praxis arbeitet, hinzugeholt. Alle drei sind zu dem Schluss gekommen, dass sie mich nicht operieren können. Denn dann würde der Knubbel sich lösen, direkt in mein Gehirn schießen und mir einen schweren Schlaganfall bescheren.

»Wir sind froh«, sagt einer der Docs, »dass Sie kein sabberndes Etwas sind.«

Der Knubbel

Ich werde nicht operiert. Ich werde nicht entlassen. Ich werde nicht gesund.

Stattdessen bekomme ich Marcumar. Das ist ein Medikament, das den gleichen Wirkstoff enthält wie Rattengift. Rattengift ist ja nicht giftig, es hebt lediglich die Blutgerinnung auf. Nachdem die Ratten den Köder gefressen haben, verbluten sie innerlich.

Unsereins soll möglichst nicht verbluten. Das Blut soll nur so dünn sein, genauer gesagt, so wenig gerinnen, dass sich kein Blutgerinnsel bildet. Oder dass es sich – wie in meinem Fall – auflöst.

Es ist eine Frage der Dosierung. Richtig dosiert, hilft Marcumar Leben retten und bewahrt Zigtausende Patienten vor einem Schlaganfall. Falsch dosiert, kann es lebensgefährliche Blutungen auslösen.

So ein Knubbel, wie ich ihn in meinem Herzen habe, löst sich nicht ratzfatz auf. Es dauert ungefähr drei Monate. Und in diesen drei Monaten läuft man – also ich – ständig Gefahr, einen schweren Schlaganfall zu erleiden. Weil der Knubbel sich lösen kann. Weil man sich aufgeregt hat. Zu sehr anstrengt. Oder einfach so.

Ich kehre nicht zurück ins normale Leben, ich bleibe auf der anderen Seite. Über das Wochenende behalten sie mich im Krankenhaus. Sie wollen mich erst nach Hause lassen, wenn das Marcumar begonnen hat zu wirken.

Jeanettes Eltern kommen auf Besuch, der Vater sehr rotgesichtig, die Mutter superdünn und blass.

Ich gehe ganz langsam im Krankenhausgarten spazieren. Es ist das erste schöne, richtig warme Maiwochenende. Auf den Bänken sitzen Patienten mit ihren Angehörigen und essen Eis. In einem kleinen Tümpel schwimmen Enten. Ich betrachte alles und fühle nichts. Ich bin wie betäubt. Als sei ich aus Watte. Nicht mehr von dieser Welt, aber auch – noch – nicht in der anderen. Irgendwo zwischen Leben und Tod. Es fühlt sich seltsam und neu an. Ich werde mich daran gewöhnen.

Sie geben mir die Standard-Marcumar-Einstiegsdosis. Nach drei Tagen ist bei den meisten Patienten das Blut dann ausreichend verdünnt. Nicht bei mir. Am Montag ist mein Blut noch genauso dick wie am Freitag. Ich bin Vegetarierin, ich bin, mal abgesehen von meinem wehen Herzen, vollkommen gesund, und meine fitte Leber baut das Marcumar komplett wieder ab. So was haben die im Krankenhaus noch nicht gesehen. Der Oberarzt, der seinen Schwestern offenbar so wenig vertraut wie ich, kommt persönlich, um mir ein weiteres Mal Blut abzunehmen. Mit dem gleichen Ergebnis: Es ist, als hätte ich gar kein Marcumar bekommen. Daraufhin wollen sie mich noch länger dabehalten. Ich werde zum ersten Mal Nervensäge und bestehe darauf, in ein Berliner Krankenhaus verlegt zu werden.

Sie legen mir eine Menge Papierkram vor. Die Ärzte machen sich Sorgen, weil sie mich für die Fahrt, und die wird Stunden dauern, vom Heparin-Apparat abmachen müssen. Ich unterschreibe alles.

Mein Bruder kommt. Eigentlich soll er mich nach Hause fahren. Jetzt fährt er mich in die Charité. In dem Moment, in dem er auftaucht, groß, blond, ein Typ, der meine Freundinnen in Verzückung versetzt, knubbeln sich die Schwestern in meinem Krankenzimmer.

»Brauchen Sie noch etwas?«

»Können wir noch etwas für Sie tun?«

Ich weise stumm auf die stinkenden Essenstabletts.

Das Auto, das mein Bruder für die Fahrt gemietet hat, ist weiß und riesig.

»Jetzt«, scherzt er, »bräuchten wir nur noch ein rotes Kreuz außen draufzukleben.« Es ist der einzige Witz während der langen Fahrt.

Wir rauschen in diesem riesigen Schlitten vierhundert Kilometer über die Autobahn und sprechen wenig. Über meine Krankheit und den Knubbel sprechen wir gar nicht. Meine Geschwister haben darunter gelitten, dass ich als Kleinkind herzkrank war. Die Sorge unserer Eltern galt immer mir. Unsere gesamte Kindheit hindurch bekam ich die meiste Aufmerksamkeit, die teuersten Klamotten und vielleicht auch die meiste Liebe. Später werden wir darüber sprechen können, doch noch können wir es nicht. Von nun an muss ich damit leben, dass der Knubbel jederzeit losschießen und mich ins Jenseits befördern kann. Oder, wenn ich Pech habe, mich zu einem sabbernden Etwas macht. Doch mein Bruder und ich, wir finden dafür keine Worte.

Statistisch betrachtet werden in Deutschland jeden Tag 18 Kinder mit einem angeborenen Herzfehler geboren. Einige wenige können trotz Herzfehler gut leben, fast alle anderen nicht. Diese herzkranken Kinder haben Eltern, die niemals ein normales Leben führen werden. Denn die Angst um ihr Kind wird sie nicht mehr loslassen, egal, wie erfolgreich die Behandlung verläuft. Diese Menschen haben Geschwister, die immer zurückstecken müssen, denn wenn ein Kind mit dem Tod ringt, haben die anderen gefälligst still zu sein und zu funktionieren. Wenn sie Glück haben, werden diese herzkranken Kinder später Partner haben, die sich um sie sorgen. Sie werden genau darüber nachdenken, ob sie eigene Kinder in die Welt setzen. Ob eine erwachsene Frau mit angeborenem Herzfehler eine Schwangerschaft wagen kann. Ob das Risiko, dass das

Kind ebenfalls herzkrank ist, groß ist. Wir EMAH haben einen anderen Blick auf die Welt, und die Menschen um uns herum zwangsläufig auch. Wir rechnen, falls überhaupt, in anderen Dimensionen, in kleineren. Und dieses Leid tragen wir nicht allein. Unsere Familien tragen es mit, ob sie wollen oder nicht.

Mein Bruder ist durch die halbe Republik gefahren, um mich im Krankenhaus abzuholen, und nun fährt er noch einmal vierhundert Kilometer, um mich in ein anderes Krankenhaus zu bringen. Doch über meine Krankheit sprechen wir nicht.

In der Charité lande ich wieder in der Kinderkardiologie, dort, wo sie mir im Behandlungszimmer die Kardioversion verpasst haben. Nach den Erfahrungen der letzten Tage freue ich mich fast, dort zu sein. Schwester Ingrid und ihre Berliner Schnodderschnauze kenne ich schon. Sie stellt mich auf die Waage und reißt gleich mal ein paar Witze über mein Gewicht, ich werde immer dicker. Auf dem Aufnahmebogen trägt sie dann großzügig zwei Kilo weniger ein, wegen der Klamotten. Ja, denke ich, ich bin zu Hause. Wie schön.

Sie hängen mich gleich wieder an einen Heparin-Apparat und geben mir ein Bett in einem Zimmer, in dem ein winziger Säugling liegt, die Mutter auf einem Feldbett daneben. Die Frau ist entsetzt und würde mich am liebsten rausschmeißen. Ich sage ihr, dass ich nichts lieber tun würde, als nach Hause zu gehen, aber dass ich auch eine Patientin bin.

»Sie sehen aber nicht krank aus.«

»Ja«, sage ich, »das ist manchmal ein Problem.«

Ich verstehe nicht, wie alt der Kleine neben mir ist. Er wurde zu früh geboren, deshalb berechnet man sein Alter auf eine komplizierte Art. Er ist wunderhübsch und furchtbar krank. Die Mutter hat ihn noch nie auf dem Arm gehabt, dazu habe er zu wenig Körperspannung, erklärt sie mir. Ich sehe diesen winzig kleinen Menschen und kann kaum hingucken vor Mitleid. Sein Leben besteht nur aus Leiden. Er weiß nicht einmal, wie es ist, von der Mama im Arm gehalten zu werden. Er ist so tapfer. Er kämpft mit aller Kraft, die sein kleiner Körper und sein krankes Herz aufbringen können.

Tief in meinem Inneren fühle ich eine Erinnerung. Es sind keine Bilder, keine Gedanken. Es ist ein Gefühl. Auch ich habe einst so gekämpft. Meine Eltern berichten noch heute voller Stolz, wie tapfer ich immer war. Wie erstaunt die Ärzte waren, was ich alles aushielt. Wie ich stets brav den Arm hinhielt, wenn sie mit der Spritze kamen. Und dabei nicht weinte.

Ich glaube nicht, dass es mein Ich war, das so tapfer sein wollte. Ich habe die Wünsche meiner Eltern erfüllt. Ich habe ihre unendliche Verzweiflung gespürt und alles getan, um diese Verzweiflung kleiner zu machen.

Als einer der Kinderärzte am nächsten Morgen nach dem Kleinen sieht, ist sofort klar, dass etwas nicht stimmt. Ich ziehe mir eine lange Strickjacke über den Schlafanzug und gehe hinaus auf den Flur. Der Arzt ruft weitere Ärzte. Ich kann nicht so lange stehen, und so setze ich mich wieder einmal ins Spielzimmer, hinter die Scheibe zum Flur. Wenig später kommen Menschen angerannt, es ist das Notfallteam, auf dem Rücken tragen sie rote Plastikkoffer. Sie bleiben lange im Zimmer des Kleinen, dann rollen sie ihn heraus. Eine Traube von Ärzten und Schwestern um das kleine Bett. Sie bringen ihn auf die Intensivstation. Im Zimmer sitzt die Mutter und weint hysterisch, eine Schwester spricht beruhigend auf sie ein. Der Vater des Kleinen kommt, das Gesicht starr.

Ich bleibe noch eine ganze Woche auf der Station, den Kleinen oder seine Eltern habe ich nie mehr gesehen.

Ich musste in die Charité kommen, um zu begreifen, was für ein riesiges Glück ich in meinem bisherigen Leben gehabt habe.

Sie verlegen mich in ein anderes Zimmer. Meine neue Bettnachbarin ist genauso alt wie ich. Sie wurde mit nur einer Herzkammer geboren. Früher starben fast alle Kinder, die mit einer solchen Fehlbildung des Herzens zur Welt kamen. Sie war eine der Ersten, die man erfolgreich operierte. Sie überlebte. Und weil sie eine der Ersten war, gibt es auch in ihrem Fall keine Prognose, wie und wie lange sie leben wird.

An den Folgen der Operation trägt sie schwer. Heute, Jahrzehnte später, hat man die Operationstechniken verändert und verfeinert. Doch sie gehört zu jenen, die davon nicht mehr profitieren.

Sie hat schwere Herzrhythmusstörungen, und ihr Herz schlägt viel zu langsam. Wir sind beide an Monitore angeschlossen, die unsere Herzen überwachen, und weil unsere Herzen beide permanent völlig chaotisch schlagen, schlagen die Monitore an einem Stück Alarm und piepen wie verrückt. Sie ist schon seit ein paar Tagen im Krankenhaus und hat sich mittlerweile daran gewöhnt, ich bald auch.

Nachts stopfe ich mir Ohropax in die Ohren und setze eine Schlafbrille auf, denn die Monitore leuchten. Ich bin so erschöpft, dass ich stets sofort einschlafe und erst wieder aufwache, wenn der Arzt der Morgenvisite schon vor meinem Bett steht.

Ich fühle mich so schwach wie noch nie in meinem Leben, für meine Bettnachbarin ist das schon immer Alltag. Auf Schulausflüge durfte sie nur mit, wenn auch ihre Mutter mitkam – damit sie sie trug, wenn sie nicht mehr konnte. Sie machte zwei Ausbildungen und musste beide abbrechen. Sie ist vierzig und schon seit vielen Jahren Rentnerin. Nun denken die Ärzte über eine weitere Operation nach, die ihr neue Kraft schenken könnte. Meine Bettnachbarin versetzt das in blanke Angst. Sie weint viel. Sie hat lange gebraucht, um durchzusetzen, dass sie eine Rente bekommt. Eine Rente wegen Erwerbsminderung wird jedoch zunächst immer nur für drei Jahre gewährt. Nun fürchtet sie, dass man ihr das Geld wieder streicht, zumindest teilweise. Dass ein Gutachter zu dem Schluss kommen könnte, sie könne doch noch einige Stunden am Tag arbeiten.

Ihre Mutter hat, als ihre Tochter todkrank geboren wurde, ihren Job gekündigt und sich fortan ausschließlich um sie gekümmert. Auch jetzt sitzt sie jeden Tag an ihrem Bett. Die beiden sind absolute Top-Expertinnen, was Behandlungsmöglichkeiten und die Wahl der Ärzte angeht. Ich versuche, so viele Informationen wie möglich zu bekommen, doch ich erhalte immer nur kurze, halbe Sätze. Natürlich finde ich trotzdem heraus, wer der 1-a-Arzt ist, der sie betreut. Mein sommersprossiger Kardiologe hat ja offensichtlich was falsch gemacht, sonst wäre ich nicht hier.

Als ich Wochen später den 1-a-Arzt meiner Bettnachbarin ans Telefon kriege, sagt er, er könne mich nicht behandeln. Die Krankenkassen erlaubten ihm als Kinderkardiologen nur ganz wenige erwachsene Patienten, und da beschränke er sich auf jene, die viel kränker seien als ich. Auf Patienten wie meine Bettnachbarin. Wenn er mich behandeln würde, müsste er meine Bettnachbarin woanders hinschicken.

Kein Wunder, dass sie den Namen vor mir geheim hält. Sie kann es sich nicht leisten, diesen Arzt zu verlieren.

Es gibt in ganz Deutschland nur circa 250 Ärzte, die eine Zusatzqualifikation haben für die Behandlung von Erwachsenen mit angeborenen Herzfehlern. Dass es diese Zertifizierung überhaupt gibt, ist bereits eine große Errungenschaft. Doch das bedeutet nicht, dass uns Erwachsenen mit angeborenen Herzfehlern bei den EMAH-zertifizierten Ärzten auch geholfen wird.

Die allermeisten EMAH-Ärzte sind Kinderärzte. Als Kinderärzte haben sie keinen gesetzlichen Anspruch darauf, vergütet zu werden, wenn sie erwachsene Patienten behandeln. Das muss jeweils auf Landesebene einzeln mit den Krankenkassen ausgehandelt werden. Manche EMAH-Ärzte behandeln deswegen keine Erwachsenen mit angeborenen Herzfehlern, obwohl sie die Qualifikation haben. Die Abrechnung raubt ihnen zu viel Zeit und Mühe.

Andere EMAH-Ärzte haben zwar formal die Qualifikation und die Möglichkeit, mit den Krankenkassen abzurechnen, doch tatsächlich sehen sie in ihrem Alltag nur so wenige Erwachsene mit angeborenen Herzfehlern, dass sie trotzdem im Einzelfall überfordert sein können. Die allermeisten Menschen mit Herz-Kreislauf-Problemen haben erworbene Herzkrankheiten. Obwohl wir EMAH immer mehr werden, sind wir – noch – eine vergleichsweise kleine Patientengruppe. Kaum ein Arzt kann da so etwas wie Routine entwickeln.

Meine Bettnachbarin in der Charité ist die erste Erwachsene mit angeborenem Herzfehler, die ich kennenlerne. Was ich fürchte – den Schlaganfall –, hat sie schon hinter sich. Was mich seit Wochen in Angst und Schrecken versetzt – das Gepolter in meinem Herzen –, ist ihr bestens vertraut. Sie kennt es, aus den Aufzügen rausgeschmissen zu werden, weil sie nicht krank aussieht. Oder im Bus ausgeschimpft zu werden, weil sie auf dem Behindertenplatz sitzt. Sie wäre gerne um die Welt gereist, doch ihre Krankheit zwingt ihr ein Leben zu Hause auf. Sie ist verheiratet und putzt und kocht, dazwischen ruht sie sich immer wieder aus. Sie ist es gewohnt, alle möglichen Vorabendserien zu schauen, die schauen wir jetzt gemeinsam.

Uns trennt nicht viel und doch alles. Mit meinem vergleichsweise harmlosen Herzfehler habe ich vierzig Jahre lang ein völlig normales Leben geführt. Ich war immer schlecht in Sport, aber ich habe nichts ausgelassen. Von klein auf aufmüpfig, bin ich schon zu Hause ausgezogen, als ich noch zur Schule ging. Ich habe ein total freies Leben geführt, gefeiert, studiert, eine tolle Karriere gemacht. Alles immer volle Pulle. Jetzt jammere ich über meine Krankheit, meine Schwäche. Sie hingegen hat ihr ganzes Leben hindurch fast nichts anderes gekannt.

Als eine Gruppe von Medizinstudentinnen vorbeikommt und sie fragt, was sie sich wünscht für ihr Leben, antwortet sie, das hätte man sie vor zehn Jahren fragen sollen. Jetzt habe sie keine Wünsche mehr.

Die Forschung entdeckt uns EMAH gerade erst. In Berlin führt man ein bundesweites Register, geleitet wird es von der Ärztin Dr. Ulrike Bauer. Immer schon hat sie sich für angeborene Herzfehler interessiert, schon als junge Medizinstudentin, das war noch in der DDR. »Wir wussten überhaupt nicht«, sagt sie, »was aus den Patienten wurde, die man als Kind operiert hatte.« 1997 begann sie am Deutschen Herzzentrum Berlin, ein Register für Kinder und Erwachsene mit angeborenen Herzfehlern aufzubauen. Seit dem Jahr 2003 ist aus dem Projekt ein eingetragener Verein geworden.

Mittlerweile haben sich 46 000 Menschen im Herzregister registrieren lassen. Die Bandbreite der angeborenen Herzfehler ist riesig. Die meisten, die im Register gemeldet sind, haben schwere Herzfehler.

»Einige«, sagt Frau Dr. Bauer, »wollen sich auch nicht registrieren lassen.«

Um zu sagen, welche Überlebenschancen Menschen mit angeborenen Herzfehlern haben, muss man berücksichtigen, wann sie mit welchen Methoden operiert wurden. Diese Methoden werden jedoch ständig verändert und verbessert. Mittlerweile gibt es fünf- und sechsjährige Kinder, die mit völlig neuartigen Operationsmethoden operiert wurden – unmöglich zu sagen, wie es ihnen auf Dauer gehen wird. Gleichzeitig gibt es heute Vierzigjährige, die als Kind operiert wurden und denen es nun extrem schlechtgeht.

»Wir können lediglich immer wieder Patientengruppen bilden, die einen identischen Ansatz der Operation hatten«, erklärt Dr. Bauer, »und das dann immer weiter verfolgen und möglichst schnell zurückmelden, was uns auffällt.« Es sei unheimlich schwierig zu sagen, wie alt jemand werden könne. Sie sage den Patienten immer: »Was nützt Ihnen die Statistik, wenn niemand weiß, ob Sie zu den 99 Prozent gehören, die leben, oder zu dem einen Prozent, das stirbt?«

Mein Herzfehler, der Vorhof-Septum-Defekt, da sind die Fachleute sich einig, ist ein einfacher Herzfehler.

»Wir wissen aber«, erläutert Ulrike Bauer, »dass Patienten, die erfolgreich operiert wurden, nach vielen, vielen Jahren plötzlich Rhythmusprobleme bekommen. Und wir wissen nicht, warum.« Der Mensch, fügt sie augenzwinkernd hinzu, sei nun einmal kein solider Versuchsaufbau.

Das Herzregister ist ein ambitioniertes Projekt, das die Ärzte, die EMAH betreuen, mit Nachdruck vorantreiben. Jedes Mal, wenn ich in Zukunft einen der Spitzendocs in einem der hochspezialisierten Zentren konsultieren werde, werde ich wieder einen Fragebogen des Herzregisters in die Hand gedrückt bekommen. Gleichzeitig habe ich noch nie einen niedergelassenen Kardiologen getroffen, der von diesem Register gewusst hätte.

Auf der Webseite des Herzregisters erzählen junge und alte Menschen mit angeborenen Herzfehlern ihre Lebensgeschichten. Es sind anrührende Geschichten über Kinder, die alle Tapferkeitsrekorde brechen, und über Eltern, die durchstehen, was eigentlich nicht durchzustehen ist. Es sind Geschichten über zum Teil spektakulär gelungene Operationen, aber auch Geschichten über drastisches ärztliches Versagen.

Vor allem viele ältere EMAH haben erlebt, dass man schlicht nicht merkte, was mit ihnen los war. Kinder, die zu schwach waren, um zu gehen, wurden als verhaltensauffällig eingestuft und bekamen Psychopharmaka. Andere wurden mit ihren Herzfehlern erwachsen, obwohl sie im Schulsport umkippten und blaue Lippen hatten. Manche kamen erst ins Krankenhaus, als es schon fast zu spät war.

Auch in meinem Fall ist in diesem Sommer irgendetwas schiefgelaufen, sonst hätte ich jetzt keinen Thrombus. Wäre dieser blöde Knubbel in meinem Herzen nicht, sie hätten mich operiert, ich wäre längst zu Hause und würde schon bald wieder arbeiten gehen. So aber ist alles komplett ungewiss. Ich weiß nicht einmal, ob ich es bis zur nächsten OP schaffe. Ob der Knubbel sich auflöst und verschwindet oder ob er losschießt und maximalen Schaden anrichtet.

Die Ärzte in der Charité halten es nicht für ganz ausgeschlossen, dass zumindest kleine Stücke vom Knubbel schon in meinem Gehirn sind. Ich rede nämlich völlig durcheinander. Eine attraktive junge Ärztin, die natürlich ganz anders heißt, nenne ich immer »Dr. Schön«. Ich weiß nicht, ob ich etwas schon gesagt habe oder nicht. Und das war schon zu Hause so. Ich habe Essig statt Öl in die heiße Pfanne gekippt. Ich habe die Tasse an den Haken für das

Küchentuch gehängt und das Küchentuch neben die anderen Tassen in den Schrank gelegt. Mein sommersprossiger Kardiologe meinte, das läge daran, dass ich mich immer so viel mit meiner Krankheit beschäftigte. Ich solle mich mal ablenken.

Die Ärzte in der Charité schicken mich lieber in die Röhre. Zum Glück ist mein Gehirn völlig o. k.. Entlassen werde ich trotzdem nicht. Mein Blut ist nämlich immer noch nicht verdünnt, trotz der Elefantendosis Marcumar, die sie täglich in mich reinkippen.

Jeden Morgen sammelt sich die Visite um mich und guckt ungläubig auf mein Blutbild: Mein Blut bleibt dick, egal, wie viel Marcumar sie mir geben. Es gibt drei Gruppen von Patienten. Die einen brauchen eine bis vier Tabletten Marcumar in der Woche. Die zweite Gruppe braucht vier bis acht. Und die dritte Gruppe, die Spitzengruppe, braucht jede Woche acht bis zwölf Tabletten, damit ihr Blut nicht mehr gerinnt. Ich brauche jede Woche zwischen 13 und 15 Tabletten.

»Kann sein, dass Ihnen davon die Haare ausfallen«, sagt einer der jungen Ärzte zu mir. Ich nehme das zur Kenntnis, doch ich halte es für totalen Humbug. Seit eh und je bin ich mit wilden Locken gesegnet. Dass sie mir ausfallen – undenkbar. Ich will nur, dass das Marcumar endlich wirkt und ich nach Hause kann.

Es ist heiß geworden in Berlin. Wir schwitzen in unseren Betten. Einmal versuche ich, mein Bett zu verstellen, daraufhin sackt es unter mir zusammen. Auf der einen Seite ist es nun ein ganzes Stück höher als auf der anderen. Eine Schwester nach der anderen bemüht sich, doch das Bett bleibt, wie es ist. Jetzt rolle ich immer rechts runter. Am gleichen Abend macht meine Handvene mal wieder dicht. Damit das Heparin weiter fließen kann, müssen sie eine andere Vene finden. Eine erschöpfte Ärztin legt mir eine neue Kanüle in die Armbeuge, während ich schief im kaputten Bett liege.

»Die ganze Charité«, sagt die müde Ärztin, »ist ein Museum.«

Am Ende besorgen sie mir ein neues Bett.

Tag und Nacht hören wir die Kinder in den Nebenzimmern weinen. Eines Abends bringt ein Vater seinen Sohn. Alle Zimmer sind belegt, und so schieben sie das Gitterbett mit dem Kleinen in das Behandlungszimmer, in genau jenes Behandlungszimmer, in dem sie mir vor kurzem die Kardioversion verpasst haben. Der Kleine, verrät uns eine Schwester, hat ein transplantiertes Herz. Ich sehe ihn durch die offene Tür, als ich mir im Flur einen Tee hole. Er ist vielleicht vier oder fünf, er tobt durch das Gitterbett, rüttelt an den Stäben und schreit und schreit.

Später, wenn ich wieder zu Hause sein werde, werde ich jede Nacht entsetzliche Alpträume haben. Ich werde träumen, man habe mich im Krankenhaus vergessen, und niemand käme nach mir gucken. Erst viel später werde ich begreifen, dass es meine eigenen Erfahrungen als Kleinkind sind, die mich Nacht für Nacht in Angst und Schrecken versetzen. Auch ich war einst ein Kind im Krankenhaus. Ich war ein zweieinhalbjähriges Mädchen, das nach einer großen, lebensgefährlichen Operation am offenen Herzen zehn Tage allein war, weil die Eltern nicht zu ihm durften.

Diese Erinnerungen waren tief in meiner Seele vergraben. Nun sind sie wieder da. Ich bin retraumatisiert.

Die Charité im Wedding ähnelt innen einer verranzten WG. Es herrscht ein hektisches Kommen und Gehen, und es müsste dringend mal renoviert werden. Ein großer Teil der Gebäude, darunter die Notaufnahme und die kardiologische Ambulanz für Kinder, befinden sich im Keller. Tageslicht gibt es dort nur durch Schächte. Von außen jedoch hat das Klinikum etwas von einer Kuranstalt. Die Gebäude stehen links und rechts der sogenannten Mittelallee, und die Allee ist tatsächlich eine, mit Bäumen an den Seiten und Rasen in der Mitte. Mein Herz flattert wie eh und je, das nimmt mir wie eh und je alle Kraft, doch ich kann ein bisschen langsam umhergehen. Wenn es nicht mehr ganz so heiß ist, schleiche ich spätnachmittags die Allee entlang.

In der Mitte auf den Rasenflächen picknicken Großfamilien, zwischen ihnen in Krankenhauskleidung Teenager-Mädchen mit Säuglingen. Wieder so eine Parallelwelt.

Eines Nachmittags gehe ich ein Stückchen weiter und stehe plötzlich draußen vor dem Tor, das das Klinikum vom Wedding abgrenzt. Vor dem Tor wartet eine ganze Reihe von Taxis. Ich habe meine Umhängetasche um, da ist Geld drin und mein Wohnungsschlüssel. Es ist kein geplanter Fluchtversuch, es ist eine Versuchung. Sie dauert nur einen Augenblick, dann habe ich ihr schon nachgegeben und sitze im Taxi. Ich will nach Hause. Zur Not auch nur für kurz.

Der Taxifahrer lacht sich schlapp.

»Mein Opa«, sagt er, »ist auch immer aus dem Krankenhaus abgehauen.«

Ich schaue an mir herunter, doch es ist nicht die Jogginghose, die mich verraten hat. Es ist der schuhkartongroße Heparin-Apparat, den ich nach wie vor mit mir schleppe und aus dem eine Kanüle direkt in meinen Arm führt. Der Heparin-Apparat hat einen Akku. Man kann eine Weile damit herumlaufen, dann piept es, und dann muss man wieder an eine Steckdose. Das hatte ich nicht bedacht in der Sekunde, in der ich mich zur Flucht entschloss. Es fällt mir jetzt wieder ein, während das Taxi im Feierabendstau steht.

Es ist mir egal. Ich will nach Hause, Lilly und Simba sehen.

Die Stargarder Straße wird wieder einmal aufgerissen und ist deswegen teilweise gesperrt. Der Taxifahrer setzt mich ein paar hundert Meter vor meiner Haustür ab. Es ist ein heißer Frühsommertag, die Cafés und Bürgersteige sind voll mit Menschen. Ich laufe mitten hindurch mit meinem Heparin-Apparat und meiner Kanüle in der Armbeuge, und niemand nimmt mich wahr. Auch das ist Berlin, wie ich es liebe. Man kann tun und lassen, was man will. Allen anderen ist es egal.

Lilly und Simba liegen gemeinsam im Körbchen, die Beine umeinandergewickelt. Ich wollte für wenige Tage weg, mich operieren lassen, gesund zurückkommen. Jetzt sind es schon fast zwei Wochen. Meine Freunde und Nachbarn haben nach meinen Katzen geguckt. So viele hatten einen Schlüssel, dass sie sich manchmal zufällig bei mir getroffen haben. Lilly und Simba hatten Luxus-Catsitting. Und doch. »Sie wirken verloren«, sagt meine Freundin Katja aus dem Vorderhaus. Und Simba, mein schöner, kluger, sensibler roter Kater, hat sich von niemandem anfassen lassen.

Ich merke es, als wir alle drei im Garten im Gras liegen. Lilly kugelt sich vor Freude, und ich stecke meine Nase tief in ihr sommerduftiges schwarzes Fell. Simba hingegen duftet nicht, er riecht wie ein Straßenkater. Wie ein Straßenkater, den lange niemand gestreichelt hat.

Ich will bleiben, mit meinen Süßen spielen, Simba streicheln, bis sein Fell wieder glänzt und duftet. Ich will zurück in mein Leben.

Doch ich habe nicht einmal das Ladekabel für den Heparin-Apparat dabei. Eine Viertelstunde später sitze ich wieder im Taxi. Nervös auf den Akku guckend und nun mit noch weherem Herzen.

Der Oma-Knopf

Am Ende komme ich nur aus dem Krankenhaus raus, weil ich meine Hausärztin anrufe und ihr das Versprechen abnehme, täglich meinen Marcumar-Wert zu kontrollieren. Früher nannte man das Quick, heute heißt es INR. Der normale INR-Wert, ohne Blutverdünnung mit Marcumar, liegt ungefähr bei eins. Liegt er bei zwei, dauert es zweimal so lange, bis das Blut gerinnt, bei drei dreimal so lange und so weiter. Mein INR-Wert muss in den nächsten drei Monaten ständig zwischen zwei und drei liegen, damit der Knubbel sich auflöst. Er darf aber auch nicht deutlich höher liegen, denn dann kann ich innerlich verbluten. Noch ist er weiterhin viel zu niedrig. Die Ärzte sind ein bisschen nervös, weil ich schon so viel Marcumar intus habe. Und es dauert immer einige Tage, bis es seine volle Wirkung entfaltet. Gut möglich also, dass ich bald über das Ziel hinausschieße.

Trotzdem darf ich nach Hause. Viel kränker und schwächer als zuvor. Die meiste Zeit liege ich im Bett. Nur morgens zwischen halb acht und acht schleiche ich zu meiner Hausärztin zur Blutabnahme. Es ist die Zeit, in der die Prenzlauer-Berg-Eltern ihre Kinder zur Schule bringen.

Ein ziemlich bekannter deutscher Schauspieler wohnt im Haus nebenan, im Film verkörpert er meist üble Bösewichte. Jetzt sehe ich ihn täglich seinem kleinen Sohn den Ranzen tragen.

Samstags und sonntags fahre ich mit der S-Bahn weiterhin in die Charité. Die Ärzte in der Kinderkardiologie arbeiten sich halb tot, aber sie nehmen sich die Zeit, mir Blut abzunehmen. Später am Tag, wenn das Labor fertig ist, rufe ich dort an, und sie sagen mir, wie viele Tabletten

Marcumar ich schlucken muss. Sie entschuldigen sich jedes Mal, wenn ich warten musste. Ich sehe sie dann vor mir, wie sie manchmal eine Stunde brauchen, um einem winzig kleinen Baby eine Kanüle zu legen, einem Baby mit ganz kleinen Venen, das sich wehrt und schreit. Ich sehe das trostlose Spielzimmer, die Eltern mit dem leeren Blick und dazwischen die Ärzte, immer rennend. Ich kann es nicht fassen, dass sie sich bei mir entschuldigen. Außerdem habe ich alle Zeit der Welt. Ich muss drei Monate hinter mich bringen, ohne einen schweren Schlaganfall zu erleiden. Und ich habe keine Kraft, mir auf irgendeine Art die Zeit zu vertreiben.

Vor allem aber habe ich Angst. Ich google von morgens bis abends, was ich habe und wer mir helfen könnte. Wenn ich nicht schlafe oder döse, sitze ich mit dem iPad auf den Knien im Bett. Doch das Wort »Schlaganfall« habe ich kein einziges Mal gegoogelt. Ich werde es auch nicht tun. Ich will es nicht wissen. Mir reicht mein Grauen.

Es ist nicht der Gedanke, tot zu sein, der mich erschreckt. Es ist der, ein sabberndes Etwas zu sein. Ich lebe allein. Bis man mich findet, können Stunden und Tage vergehen. Ich brauche ein Notrufsystem. So einen Knopf, wie ihn gebrechliche Omas um den Hals tragen, falls sie mal stürzen.

Bei meiner Krankenkasse ernte ich nur Kopfschütteln. Einen Oma-Knopf zahlt die Pflegeversicherung, wenn man ein Pflegefall ist. Nicht, wenn man so wie ich mit vierzig einen Knubbel im Herzen hat und droht, morgen oder übermorgen zum Pflegefall zu werden. Sie zahlen also, wenn es zu spät ist. Nicht vorher.

Ich will nicht, dass es bald zu spät ist. Und so rufe ich einen Hausruf-Notdienst nach dem anderen an. Die meisten verstehen überhaupt nicht, was ich will. Eine nicht alt klingende Frau, die einen Notrufknopf für sich selber will, die kein Fall für die Pflegeversicherung ist, die den Knopf selber bezahlen will – so etwas haben sie noch nie erlebt. Und niemand macht Anstalten, mir zu helfen.

Allein die Frau bei den Johannitern versteht mich sofort. »Natürlich«, sagt sie, »ich schicke Ihnen gleich morgen jemanden vorbei.«

Am darauffolgenden Nachmittag steht ein sehr freundlicher älterer Herr mit einem Stapel Papier vor meiner Tür. Allein der Vertrag über den Hausnotruf umfasst elf Seiten. Der freundliche ältere Herr liest sie mir alle vor, ganz langsam und mit vielen Pausen. Nach jedem Absatz fragt er mich, ob ich alles verstanden habe. Ganz so, als sei ich eine alte Dame, die schon etwas durcheinander ist.

Der alte Herr ist langsam und umständlich, aber er ist auch sehr genau. Akribisch trägt er in einen Bogen ein, unter welchen Krankheiten und Allergien ich leide. Welche Medikamente ich nehme. Und wer alles einen Wohnungsschlüssel hat. Denn wenn ich den Knopf drücke, ist es nicht so, dass sofort die Feuerwehr oder zumindest ein Johanniter ausrückt. Nein, sie verständigen jemanden in meiner Nähe. Der freundliche ältere Herr trägt Nicole vorne im Café als zu erreichende Bezugsperson ein, meine Freundin Katja aus dem Vorderhaus, Meike und Tom in der Wohnung über mir.

Ich spanne mir ein Netz. Ein Sicherheitsnetz mit den Menschen um mich herum, die sowieso schon die ganze Zeit nach mir gucken. Der Oma-Knopf kostet läppische 18,36 Euro im Monat. Ich habe keine Ahnung, ob ich noch in der Lage sein werde, ihn zu drücken, wenn mich der Schlag trifft. Falls ja, habe ich vielleicht eine Chance. Ich verabschiede den freundlichen Herrn von den Johannitern und hänge mir den Knopf mit einer Schnur um den Hals. Und ich lege ihn nicht mehr ab.

Der nächste Gang zu meinem sommersprossigen Kardiologen ist ein schwerer. Denn es ist nicht so, dass der Knubbel aus dem Nichts gekommen ist. Ganz im Gegenteil.

In Nicoles Café habe ich vor Wochen gleich zu Beginn der Flatterei eine angehende Ärztin kennengelernt. »Lioba«, hat sie erklärt, »du brauchst Marcumar. Sonst kriegst du einen Schlaganfall.«

»So ein Quatsch«, hat mein sommersprossiger Kardiologe dazu gesagt, »Sie gehören nicht zur Risikogruppe. Sie sind zu jung und zu gesund. Sie kriegen keinen Schlaganfall.«

Erst viel später werde ich die Zusammenhänge begreifen. Menschen, die unter schweren Herzrhythmusstörungen leiden, laufen oft Gefahr, ein Blutgerinnsel zu bilden und dadurch einen Schlaganfall zu erleiden. Wie hoch die Gefahr ist, versucht man mit Hilfe eines Punktesystems zu errechnen. Dieses Punktesystem nennt sich CHADS2-Score. Besonders gefährdet sind Menschen, deren Herz schon nicht mehr die volle Leistung erbringt, die Bluthochdruck haben oder Diabetes. Oder auch Menschen, die schon jenseits der 75 sind und bereits einen Schlaganfall hatten. Je mehr dieser Punkte zusammenkommen, desto größer ist die Gefahr eines Schlaganfalls. Ich habe meinen sommersprossigen Kardiologen zigmal gefragt, ob ich gefährdet bin, und er hat zigmal genervt und immer genervter auf den CHADS2-Score verwiesen. Demnach bin ich kein bisschen gefährdet.

Wenig später würde man den CHADS2-Score ergänzen durch den sogenannten CHA2DS2-VASc-Score. Es würde sich nämlich herausstellen, dass ein Drittel der Patienten, die nach dem alten Punktesystem allenfalls ein ganz kleines Schlaganfallrisiko hatten und die deswegen kein Marcumar erhielten, innerhalb der folgenden fünf Jahre dennoch einen Schlaganfall erleiden würden. Der neue CHA2DS2-VASc-Score würde strenger sein und mehr Kriterien miteinbeziehen. Demnach sind Frauen besonders gefährdet. Und das Risiko wächst nicht erst mit 75, sondern auch schon mit 65 Jahren. Folglich würde der CHA2DS2-VASc-Score schon viel früher empfehlen, Menschen vorsorglich mit Marcumar zu behandeln. Doch auch nach dem neuen System wäre ich keine Patientin gewesen, der man Marcumar verordnet hätte.

Wie so vieles in der Kardiologie haben beide Punktesysteme einen entscheidenden Fehler: Sie haben nur Menschen mit erworbenen Herzkrankheiten im Blick. Wir Erwachsenen mit angeborenen Herzfehlern fallen mal wieder durch alle Raster. Man hat schlicht nicht an uns gedacht, als man die Empfehlungen zur Schlaganfall-Vorsorge erstellte.

Vielleicht habe ich den Knubbel bekommen, weil die Empfehlungen schlecht waren. Vielleicht habe ich den Knubbel bekommen, weil die Ausbildung von Kardiologen schlecht ist – über uns EMAH lernen sie in ihrem Studium nichts. Vielleicht habe ich den Knubbel bekommen, weil jemand schlecht gearbeitet hat. Denn es gibt noch einen weiteren möglichen Grund, weshalb sich der Knubbel gebildet haben könnte.

Wenn Menschen kardiovertiert werden wie ich vor kurzem im Behandlungsraum der Charité, dann steht das Herz durch den Stromstoß einen Moment still und beginnt danach wieder zu schlagen. Es ist aber nicht sofort wieder völlig o. k., es ist noch einige Tage lang wie versteift. Deshalb gibt es die grundsätzliche Regel, Menschen, die kardiovertiert wurden, im Anschluss vier Wochen lang Marcumar zu geben. Damit sich im versteiften Herz kein Knubbel bildet.

Mir hat niemand Marcumar gegeben. Mein sommersprossiger Kardiologe nicht und die Ärzte in der Charité, die mir den Strom durchs Herz gejagt haben, auch nicht.

Ich werde nie erfahren, weshalb sich der Knubbel gebildet hat. Jetzt aber habe ich einen.

»So ein Quatsch«, sagt mein sommersprossiger Kardiologe, als ich endlich aus dem Krankenhaus raus bin und bei ihm sitze, »Sie haben keinen Thrombus. Dazu sind Sie zu jung und zu gesund.«

Er verlangt von mir, dass ich in der Spezialpraxis für Katheterablationen anrufe und mir die Bilder vom Thrombus schicken lasse. Damit er sie begutachten kann.

Ich bin fassungslos. Die Ärzte, die den Thrombus entdeckt haben, zählen zu den besten Deutschlands. Für meinen Fall sind sie sehr wahrscheinlich die allerbesten. Wenn alles gutgeht, werden sie, sobald der Knubbel weg ist, die Ablation durchführen. Sie werden mich gesund machen, mein Leben retten. Ich bin auf sie angewiesen, wie ich nie zuvor in meinem Leben auf jemanden angewiesen war. Und diesen Ärzten, diesen allerbesten Spezialisten, soll ich mit Misstrauen begegnen, indem ich verlange, das Foto zu sehen? Ich vertraue ihnen voll und ganz. Und ich will ihnen weiterhin vertrauen. Ich will nicht das Sprachrohr meines sommersprossigen Kardiologen sein.

»Rufen Sie doch selber dort an«, sage ich.

Aber das tut er nicht. Und jedes Mal, wenn ich ihn fortan spreche, wird er von mir verlangen, das Bild zu besorgen.

Die Sprechstundenhilfe meiner Hausärztin ist jeden Tag genervter. »So was machen wir nie«, schimpft sie vor sich hin, »normalerweise kommen Marcumar-Patienten alle zwei Wochen.«

Ja, genau, normalerweise. Die haben aber keinen festgestellten Thrombus. Und ob eine Kontrolle alle zwei oder gar alle vier Wochen wirklich reicht? Dem Bundesinstitut für Arzneimittel und Medizinprodukte werden immer wieder Verdachtsfälle gemeldet, wonach jemand aufgrund von inneren Blutungen durch Marcumar gestorben sein könnte. In einer Pressemitteilung des Instituts vom November 2011 ist von 73 Fällen die Rede in den Jahren 2000 bis 2010. Pro Jahr waren es zwischen vier und sechzehn. Wenn man bedenkt, dass über eine Million Menschen in Deutschland täglich Marcumar schluckt, ist das eine sehr kleine Zahl – aber es sind ja auch nur die Fälle, die gemeldet werden. Nach Angaben der Deutschen Schlaganfall-Gesellschaft erreicht nur gut die Hälfte der Patienten mit Vorhofflimmern mit Hilfe des Marcumars den Blutgerinnungswert, den ihre Ärzte für angemessen halten, damit sie keinen Schlaganfall bekommen. Zwanzig bis vierzig Prozent sind unterdosiert. Das bedeutet, ihr Blut ist nicht ausreichend verdünnt, sie schlucken also Marcumar und laufen trotzdem Gefahr, einen Schlaganfall zu erleiden. Fünf Prozent wiederum sind überdosiert. Ihr Blut ist also zu sehr verdünnt, womit sich das Risiko innerer Blutungen erhöht.

Die meisten Ärzte wiederum haben überhaupt kein Interesse daran, Gerinnungskontrollen öfter durchzuführen. Nirgendwo ist das besser erklärt als in einer Werbebroschüre für ein Gerät, mit dem Patienten ihren INR-Wert selbst kontrollieren können. »INR-Bestimmung in Ihrer Praxis – ein Verlustgeschäft«, heißt es dort an die Ärzte gewandt. Und weiter: »Die Vergütung ist mit 0,60 Euro (!) pro Bestimmung (…) so knapp bemessen, dass häufigere (z.B. 14-tägige) INR-Bestimmungen durch Ihre Praxis unwirtschaftlich werden – zumeist übersteigen die Arbeitskosten einer Arzthelferin zur Abwicklung einer INR-Messung die Vergütung um ein Vielfaches.« Das ist die brutale Welt des Kostendrückens, in der Menschen wie ich überleben müssen.

Kranke Menschen, die Gefahr laufen, einen Schlaganfall zu erleiden, engmaschig zu kontrollieren ist unwirtschaftlich. Und so drückt man Patienten wie meinem 73-jährigen Vater, der noch nie in seinem Leben etwas mit Computern zu tun hatte, einen Mini-Computer in die Hand, mit dem er seinen Marcumar-Wert selbst bestimmen soll. Seither piekst er sich alle paar Tage in den Finger, tröpfelt Blut auf einen winzigen Teststreifen, schiebt diesen Teststreifen innerhalb einer vorgegebenen Zeitspanne in den Mini-Computer, drückt verschiedene Knöpfe und wartet, ob der Computer den aktuellen Marcumar-Wert anzeigt. Oft macht der Computer das nicht, weil zu wenig Blut auf dem Teststreifen ist oder weil eine Taste falsch, zu lange oder zu kurz gedrückt wurde. Dann könnte man den ganzen Vorgang wiederholen, wofür man den nächsten Finger aufpieksen und den nächsten Teststreifen verbrauchen müsste. Oder man lässt es, denn Teststreifen sind teuer und werden von den Ärzten nur knapp verschrieben. Zweit- und Drittversuche sind da nicht drin.

Im Klartext bedeutet das: Über eine Million Menschen in Deutschland, meist Ältere und chronisch Kranke, schluckt täglich ein Medikament, das schwer zu dosieren ist und bedeutsame Nebenwirkungen hat, ohne dass dies in jedem Fall ausreichend kontrolliert würde. Marcumar ist aber eben keine Arznei, von der man täglich eine Tablette schluckt und alles ist gut. Ganz im Gegenteil: Alles erdenklich Mögliche hat Einfluss darauf, wie stark die Wirkung des Marcumar ist: Ob man aufgeregt ist oder wenig schläft, ob man viel Gemüse isst oder Alkohol trinkt. Hinzu kommen Wechselwirkungen mit anderen Arzneimitteln. Viele Schmerzmittel wirken ebenfalls gerinnungshemmend. Nimmt man sie gleichzeitig mit Marcumar, steigt die Gefahr einer gefährlichen Blutung.

Trotz all dieser Risikofaktoren sprechen Ärzte gerne von Marcumar als einem bewährten Medikament – tatsächlich ist es vor allem ein sehr billiges Medikament. Hundert Tabletten kosten gerade einmal gut zwanzig Euro, Nachahmerpräparate sind sogar noch ein bisschen billiger. Wenn ein Patient zum Beispiel jeden Tag anderthalb Tabletten braucht, was bereits eine hohe Dosis ist, kostet das Medikament in einem Jahr gerade einmal gut hundert Euro. Neue Medikamente, die auch die Blutgerinnung hemmen, aber nicht so engmaschig kontrolliert werden müssen, kosten mehr als zehnmal so viel.

Doch auch die neuen Medikamente bergen Gefahren. Wie bei vielen Medikamenten, die frisch auf den Markt kommen, wird man erst in einigen Jahren wissen, welche unerwünschten Nebenwirkungen sie in welchem Ausmaß haben – dann nämlich, wenn viele Patienten sie einnehmen und nicht nur eine Testgruppe. Hinzu kommt, dass diese neuen Gerinnungshemmer meist nur an Patienten getestet wurden, die erworbene Herzkrankheiten haben. Welche Wirkung sie auf Erwachsene mit angeborenen Herzfehlern haben, ob unsereins sie bedenkenlos nehmen kann oder nicht, ist oft nicht bekannt.

Es ist Hochsommer geworden, und wenn meine Freundinnen mich im T-Shirt sehen, fangen sie an zu kreischen. Von all den Blutentnahmen sehe ich aus wie ein Junkie mit riesigen blaugrünen Flecken in den Ellbogenbeugen. Ich bin froh, dass ich viel zu krank bin, um mit an den See zu fahren, denn im Bikini würden sie auch noch die handtellergroßen blauen Flecken an meinem Bauch und meinen Oberschenkeln sehen. Da das Marcumar auch nach Wochen immer noch nicht wirkt, ramme ich mir zusätzlich alle zwölf Stunden eine Spritze Heparin rein. Jeder, der schon einmal nach einer Operation länger liegen musste, kennt das – auch Heparin hemmt die Blutgerinnung und verringert so das Risiko von Thromben. In meinem Fall werden die Stellen für weitere Spritzen langsam knapp, weil alles schon komplett blau und hart ist. Und das, obwohl ich immer dicker werde.

Die Betablocker, die meinen wilden Herzschlag ein wenig dämpfen, senken nämlich auch meinen Grundumsatz. So wenig kann man gar nicht essen, dass man damit nicht dick wird. Außerdem liege ich die meiste Zeit im Bett. Und eines meiner letzten Vergnügen sind die Torten, die Nicole mir abends aus ihrem Café bringt.

Ich bin immer noch nicht in meinem Marcumar-Zielbereich, als die Sprechstundenhilfe mir erklärt, fortan würde ich nur noch einmal die Woche kontrolliert. Frau Doktor ist für mich nicht mehr zu sprechen. Es ist das erste Mal, dass ich einen Arzt verliere, weil meine Behandlung zu viel kostet. Es wird nicht das einzige Mal bleiben.

Ein smoothes Leben

Was«, hatte ich einen der Ärzte in der Charité gefragt, »kann ich tun, damit der Knubbel nicht losschießt?«

»Führen Sie ein smoothes Leben«, hatte er gesagt, »vermeiden Sie alles, was Sie anstrengt oder aufregt.«

Seit Wochen schon habe ich gezwungenermaßen alles vermieden, was mich anstrengen oder aufregen könnte. Nun, mit dem Wissen um den Knubbel in meinem Herz, der jederzeit losschießen kann, werde ich eine Meisterin des »smoothen« Lebens. So weit es in meiner Macht steht.

Der Typ, der nicht an meiner Seite ist, ruft ab und zu mal an. Ich weiß genau: Wenn ich mit ihm spreche, werde ich mich aufregen. Also gehe ich nicht ans Telefon. Ich lasse es klingeln, und ich reagiere auch nicht auf E-Mails und SMS. Ich stehe nicht mehr zur Verfügung.

Ich beschränke auch den Kontakt mit meiner Mutter aufs Mailen. Wir haben ein typisches Mutter-Tochter-Verhältnis, also ein hochexplosives. Jetzt aber darf ich nicht mehr an die Decke gehen. Für meine Mutter werden es schwere Wochen. Für mich auch. Aber von nun an bin ich streng mit mir und allen anderen.

Es gibt nur diesen einen Weg.

Wie verbringt man drei Monate, in denen man darauf wartet, ob der Tod zuschlägt oder nicht? Ob man klar im Kopf bleibt oder ein sabberndes Etwas wird. Ob man morgen noch gehen kann oder halb gelähmt im Rollstuhl hängt. Ich habe diese drei Monate zu Hause verbracht. Und in den Cafés um mich herum, mit meinen Freundinnen. Nicht die schlechteste Methode, den Tod hinzuhalten.

Ein wenig die Straße hinunter, direkt am Helmholtzplatz, ist das *Wohnzimmer.* Irgendwie gab es das *Wohnzimmer* schon immer. Drinnen gibt es Oma-Möbel, Kuchen aus der Tiefkühltruhe und einen riesigen Raucherbereich. Weshalb Prenzlauer-Berg-Eltern ihre Status-Kinder lieber woanders wüten lassen. Wenn ich früher coole Freunde in Berlin besuchte, hingen wir im *Wohnzimmer* ab. Jetzt verbringen Miranda und ich dort den Großteil dieses seltsamen Sommers.

Wir versinken drinnen in riesigen Ohrensesseln oder wir sitzen draußen im Schatten und trinken grünes Gift. Das ist eine Mischung, die zu großen Teilen aus grünem Tee, frischer Minze und Ginger-Ale besteht. Wir sitzen nur da, trinken und tun nichts. Und unterscheiden uns so kein bisschen von den anderen Prenzlauer-Berg-Bewohnern um uns herum. Mein Leben als Korrespondentin ist unendlich weit weg.

Die Lohnfortzahlung ist längst ausgelaufen, nun bekomme ich Krankengeld. Das sind ungefähr zwei Drittel des letzten Gehalts. Ich kann davon immer noch gut leben, aber was wäre, wenn ich Kinder hätte, ein Haus, ein teures Auto und laufende Kredite? Was macht ein alleinverdienender Familienvater, wenn er schwer krank wird und ein Drittel des Familieneinkommens wegbricht? Und was, wenn er nicht mehr auf die Beine kommt?

Denn wer etwa anderthalb Jahre lang Krankengeld bekommen hat und immer noch nicht gesund ist, der bekommt Arbeitslosengeld I. Noch ein Jahr später rutscht man dann in Hartz IV. Das sind die Folgen der Agenda 2010, als Rot-Grün unter Schröder Arbeitslosengeld und Sozialhilfe zusammenlegte. Jahrelang habe ich als Hauptstadtkorrespondentin darüber berichtet, wie der Konflikt um die Agenda 2010 die SPD zerrissen hat. Alles blanke Theorie. Nun schaue ich der Wirklichkeit ins Gesicht: Wenn es mir nicht gelingt, wieder gesund zu werden, werde ich zur Hartz-IV-Empfängerin. Krankheit macht arm.

Für Zigtausende, die sich gestern noch als Teil der Mittelschicht wähnten, ist das heute schon Realität.

Die Zeiten, in denen Miranda und ich im Wohnzimmer abhängen, sind die schönen Zeiten. Wir sagen dann nicht viel und lachen uns nur manchmal an. Ich bin so froh, dass es sie gibt.

Die schlechten Zeiten sind die, in denen ich im Bett liege und zu schwach bin, um aufzustehen. Je länger der Sommer dauert, desto länger dauern auch die schlechten Zeiten.

Ein Jahr lang hat die Nachbarwohnung leer gestanden. Sie liegt im Erdgeschoss, alle Fenster gehen nach Norden raus, auf den dunklen Hinterhof. Niemand möchte dort wohnen, nicht einmal in Prenzlauer Berg. Eines Tages ist sie doch vermietet. Die Nachbarwohnung wird zur Ferienwohnung.

Mit den Ferienwohnungen in Berlin ist das so eine Sache. So wie in den sechziger Jahren die Bauern in der Eifel Zimmer an naturhungrige Großstädter vermieteten, so verschachern geldhungrige Berliner heute Wohnraum an Touristen. Mitten in Wohngebieten halten Reisebusse und spucken Scharen von vergnügungssüchtigen Spaniern, Italienern und Briten aus. Die ziehen dann für ein paar Tage in scheinbar ganz normale Wohnungen ein und bescheren den Nachbarn nächtlichen Partylärm und Müllhaufen in den Fluren. Allein in der Wilhelmstraße in Berlin-Mitte soll es mehrere hundert Ferienwohnungen geben, in Prenzlauer Berg anderthalbtausend. So genau weiß das niemand, denn das Geschäft mit den Ferienwohnungen ist ein halbseidenes. Die Vermieter kassieren ein Vielfaches der ortsüblichen Miete und behalten es oft klammheimlich komplett für sich, versteuert werden solche Einnahmen selten.

Später, viel später, wird der Bezirk Pankow, zu dem Prenzlauer Berg gehört, gegen solche Ferienwohnungen vorgehen. Doch in jenem Sommer, in dem mein Herz mich beinahe im Stich lässt, mieten zwei Familien aus der Nachbarschaft die Wohnung neben meiner und richten sie für ihresgleichen ein: Sie schaffen eine Ferienwohnung für Familien mit Kleinkindern. Und weil sie auch anderen Jobs nachgehen – offenbar wenig ertragreichen Jobs, sonst müssten sie sich nicht aufs Hehlen von Wohnraum verlegen –, renovieren sie die Wohnung sonntags. Mit Kreissäge, kreischenden eigenen Kleinkindern und offener Wohnungstür. Seit die Wohnung fertig ist, schreien jede Woche andere Kinder hinter der Wand zu meinem Wohnzimmer. Manchmal schreien Kinder so erbärmlich, dass ich denke, man müsste einschreiten. Wäre es eine normale Wohnung mit Nachbarn, die man kennt, so wüsste ich, ob die kleine Marie mal wieder ihre fünf Minuten hat oder ob Papa ihr gerade etwas antut. Manchmal schreit ein Kind tagelang, und es ist keine Erwachsenenstimme zu hören. Meine Nachbarin Ute und ich stehen dann lauschend vor der Wohnungstür und fragen uns, ob das Kind ganz allein ist und ob wir die Polizei rufen müssen.

Ute wohnt schräg über mir. Einst war sie Gewandmeisterin am Theater. Heute hat sie multiple Sklerose, und ich muss zusehen, wie es ihr immer schlechter geht. Sie hat ständig Schmerzen. Sie muss so krasse Medikamente nehmen, dass sie oft wankt und kaum noch sprechen kann. Sie hat einen kleinen Hund, einen Dackel, der der unerzogenste Dackel der Welt ist. Er bellt immer, und er bellt lauter als die meisten Hunde, die ich je gehört habe. Er bellt auch morgens um sechs.

Er darf das. Nicht nur, weil wir alle so großes Mitgefühl haben mit Ute. Sondern vor allem, weil wir sie so mögen. Sie hat das loseste und fieseste Mundwerk im ganzen Haus, wenn nicht in der ganzen Straße. Sie bringt die Dinge immer direkt auf den Punkt. Sie hat offensichtlich keine Lust, groß drum herumzureden. Und sie hat ein riesiges Herz.

Manchmal steht sie in meiner Tür, stützt sich an der Wand ab, weil sie kaum stehen kann, und fragt, was sie für mich einkaufen soll. Ich sehe sie nie ihretwegen weinen, aber oft meinetwegen.

Jetzt durchleiden Ute und ich die Ferienwohnung für Familien mit Kleinkindern gemeinsam.

Häufiger, als ich es mir vorstellen konnte, sperren Eltern ihre Kinder aus, die stehen dann im Hausflur und schreien, auch sonntags morgens um sieben. Meine neuen Kurzzeitnachbarn legen die stinkenden Windeln ihrer Kleinkinder in den Hausflur, damit sie nicht bei ihnen drinnen stinken. Sie blockieren das Treppenhaus mit Kinderwagen und Fahrrädern. Sie haben den typischen Tunnelblick von Eltern, die sich und ihre Brut im Blick haben und sonst niemanden. Sie haben keine Ahnung, dass Ute den Platz im Flur für sich und ihr Gehwägelchen braucht. Und sie haben keine Ahnung, dass die Zicke hinter der anderen Wohnungstür Ruhe und Kraft braucht, um diesen Sommer zu überleben.

Meine Wohnung ist feucht. Genauer gesagt, sie ist nass. Der wunderschöne Garten hat leider ein Kontergefälle, er fällt zur Wohnung hin ab. Jedes Mal, wenn es regnet, läuft das gesamte Regenwasser in meine porösen, hundert Jahre alten Wände. Gerade im Sommer, wenn die Luftfeuchtigkeit draußen hoch ist, ist sie bei mir auch drinnen hoch. Das war schon in den vergangenen Sommern so. Die Wände begannen zu schimmeln. Ich setzte durch, dass die Wohnung von innen saniert wurde.

Offensichtlich ist dabei etwas schiefgelaufen.

In diesem Sommer ist es mit der Luftfeuchtigkeit so schlimm wie nie zuvor. In meiner Wohnung beträgt sie durchgehend siebzig bis neunzig Prozent. Das bedeutet, dass alles nass ist. Wenn man sich aufs Sofa setzt, bekommt man einen feuchten Hintern. Die Kissen auf den Stühlen sind klamm, die Jeansjacke an der Garderobe, meine Bettwäsche. Jedes Mal, wenn ich etwas zum Anziehen aus dem Schrank nehme, muss ich es zuerst auf der Heizung trocknen. Die Heizung läuft ständig, auch im Hochsommer, denn da die Wohnung komplett nach Norden rausgeht, ist sie nicht nur nass, sondern auch sehr kalt. Die auf der Heizung getrockneten Klamotten sind wieder klamm, sobald ich sie eine Weile in der Wohnung anhatte. Freunde, die mich für einige Tage besuchen, berichten, dass auch ihre Anziehsachen beim Auspacken zu Hause klamm sind. Als wären sie nicht in einer Altbauwohnung in Berlin gewesen, sondern in den Tropen.

Ich bin längst zu einer exzessiven Internet-Shopperin geworden. Lebensmittel, Katzenfutter, Katzenstreu – ich kaufe alles im Netz. Der Paketbote weiß nicht, was mit mir ist, aber er ahnt etwas. Seit ich krank bin, drückt er mir die Pakete nicht mehr an der Tür in die Hand, sondern stellt sie gleich an Ort und Stelle. Inzwischen habe ich seine Telefonnummer – falls ich mal etwas zurückschicken will, holt er es ab. Noch Monate später werden Freunde sich wundern, wenn er völlig selbstverständlich durch meine Wohnung läuft und die Pakete direkt auf den Küchentisch legt.

Jetzt kaufe ich mir im Internet Hosen und Oberteile aus Fleece, also aus hundert Prozent Polyester, das nimmt die Feuchtigkeit nicht an. Leider gibt es sie nur in weiten Größen und auch nur in Rosa und Lila, fortan sehe ich aus wie ein Teletubby. In meinem Teletubby-Kostüm kann ich nachts schlafen. Vorher haben meine Baumwollschlafanzüge im Laufe der Nacht die Luftfeuchtigkeit der Umgebung angenommen und waren nach wenigen Stunden stets so nass, dass ich frierend erwachte. In meinem Teletubby-Kostüm liege ich nun auch tagsüber im Bett, zwischen Decken aus Polyester. Weil die Matratze mittlerweile so nass ist, dass sie, sobald ich darauf liege, die Feuchtigkeit nach oben abgibt, kaufe ich mir im Internet auch gleich noch einen Matratzenschoner für Inkontinente. Den spanne ich mit der feuchtigkeitsabweisenden Seite nach unten über die nasse Matratze, und so geht es einigermaßen. Doch natürlich geht das alles eigentlich gar nicht.

Ab und zu rufe ich die Hausverwaltung an und schildere dem Anrufbeantworter meine Wohnumstände.

Bis vor kurzem gehörte unser Haus einem schwulen Paar aus Westdeutschland. Zwei Hünen, deren Arme von ihren Oberkörpern abstanden, wegen der Muskeln. Sie hatten das Haus Anfang der Neunziger im allgemeinen Ostrausch gekauft und hegten und pflegten es wie ihren Augapfel. Im Innenhof, wo in Berlin typischerweise die Müllcontainer stehen und die Ratten leben, hatten sie einen kleinen Teich angelegt mit Seerosen und Goldfischen. In unserem Hausflur ließ indirektes Licht die alten, antiken Fliesen leuchten. Wenn irgendetwas nicht in Ordnung war, kamen sie sofort und schafften Abhilfe.

Der Typ, der nicht an meiner Seite ist, wurde mit den beiden nicht warm. Wie so viele heterosexuelle Männer schien er ein wenig homophob. Einmal weigerte er sich fast, in ihrem Auto mitzufahren. Er ekelte sich davor, sich auf die Sitze zu setzen. Tatsächlich erlangten unsere früheren Hausbesitzer in der Stargarder Straße eine gewisse Berühmtheit, nachdem sie eines Sonntagmorgens vom Feiern nach Hause kamen. Sie stiegen aus dem Taxi, als die Bürgersteige wie immer bei schönem Wetter voll waren mit Leuten, die vor den Cafés in ihrem Latte macchiato rührten. Und die guckten alle nicht schlecht, denn die beiden trugen Lederhosen, in die hinten große Löcher geschnitten waren. Und so präsentierten sie der ganzen Straße ihre nackten Hintern.

Eines Tages waren unsere Hausbesitzer bankrott und über Nacht verschwunden. Das Haus wurde verkauft, und bis heute weiß niemand, an wen. Es ist eine Art Gesellschaft, die in Luxemburg sitzt. Unsere Miete überweisen wir seither an »Lazy Jane«. Niemand von uns bekam diese Vermieter je zu Gesicht. Unser Haus gehört nun Immobilienhaien. Es gibt eine Hausverwaltung, wo man anrufen und auf den Anrufbeantworter sprechen kann. Was meist ohne jede Wirkung bleibt.

Die Goldfische sind nach und nach gestorben. Die Seerosen gibt es nicht mehr. Das Flurlicht ist seit Monaten defekt, die antiken Fliesen zum großen Teil zerbrochen. Wenn man nachts nach Hause kommt, schleicht man durchs Dunkle und hört im Innenhof die Ratten rascheln.

Meine Anrufe bei der Hausverwaltung wegen der Feuchtigkeit bleiben in diesem Sommer unbeantwortet. Irgendwann gebe ich auf. Kaufe mir im Internet einen Luftentfeuchter, der meinen Stromverbrauch in die Höhe treibt und kein bisschen hilft. Und so gewöhne ich mich notgedrungen an mein Teletubby-Kostüm und hoffe auf einen frühen, kalten Herbst.

Später, viel später, wenn ich wegen der nassen Wohnung einen Anwalt um Hilfe bitten werde, wird der mir erklären, das mit der Feuchtigkeit im Erdgeschoss sei in Berlin ein weitverbreitetes Problem. Meist jedoch würden in den Erdgeschosswohnungen Menschen leben, die weder die Mittel noch die Kraft haben, sich zur Wehr zu setzen.

Was ich in jenem Sommer erleide, ist für Tausende arme Menschen Alltag.

Seit Jahren kenne ich eine Heilpraktikerin. Sie ist schon alt und trägt ihr schlohweißes Haar lang, sie ist eine echte Kräuterhexe. Früher, als ich noch gesund war, bin ich mit ihr tagelang durchs Berliner Umland gelaufen, habe Rotklee und Schachtelhalm gesammelt, Tees und Tinkturen hergestellt.

Nun bietet sie einen mehrwöchigen Selbstheilungskurs an. Daran teilzunehmen ist ein bisschen bekloppt, wenn man bedenkt, wie krank ich bin. Aber es kann auch nicht schaden, denke ich mir.

Die Selbstheilungsgruppe trifft sich in der Praxis der Heilpraktikerin in Schöneberg, also im tiefsten Westen. In Schöneberg gibt es ein ganzes Nest von Heilpraktikerinnen, sie sitzen da seit den Achtzigern, seit den frauenbewegten Berlin-Zeiten. Ich fahre eine Stunde vorher los mit dem Auto, alles ganz piano. Als ich ankomme, kann ich vor Erschöpfung kaum noch gehen. Die Wohnung liegt im Hochparterre, sechs Stufen, die zu viel sind für mich.

Denn trotz Betablockern rastet mein Herz jedes Mal aus, wenn ich mich nur ein bisschen körperlich anstrenge. Dann überträgt der AV-Knoten so viele chaotische Schläge der Vorhöfe auf die Hauptkammern, dass sich das Herzrasen ins Unerträgliche steigert.

Wir sind fünf Frauen auf dem Weg zur Selbstheilung. Die anderen vier sind deutlich älter als ich und tragen teure Öko-Klamotten. Wir sitzen auf Klapphockern, alten, durchgenudelten Klapphockern. Die Sitzflächen sacken nach vorne hin ab. Wenn man gesund ist, kann so etwas ganz schön nerven. Wenn man herzkrank ist, schafft man es schlicht nicht, sich zwei Stunden lang mit den Beinen abzustützen. Ich setze mich auf ein Kissen auf dem Boden. »Ich möchte«, sagt die Kräuterhexe, die ganz in Lila und Rosa gekleidet ist, »dass wir alle auf einer Höhe sind.« Ich nehme wieder den Klappstuhl.

Am Anfang wird gesummt. Alle machen einfach mmmmmhhhhh. Das ist prima, das kann ich auch. Dann soll jede sich ein Thema ausdenken für ihren Selbstheilungsweg. Ich nehme mir vor, das Wesen meiner Krankheit, ihre Botschaft, verstehen zu lernen. Passend zum Thema gibt's für jede eine Göttin, wir ziehen sie aus einem Stapel mit Göttinnen-Karten. Meine ist Sophia, die Göttin der Weisheit. Sie hält eine Figur, die aussieht wie sie selbst, und die hält wieder eine Figur und so weiter und so fort. Wie diese russischen Holzpuppen. Ich ahne, dass mein Selbstheilungsweg ein langer wird.

Alle haben Blumen mitgebracht, große Sträuße mit weißen Blüten. Weiß für den reinen Neubeginn. Ich habe wohl etwas falsch verstanden, denn ich habe nur eine einzelne Blüte dabei, eine Lilie aus meinem Garten. Es tat mir weh, sie abzuknipsen. Ich lasse meine Blumen immer alle leben. Die Kräuterhexe nimmt sie und sagt: »Die ist ja orange.« »Ja«, sage ich. »Das«, sagt die Kräuterhexe, »ist aber die falsche Farbe.«

Ich habe eine falschfarbene Lilie, einen kaputten Hocker und vor allem ein kaputtes Herz. Die anderen vier haben einen falschen Job (zwei), eine kalte Mutter (eine) sowie einen gebrochenen Arm und einen schwierigen Sohn (die vierte). Außerdem haben wir alle Edelsteine dabei. Das heißt, die anderen vier haben Edelsteinbrocken. Ich habe einen ziemlich kleinen Bergkristallsplitter, der passte so gerade noch in die Tasche meiner mittlerweile viel zu eng sitzenden Jeans. Mehr hätte ich eh nicht tragen können.

Wir machen Rituale mit den Edelsteinen und den Blüten. Die anderen sprechen viel über ihre Probleme. Ich sage nichts. Mir fällt nichts ein, was ich beitragen könnte. Meine Welt ist von der der anderen so verschieden – ich finde keine Worte.

Ich kann auch die mir zugedachte Matte nicht ausrollen, als es am Ende auf Phantasiereise geht. Ich bin völlig fertig vom Hockerabstützen. Wie soll ich mich nun hinknien, gebückt eine Matte ausrollen? Ich schleppe mich stattdessen ins Bad, ich muss dringend pinkeln. Das Klo ist wie so oft bei Heilpraktikerinnen (zumindest bei Berliner Heilpraktikerinnen) voller Kieselsteine und Halbedelsteine und

Muscheln und Kerzen und Plastikblumen, nur leider ist es auch total versifft. Ich finde, ich bin schon krank genug, und versuche, die vollgepisste Klobrille mit angefeuchtetem und eingeseiftem Toilettenpapier halbwegs zu säubern. Dazu muss ich mich bücken, und das ist nun endgültig zu viel für mein Herz. Es rast und rast und rast immer mehr, wieder einmal knicken mir die Beine weg und ich sitze zitternd und fast kotzend auf dem versifften Badteppich. Ich überlege, ob ich um Hilfe rufe. Doch ich fühle mich so fremd, so fehl am Platz, ich traue mich nicht.

Immerhin, als ich mich zurückschleppe in den Gruppenraum, hat jemand meine Matte für mich ausgerollt.

In der Phantasiereise geht es um Mitgefühl. Dazu hätte ich einiges zu sagen, doch ich konzentriere mich darauf, ruhig zu atmen, überhaupt ruhig zu werden.

Es gelingt mir nicht. Es gelingt mir auch später im Auto nicht und nicht auf den letzten Metern Fußweg bis zu meiner Wohnung. Mein Herz schlägt einen Salto nach dem nächsten. Wenige Meter vor meiner Haustür verlassen mich meine letzten Kräfte, ich kann keinen Schritt mehr gehen. Ich sitze japsend auf dem Fensterbrett einer Parterrewohnung und frage mich, ob ich den Typen vom Ordnungsamt, der abends um halb elf immer noch die Autos ohne Parkschein notiert, bitte, den Notarzt zu rufen.

Ich tue es nicht. Ich reiße mich wie immer zusammen und krieche die letzten Meter nach Hause. Das Herzrasen lässt nicht mehr nach. Es ist nur besser auszuhalten, als ich endlich im Bett liege, Simba in den Kniekehlen und Lilly in ihrem Körbchen neben mir.

Ich scheide aus dem Selbstheilungskurs nach der ersten Stunde aus. Trotzdem muss ich die gesamte Kursgebühr zahlen. »Sonst ist es zwischen uns nicht ausgeglichen«, sagt die Kräuterhexe.

Ich habe immer noch den Knubbel in meinem Herzen, ich kippe immer noch jeden Tag gigantische Mengen Marcumar in mich rein, und ich habe keine Hausärztin mehr, die das kontrolliert.

Nicole schickt mich zu ihrer Hausärztin. Die Praxis ist nur ein paar Häuser entfernt, also mitten in Prenzlauer Berg. Bis zu meiner vorherigen Ärztin sind es wenige hundert Meter, und doch ist es eine andere Welt.

Statt schrabbeligem Linoleum liegt hier Parkett. Die Patienten warten auch nicht auf Plastikstühlen, sondern in Ledersesseln. Und es gibt auch keine bunten Blätter, sondern dicke Wälzer über Architektur und Inneneinrichtungen. Auf Beistelltischen stehen Vasen mit Orchideen.

Es ist auch eine andere Klientel. Viele Frauen in meinem Alter, alle sehr schlank, alle sehr gut gekleidet. Ich habe viel Zeit, sie zu betrachten, denn wir alle warten Stunde um Stunde. Der lackweiße Empfangstresen wird von einer dicken und dick geschminkten Sprechstundenhilfe bewacht. Die dicke Dora, wie ich sie bald in Gedanken nenne, ist sehr laut und sehr, sehr langsam. Wenn ich dort ankomme, steht meist schon eine lange Schlange vor dem Tresen. Ein ums andere Mal reihe ich mich ein, um ein ums andere Mal aufzugeben. Ich kann schlicht nicht so lange stehen. Also setze ich mich ein wenig entfernt in einen der Ledersessel und versuche immer mal wieder, auf mich aufmerksam zu machen. Ich verbringe viel Zeit in dieser Praxis.

Die Ärztin ist zum Glück klasse. Sie ist so jung und so schick wie ihre Patientinnen, und sie versteht sofort, dass ich eine engmaschige Marcumar-Kontrolle brauche. Morgens schleppe ich mich zur Blutabnahme. Die dicke Dora macht das, und sie macht es, ohne sich die Hände auch nur zu waschen, nachdem sie gerade Plastikbecher mit dem Urin anderer Patienten ins Labor getragen hat. Von Desinfizieren kann keine Rede sein. Einmal spreche ich sie darauf an. Daraufhin streift sie sich Handschuhe über, rückt die Urinbecher noch mal eben zurecht und nimmt mir Blut ab. Ich gebe auf. Ich habe keine Kraft.

Von nun an habe ich noch mehr Angst. Ich habe eh Angst vor dem Knubbel, der mir jederzeit einen schweren Schlaganfall bescheren kann. Ich habe auch Angst vor dem Marcumar, das, wenn es nicht richtig dosiert wird, innere Blutungen auslösen kann. Angst vor der OP habe ich sowieso. Jetzt habe ich auch noch Angst, dass die dicke Dora mich mit irgendeiner schlimmen Krankheit ansteckt. Eine, die ich nicht brauchen kann. Die mein Herz nicht aushält.

Abends ruft die dicke Dora mich an. Ihre Aufgabe ist es, mir mitzuteilen, wie viel Marcumar ich in den nächsten Tagen nehmen soll. Das hat die Ärztin vorher anhand meines aktuellen Blutwertes errechnet. Leider vertut die dicke Dora sich ständig. Mal hat sie die Anweisung der Ärztin verschludert, mal sagt sie mir einfach die Dosierung vom letzten Mal.

Ich bin immer noch eine Novizin in Sachen smoothes Leben. Ich halte das ständige Poltern in meinem Herzen aus. Ich halte die Schwäche aus, die Übelkeit, die Angst. Die Feuchtigkeit in meiner Wohnung. Aber die dicke Dora halte ich nicht aus. Ich merke, dass sie sich vertut, frage vorsichtig nach und pralle immer wieder ab an ihrer stumpfen Selbstgewissheit. Am Ende weine und jammere ich, bis sie einlenkt und verspricht, die Ärztin noch einmal zu fragen. Später ruft die dicke Dora dann noch mal an und sagt mir die richtige Dosierung.

Ich bin zu schwach, um mir einen anderen Hausarzt zu suchen.

Dann verreist die schicke junge Ärztin und überlässt mich ihrer Stellvertreterin und der dicken Dora.

Drei Ausflüge und ein Blutbad

Immer schon hatte ich eine Maxime: Sehe niemals so beschissen aus, wie es dir geht. Das galt bei Liebeskummer und bei beruflichen Durststrecken, und das gilt jetzt doppelt und dreifach. Es kostet mich Stunden, doch ich verlasse niemals das Haus, ohne perfekt frisiert, perfekt geschminkt und perfekt angezogen zu sein. Meine MS-kranke Nachbarin Ute, die ich nur in blauen Plastikschuhen und mit verwuscheltem Kopf kenne, kann es von Mal zu Mal weniger fassen. Ich gehe vor die Hunde und laufe gleichzeitig rum wie eine aus dem Leim gegangene Hollywood-Diva. Jeder, der mich anschaut, sieht trotzdem sofort, was mit mir los ist. Kollegen, die mich besuchen oder zufällig auf der Straße treffen, sind geschockt. Ich bin nicht nur dick, ich bin auch aufgequollen und leichenblass. Doch ich trage jetzt erst recht kurze Röcke und Netzstrümpfe. Ich gebe nicht auf.

Noch nicht.

Die Ärzte in der Charité haben für mich einen Termin in der Gedächtnisambulanz vereinbart. Ich wusste vorher gar nicht, dass es so etwas gibt. Dort kümmert man sich vor allem um alte Menschen, die drohen, an einer Demenz zu erkranken, oder schon erkrankt sind. Und um Leute wie mich, die mit vierzig plötzlich völlig durcheinander sind.

Am Morgen schmeiße ich das Spülbeckensieb in den Müll und lege die Zwiebelschale von gestern schön ordentlich in den Abfluss. Ich muss also wirklich dringend dahin.

In der Gedächtnisambulanz geben sie mir einen Fragebogen. Ich soll ankreuzen, ob ich mich niedergeschlagen fühle. Ob ich oft müde bin und das Gefühl habe, keine Energie zu haben. Ob ich Schwierigkeiten habe, mich auf etwas zu konzentrieren. Ob ich mich fürchte vor der Zukunft.

Nun ja, ich habe permanentes Vorhofflattern. Das bedeutet, mein Herz zuckt nur noch unkontrolliert, und ich habe keine Kraft für gar nichts. Ich habe wahrscheinlich immer noch einen Knubbel im Herzen, der jetzt gleich losschießen kann und mich entweder auf die Intensivstation befördert oder auf den Friedhof. Und ich habe keine Ahnung, ob ich je wieder gesund werde. Was, bitte schön, soll ich bei diesem verdammten Fragebogen ankreuzen? Ich kreuze überall Ja an. Ich habe diese Gefühle, jeden Tag.

Der Arzt verschwindet mit dem Fragebogen und ist gleich darauf zurück. Er hat keinen einzigen Satz mit mir gesprochen, aber er hat eine Diagnose.

»Sie haben«, sagt er, »eine Depression. Ich schreibe jetzt einen Arztbrief, der geht an Ihre behandelnden Ärzte.«

Ich könnte kotzen. Ich habe keine Depression! Ich bin schwer krank und entsprechend schlecht drauf. Aber meine Psyche ist so gesund, wie sie nur gesund sein kann unter diesen Umständen. Ich bin stark und tapfer und halte alles aus. Das Letzte, was ich will, ist, für depressiv erklärt zu werden.

Ich versuche, mit dem Arzt zu sprechen, doch es ist vergebens. Er erklärt mir, es sei ganz normal, dass ich mich gegen eine solche Diagnose wehre. Ich bräuchte Psychopharmaka.

Ich sage, dass ich hier völlig falsch bin, springe auf und schaffe es bis in den Flur. Da breche ich dann mal wieder zusammen. Mein Herz macht keine dramatischen Abgänge mit.

Von den Mitarbeitern der Gedächtnisambulanz hat keiner was gemerkt. Ich ziehe mich auf einen Stuhl und bleibe sitzen. Und nach einer Weile schleiche ich zurück zu meinem Auto.

Man hat mich schon wieder für psychisch krank erklärt. Meine medizinischen Unterlagen, aus denen hervorgeht, was ich habe und welche Medikamente ich nehme, hatte ich wie immer ordentlich kopiert und geheftet abgegeben. Keiner hat sie sich angeguckt. Wieder einmal.

Auf der Rückfahrt dann der GAU. Mitten auf der Seestraße stirbt mein Auto. Die Seestraße in Berlin-Wedding ist die Verlängerung der A 100, der Stadtautobahn. Die Seestraße ist die Berliner Ausfallstraße schlechthin. Mittags um eins ist da die Hölle los. Und mittendrin, auf der ganz linken Spur, stehe ich. Es ist Stau, und als es endlich ein paar Meter vorwärtsgeht und ich anfahren will, leuchten plötzlich alle Warnanzeigen. Dann ist das Auto tot. Verreckt mitten auf der Seestraße mittags um eins.

Ich weiß sofort, diese Situation ist lebensgefährlich. Nicht, weil ich totgefahren werden könnte, das auch, sondern weil mein Herz sich diesmal tatsächlich so anfühlt, als würde es gleich aussetzen. Eine Chaossalve wird überholt von der nächsten. Womöglich ist die übernächste die letzte. Jetzt ist es endgültig vorbei mit dem smoothen Leben. Hinter mir ertönt ein wütendes Hupkonzert, und mein Herz flattert um sein Leben. Oder auch nicht.

Was dann passiert, wird mir immer unverständlich bleiben. Ich wusste vorher gar nicht, dass ich über eine solche Art von Notfallprogramm verfüge. Womöglich hat jede Frau so eins. Aber ich? Ich, die ich immer selbständig gewesen war, Feministin, die zu Hause alle Reparaturen selber macht, die, bevor sie krank wurde, nie, aber wirklich nie, jemanden, gar einen Mann, um Hilfe bat?

Ich steige aus dem Auto aus. Der Gedanke, in die Gedächtnisambulanz zu müssen, hatte mich am Morgen so gequält, dass ich es mit dem »Niemals so aussehen, wie es mir geht«-Programm ein wenig übertrieben habe. Ich habe mir eine ordentliche Menge Schaumfestiger in die langen

Locken gesprüht, so dass sie wild und kringelig vom Kopf abstehen. Ich trage einen kurzen schwarzen Rock, Netzstrümpfe und ein zu enges rosa T-Shirt. Nachdem ich so viel zugenommen habe, passt es gerade eben noch. Eigentlich sieht es unmöglich aus. In dieser Situation aber funktioniert es ausgezeichnet.

Ich stehe neben meinem Auto mitten auf der Seestraße und gucke, wie eine Frau guckt, die absolut bedürftig ist und ganz, ganz dringend die Hilfe eines starken Mannes braucht. Dabei recke ich die Arme in die Höhe und rufe um Hilfe. Drei Minuten später ist mein Auto von einem sehr freundlichen Typen an den Rand geschoben.

Vierzig Minuten später ist der ADAC da. Ich habe so lange auf dem Bordstein neben meinem toten Auto gesessen. Der ADAC-Typ ist ungefähr halb so alt wie ich, glatzköpfig und besteht irgendwie nur aus Muskeln. Normalerweise komme ich mir neben solchen Typen wie eine alte Tante vor, aber nicht heute in meinem Keiner-sieht-wie's-mir-geht-Outfit. Der Typ grinst mich an, und wir sind sofort per Du. Er schleppt die Karre ab, ich sitze vorne neben ihm, wir lachen und haben Spaß wie Bolle. Plötzlich bin ich nicht mehr die Herzkranke, die angeblich Depressive, ich bin eine mittelalte Frau in einem zu kurzen Rock und einem zu engen T-Shirt. In der Werkstatt setzt er mich auf einen Stuhl, erledigt den ganzen Papierkram und bestellt mir ein Taxi. Und so stöckele ich vom Werkstatthof in meinen Netzstrümpfen, zu Tode erschöpft und doch auch ein bisschen glücklich: Ich bin noch hübsch, trotz allem. Das kaputte Auto hat mir einen kurzen Ausflug in die Normalität beschert. Und ich habe ihn in vollen Zügen genossen.

Zwei Tage nachdem mein Auto auf der Seestraße verreckt ist, trete ich im Garten in einen Nagel. Natürlich nicht in irgendeinen. Es ist der Nagel am Komposthaufen. Der

Komposthaufen stammt augenscheinlich noch aus DDR-Zeiten. Seine Umrandung besteht aus ein paar morschen Balken, die sich tief ins Erdreich gegraben haben. In einem der Balken steckt der Nagel, mit der Spitze nach oben. Der Nagel ist mir wohlbekannt. Ich habe natürlich versucht, ihn herauszuziehen, auch, den ganzen Balken zu entfernen – vergebens. Nagel und Balken sind so festgepappt, dass alles Ziehen, Drücken und Heben nichts ausgerichtet hat. Und so lebe ich mit Balken und Nagel, trete seit dreieinhalb Jahren drum herum, auch nachts, wir kennen uns.

An diesem Tag trete ich hinein.

Der Nagel ist ein großer, er ragt sechseinhalb Zentimeter aus dem Balken, er ist sehr dreckig und sehr rostig.

Weil ich einfach nicht glauben kann, dass ich wirklich hineingetreten bin, ziehe ich meine Gummi-Clogs, die der Nagel mitaufgespießt hat, einfach aus dem Nagel wieder raus und laufe noch ein paar Schritte. Bis zur Liege. Dort ziehe ich die Clogs aus, und dort werde ich sie später in der Nacht einsammeln.

Dank des Marcumars erlebe ich mein erstes Blutbad. Der Nagel ist tief in den Fußballen eingedrungen, und aus dem Ballen schießt das Blut. Es schießt so sehr, dass ich es nicht stoppen kann. Ich humpele bis zum Wäscheständer und drücke ein Küchenhandtuch drauf, es ist sofort vollgeblutet. Ich habe nie darüber nachgedacht, dass so etwas passieren könnte, also habe ich auch kein Verbandszeug parat. Ich weiß, ich habe welches, irgendwo unten in meinem Kleiderschrank, aber ich schaffe es nicht bis zum Kleiderschrank. Jede Bewegung erzeugt einen Blutschwall.

Ich blute meine Wohnung voll und rufe im Vorderhaus an, bei meinen Freundinnen Nicole und Katja. Sie kommen sofort mit Verbandszeug. »Schwester Nicole ist zur Stelle«, lacht Nicole und verbindet mir den Fuß. Zwei Stunden später ist ihr dicker Verband durchgeblutet, es tropft unten raus. Es ist Samstagnachmittag. Ich rufe mir ein Taxi und fahre in die Rettungsstelle. Im Westen nennt man es Notaufnahme.

Die Klinik in der Fröbelstraße ist nur wenige Blocks entfernt. Der Taxifahrer ist sauer wegen der lächerlich kurzen Strecke und fährt extra einen Umweg. Derweil läuft das Blut aus meinem Turnschuh auf seine Fußmatte. Selber schuld, denke ich.

In der Rettungsstelle legen sie mich sofort auf eine Liege, und damit ich nicht alles vollsiffe, stülpen sie eine dieser Plastikhüllen um meinen Turnschuh, wie man sie auf der Intensivstation trägt und wie auch Handwerker sie benutzen. Sie nehmen gleich Blut ab wegen des Marcumars. Da liege ich nun mit Druckverband am Arm und plastikverpacktem Fuß. Die Situation ist so absurd und unwirklich, ich mache sicherheitshalber ein Handy-Foto. Es ist Frauen-Fußball-Weltmeisterschaft, eigentlich wollte ich in der Kneipe bei mir gegenüber das Spiel gucken. Alle meine Nachbarn und Freunde sind da. Ich aber bin wieder einmal in meiner Parallelwelt.

Der Arzt ist ein netter. Er röntgt meinen Fuß, und wir sind beide froh, dass keine Eisensplitter drin sind. Sonst hätte man operieren müssen, erklärt er mir, und das wäre wegen des Marcumars wohl ziemlich schwierig geworden. Er spült den Fuß und gibt mir Antibiotika. Die Krankenschwester verpasst mir eine Tetanusspritze in den Arm und einen neuen Verband. Der ist, als ich zu Hause bin, schon wieder durchgeblutet. Ich schlafe nicht in dieser Nacht und wechsle einmal mehr den Verband. Am nächsten Tag kann ich nur humpeln und außerdem den rechten Arm kaum bewegen. Ich bin noch ein bisschen kränker als zuvor. Ich finde, es reicht. Wozu, denke ich, soll das gut sein.

Wenig später weiß ich es. Denn der Ausflug in die Fröbel-Klinik hat ergeben: Mein Marcumar-Wert, der ewig nicht steigen wollte, ist nun kritisch hoch.

Die Stellvertreterin meiner Hausärztin hat mich erst für Mittwoch zur nächsten Marcumar-Kontrolle bestellt, am Montag stehe ich wieder in der langen Schlange vor dem weißen Hochglanztresen und zwinge die dicke Dora, mir Blut anzunehmen. Abends ruft sie an und sagt, ich solle das Marcumar so weiternehmen wie bislang. Also in der gleichen hohen Dosis.

Ich werde immer unruhiger. Das Fatale am Marcumar ist ja, dass die Wirkung immer erst mit Verzögerung eintritt. Die Tabletten, die ich heute schlucke, wirken erst übermorgen oder überübermorgen. Bis dahin habe ich aber noch weitere Tabletten geschluckt, so dass die blutverdünnende Wirkung viel zu stark werden kann. Wieder einmal zwinge ich die dicke Dora, noch mal nachzugucken. Und siehe da: Sie hat sich wieder einmal vertan. Sie hat den aktuellen Wert nicht vorliegen, und sie hat mir – wieder einmal – einfach die Dosierung vom letzten Mal gesagt. Und wieder ist es vorbei mit dem Vorsatz vom smoothen Leben. Ich schreie, schimpfe, tobe zu Hause vor mich hin. Nach einer ganzen Weile, der Abend ist schon weit fortgeschritten, ruft die dicke Dora noch mal an. Sie hat nun meinen aktuellen Marcumar-Wert, er liegt jetzt deutlich zu hoch. Nur noch ein kleines bisschen, und ich laufe Gefahr, nicht an meinem Herzproblem zu sterben, sondern an inneren Blutungen. Gehirnblutung, Magenblutung – die Auswahl ist groß. Die nächsten Tage, sagt die dicke Dora, soll ich lieber überhaupt kein Marcumar einnehmen.

Am Wochenende bin ich wieder zur Kontrolle in der Fröbel-Klinik. Und hier stellen sie fest: Dank der von der Stellvertreterin verordneten Marcumar-Pause ist mein INR-Wert nun wieder deutlich zu niedrig. Das Blut ist fast wieder »normal dick«. Ich hätte das Marcumar weiternehmen müssen, in einer geringeren Dosis. Jetzt aber habe ich keinen Gerinnungsschutz mehr. Der gefährliche Knubbel in meinem Herz kann sich also hübsch weiter eindicken. Die einzige Lösung: In den nächsten Tagen ramme ich mir wieder zusätzlich zum Marcumar Heparin-Spritzen in den Bauch, die ebenfalls die Blutgerinnung hemmen. Es dauert Tage, bis der Wert wieder o.k. ist.

»Diese Ärztin«, motze ich, als die dicke Dora mir das nächste Mal ohne jede Desinfektion Blut abnimmt, »diese Ärztin hat meinen Marcumar-Wert total versaut.«

Kaum bin ich zu Hause, klingelt mein Telefon. Die Ärztin, die ich bislang nur einmal kurz zu Gesicht bekam, die meine gesamte Betreuung der dicken Dora überließ, ruft mich an.

»Haben Sie zu Schwester Dora gesagt, ich hätte Ihre Marcumar-Dosis falsch berechnet?«

»Ja«, antworte ich, »das haben Sie.«

»Sie«, sagt die Stellvertreterin, »brauchen nie mehr wiederzukommen. Bei uns werden Sie nicht mehr behandelt.«

Wieder bin ich eine Hausärztin los. Hätte sie mich weiterbehandelt, sie wäre womöglich meine letzte Hausärztin geworden. Dank des rostigen Nagels aber landete ich in der Klinik, und der hohe Marcumar-Wert fiel rechtzeitig auf. Es kommt mir so vor, als hätte einer meiner Schutzengel persönlich den rostigen Nagel in meinen Fuß gerammt.

Ansonsten bleibe ich in diesem Sommer 2011 weitgehend smooth.

Ich stehe morgens auf, füttere Lilly und Simba, esse ein bisschen, dusche. Danach bin ich so erschöpft, dass ich gleich wieder ins Bett gehe. Erst viel später werde ich begreifen, dass das auch an der Wirkweise der Betablocker liegt. Denn die Betablocker, die mein sommersprossiger Kardiologe mir verordnet hat, geben ihren Wirkstoff nicht gleichmäßig ab, ganz im Gegenteil. Ein bis zwei Stunden nachdem man sie geschluckt hat, wirken sie am stärksten. Man könnte genauso gut Schlaftabletten nehmen. Mich haut es jedes Mal um, ich krieche dann nur noch ins Bett. Nach einer Weile nimmt die Wirkung mehr und mehr ab, das Herz schlägt wieder schneller und unruhiger. Das ist die Zeit, in der ich es täglich mit der Angst zu tun bekomme.

Die Betablocker machen mich nicht nur fett, sie rauben mir auch den letzten Nerv.

An den meisten Tagen schaffe ich es allenfalls ins Vorderhaus in das Café meiner Freundin Nicole. Sofort, wenn ich mich auf einem der wackligen Stühle niedergelassen habe, fühle ich mich besser. Erst recht, wenn Nicole ihre köstlichen Torten auftischt.

Oft kommt Miranda mit, oft treffe ich im Café Leute, die ich kenne. Die Stargarder Straße ist ein Dorf. Man kennt sich, zumindest vom Sehen, und früher oder später redet man miteinander. Es ist ein entspanntes Leben. Eines, in dem es ganz normal ist, erst am Nachmittag aufzustehen und den restlichen Tag im Café zu verbringen. Eines, in dem ich gar nicht auffalle. Denke ich. Bis eines Nachmittags einer der Café-Stühle unter mir zusammenbricht. Ich kippe auf den Bürgersteig, und sofort sind die Leute um mich herum auf den Beinen. Der Schreck steht ihnen ins Gesicht geschrieben. »Ich dachte«, ruft meine Nachbarin Meike, »jetzt hat dich doch der Schlag getroffen.«

Sie spielen alle normales Leben mit mir. Und doch haben sie mich im Blick.

Regelmäßig schleppe ich mich zu meinem sommersprossigen Kardiologen. Mittlerweile fahre ich mit dem Taxi, auch wenn es am anderen Ende der Stadt ist. Regelmäßig hängt er mir ein Langzeit-EKG um, das jedes Mal das gleiche Ergebnis zeigt: Mein Herz flattert an einem Stück. Regelmäßig schaut er sich per Ultraschall mein Herz an und findet, es sehe eigentlich ganz prima aus. Bei einer dieser Untersuchungen – ich liege wie immer auf der Seite, er sitzt auf der gleichen Liege dicht hinter mir und greift mit dem Arm um mich herum, um den Ultraschallknopf auf meinem Oberkörper hin und her zu bewegen –, bei einer dieser Untersuchungen also greift er mir an den Bauch und wackelt mit dem Fettschwall, der sich mittlerweile über den Bund meiner Jeans ergießt.

»Das«, sagt er und lacht, »das war früher aber nicht da.«

»Nein«, entgegne ich mit zusammengebissenen Zähnen, »das war früher nicht da.«

Bislang habe ich trotz allem nicht darüber nachgedacht, mir einen anderen Kardiologen zu suchen. In diesem Moment tue ich es.

Ich brauche Wochen, bis ich mich aufraffe und meine alten Freundinnen im Rheinland anrufe. Mit meinen Prenzlauer-Berg-Freundinnen den Alltag bestehen und ein smoothes Leben führen ist das eine. Alte Freundinnen, die weit weg sind, anrufen und sagen, ich bin schwer krank, ist etwas völlig anderes.

Sie sind alle schockiert. Zwei gehen sofort in die nächste Kirche und zünden Kerzen an. Fortan bekomme ich viele, viele Anrufe und viel Post: Karten, Bücher, Süßigkeiten.

Und ich bekomme Besuch. Meine Freundin Gabi steigt ins Flugzeug und kommt zu mir.

Ich kenne sie, seit ich siebzehn bin. Damals waren wir mit Typen zusammen, die beste Freunde waren. Gabi hat ihren Typ geheiratet und zwei Kinder bekommen. Ich setzte meinen Typ vor die Tür und behielt Gabi. Gabi, die kommt, wenn ich krank bin.

Sie hat mich schon einmal in Berlin besucht. Es waren fröhliche, völlig unbeschwerte Tage. Damals tranken wir am ersten Abend vor lauter Wiedersehensfreude so viel Absinth, dass wir am zweiten Tag das geplante Besichtigungsprogramm komplett streichen mussten.

Diesmal ist alles anders.

Ich habe wenig Erinnerung an diese Woche. »Du warst völlig teilnahmslos und abwesend«, wird Gabi später sagen.

Einmal bringt sie Kuchen mit, und wir essen ihn gemeinsam im Garten. Ein andermal gehen wir drei Häuser weiter zum Thailänder, und ich friere erbärmlich, obwohl es ein lauer Sommerabend ist und ich eine dicke Strickjacke trage. Auch das Frieren ist eine typische Nebenwirkung der Betablocker.

Ansonsten liege ich im Bett, und Gabi schlendert allein durch Prenzlauer Berg.

Am letzten Tag jedoch machen wir eine große Tour. Wir gehen ganz langsam zu Hause los und holen uns in der *Bekarei* Zimtschnecken. Die *Bekarei* ist eine portugiesisch-griechische Bäckerei, und sie ist eine der besten Bäckereien in ganz Prenzlauer Berg. Innen sieht sie aus, als sei die Welt seit den siebziger Jahren stehengeblieben. Die Wände, die Tische, die Stühle – alles ist quietschbunt. Es gibt die fettesten Torten und alle süßen Schweinereien, die man sonst nur im Urlaub kriegt: Puddingtörtchen, Reismuffins und meine heißgeliebten Zimtschnecken. Vor der Tür sitzt ein ziemlich gut aussehender Typ, der mich freundlich grüßt.

»Wer war das denn?«, wispert Gabi.

Es ist mir etwas peinlich. Es ist ein Pressesprecher einer großen Bundestagsfraktion, und ich wünschte, er hätte mich nicht gesehen, fett und fertig, wie ich bin.

Dann gehen wir ganz langsam weiter bis zur S-Bahn und fahren an den Wannsee. Ich habe Höllenangst, dass ich den Weg nicht schaffe, aber mit Gabi traue ich mich. Der Wannsee liegt, von Prenzlauer Berg aus gesehen, am anderen

Ende Berlins. Die S-Bahn braucht fast eine Stunde. An der Endstation steigen wir aus und gehen ganz langsam die Treppen herunter zu den Ausflugsbooten. Wir kaufen uns Karten und schippern über den Wannsee.

Es ist strahlend blauer Himmel, die Sonne knallt aufs Deck. Wir schmieren uns mit Sonnencreme ein. Ein paar Reihen weiter feiern ein paar junge Frauen Junggesellinnenabschied. Vor uns sitzt eine Familie mit Töchtern in geblümten Kleidchen. Wir essen Eis und trinken Limo. Es geht uns so gut, wie es zwei Freundinnen nur gehen kann.

Als wir wieder anlegen, wird neben unserem Dampfer ein anderer Dampfer schick hergerichtet. Am nächsten Tag wird der konservative Seeheimer Kreis in der SPD dort seine berühmt-berüchtigte Spargelfahrt veranstalten. Als ich anfing als Korrespondentin in Berlin, hatte ich Höllenschwierigkeiten, an eine Karte zu kommen. Denn die Plätze sind heiß begehrt. An Bord ist meist alles, was in der SPD Rang und Namen hat. Und weil sie sich auf dem Boot schlecht aus dem Weg gehen können, kriegt man genau mit, wer gerade mit wem kann und wer mit wem gerade gar nicht. So dicht dran an den Politikern wie während der Spargelfahrt sind wir Journalisten selten. Abgesehen davon gibt es Live-Musik und jede Menge zu essen und zu trinken. Später habe ich die Spargelfahrt gehasst. Denn bei ihr mitfahren hieß, abends, nach der Arbeit, in Shuttle-Bussen an den Wannsee gekarrt zu werden, dann die halbe Nacht auf dem Boot zu verbringen und einen Großteil der restlichen Nacht im Studio an der Reportage zu arbeiten, die morgens ab fünf in den Frühprogrammen gesendet wurde.

An diesem Abend sehe ich den Spargel-Dampfer und empfinde nichts. Ich kämpfe mich die Treppen hoch, zurück zur S-Bahn. Ich habe keine Kraft und keine Luft. Der Gedanke an mein altes Leben ist undenkbar.

Am nächsten Tag fährt Gabi nach Hause. Wir verabschieden uns, und wir haben beide Angst, dass wir uns nicht wiedersehen.

Eines Tages beschließt Nicole, ins Konzert zu gehen. Ich soll mit.

»Nicole«, sage ich, »das schaffe ich nicht.«

»Natürlich schaffst du das. Wir machen ganz langsam.«

Sie lässt nicht locker. Sie duldet keinen Widerspruch. Und ich erliege der Versuchung – ein Abend im Konzert.

Nicole sieht mich täglich, aber sie sieht mich bei mir zu Hause in meiner Erdgeschosswohnung und in ihrem Café. Sie hat mich, seit ich krank bin, noch keine Treppe steigen sehen. Als ich auf halbem Weg von der U-Bahn nach oben schlappmache, wird sie blass. Ich sitze keuchend auf den dreckigen Stufen, muss fast kotzen. Nicole sieht so aus, als ginge es ihr ähnlich.

»Lioba«, sagt sie, »ich hatte keine Ahnung.«

Wie so oft sind wir einfach los und haben uns den Weg nicht genau angeguckt. Jetzt irren wir durch den Wedding, und jeder Schritt ist einer zu viel für mich. Als wir endlich ankommen, hat das Konzert längst begonnen. In den alten Uferhallen, die einst Straßenbahndepot waren, spielen drei elfengleiche Wesen Geige, Cello und Klavier. Mit einer der drei ist Nicole befreundet, sonst hätten wir nie im Leben von diesem exklusiven Event gewusst. Alle drei sind renommierte Künstlerinnen, normalerweise spielen sie in der Philharmonie und in Übersee. Heute Abend stehen sie in ihren Abendkleidern in der zugigen Halle auf nacktem Betonboden und spielen französische Kammermusik. Die Zuhörer sitzen auf Sperrmüllmöbeln, neben unseren Köpfen hängen noch die alten Seilwinden. Mein Herz rast wie immer, es wird sich auch an diesem Abend nicht beruhigen, doch heute vergesse ich es. Es ist ein Abend voller Zauber.

Alle, die in der alten Uferhalle sitzen und lauschen, sind ergriffen. Aber ich bin die Einzige, die heult. Die Tränen laufen mir über die Wangen. In all den Wochen, die ich nun schon durchhalte, habe ich nur ganz wenig geweint. Die Verzweiflung, die Angst, die Wut – ich habe fast alles klaglos ertragen. Doch an diesem Abend in den Uferhallen im Wedding kann ich nicht mehr. Ich weine und weine stumm vor mich hin, und der einzige Grund dafür ist, dass es mir in diesem Moment so gut geht.

Später trinke ich eine mikroskopisch kleine Menge Wein, zusammen mit den Betablockern hat er eine höchst berauschende Wirkung. Ich schlurfe mit dem Pappbecher in der Hand über das Gelände. In der Halle nebenan bauen Kunststudenten ihre Abschlussarbeiten auf. Blätter voller Kritzeleien und Kleckse, ein riesiger Haufen scharfkantigen Stahls, ein Gehege mit Stroh und künstlichen Meerschweinchen. Nicole und ich lernen eine Menge Leute kennen an diesem Abend, ich flirte sogar ein klitzekleines bisschen mit einem sehr smarten Klavierbauer. Ich habe mein polterndes Herz fast vergessen. Bis mal wieder meine Knie wegknicken und ich schlicht nicht mehr stehen kann.

Da ist es schon nach Mitternacht. Seit Wochen war ich nicht mehr so lange auf.

Kaum sitzen wir im Taxi, habe ich wieder Kraft und vor allem Hunger. Der Taxifahrer weiß einen Döner, der noch auf hat. Wir essen Kichererbsensuppe und klebrig süße Kekse und giggeln und kreischen wie Teenager. Wir sind an diesem Abend einfach nur Freundinnen, die eine richtig gute Zeit miteinander haben. In all dem Wahnsinn und dem Elend, das die Krankheit in mein Leben gebracht hat, gibt es sie – Augenblicke und Stunden des Glücks. Dank der Menschen an meiner Seite.

Pieksen lernen

Wieder bin ich ohne Hausarzt, der meinen Marcumar-Wert kontrolliert. Ich rufe bei meiner Krankenkasse an und bitte darum, an einem Marcumar-Schulungskurs teilnehmen zu dürfen. Dort lernt man, mittels eines kleinen Computers den INR-Wert selbst zu bestimmen. Es ist ein verpflichtender Kurs, niemand gibt einem ohne Schulungskurs so einen kleinen Mini-Computer in die Hand. Doch diesen Kurs, erklärt mir meine Kasse, gibt es nur für Menschen, die lebenslang Marcumar einnehmen müssen. Nicht für Menschen wie mich, die einen nachgewiesenen Thrombus haben. Die also kein theoretisches Schlaganfallrisiko haben, wie das für fast alle Flatter-Patienten gilt, sondern ein reales, wenn auch hoffentlich nur für die nächsten drei Monate.

Es ist wieder einmal eine Regel für alte Menschen mit erworbenen Herzkrankheiten. Für Menschen, bei denen man davon ausgehen muss, dass sie bis an ihr Lebensende Herzrhythmusstörungen haben. Niemand hat Menschen wie mich im Blick, junge Erwachsene mit angeborenen Herzfehlern, die nur vorübergehend eine Blutverdünnung brauchen. Weil sie hoffentlich wieder gesund werden. Weil Ärzte einer 40-Jährigen nicht gerne eine lebenslange Marcumar-Einnahme verordnen. Weil es Hoffnung gibt. Oder weil die Ärzte so tun wollen, als gebe es Hoffnung.

»Warten Sie nur ab«, sage ich der Frau von der Krankenkasse, »heute rufe nur ich an und brauche einen Marcumar-Schulungskurs. Bald werden es Tausende sein.«

Sie versteht mich nicht. Sie kann sich nicht vorstellen, dass eine riesige Patientenwelle auf sie zurollt. All die Kinder, die mittlerweile trotz ihres angeborenen Herzfehlers überleben, werden als junge Erwachsene Leistungen der Krankenkassen beanspruchen, über die die Kassen derzeit noch gar nicht nachdenken.

Ich rufe die Firma an, die diese Kurse anbietet, und überrede sie, mich als Selbstzahlerin aufzunehmen.

»Ja«, sagt die Frau am Telefon, »kommen Sie dann und dann und dann und dann, der Kurs dauert zweimal drei Stunden.«

Ich habe keine Ahnung, wie ich das schaffen soll. Zweimal drei Stunden am Stück auf einem Stuhl sitzen! Vom Weg hin und zurück ganz zu schweigen. »Gibt es auch Einzelschulungen an einem einzigen Termin?«, frage ich. »Ja, die gibt es, mit Aufpreis.«

Ich zahle 216,97 Euro für eine Einzelschulung im Bestimmen des Marcumar-Wertes, nachdem zwei Hausärztinnen dazu nicht willens und in der Lage waren und nachdem meine Krankenkasse die Übernahme der Schulungskosten verweigert hat.

Der Kurs findet in einem trostlosen Hinterhof eines Berliner Krankenhauses statt. Ich muss zwei steile Treppen hoch. Alle zwei, drei Stufen klammere ich mich an das Geländer und weiß nicht, wie ich es schaffen soll.

Oben erwartet mich ein trister Gang und ein ebenso trister Schulungsraum mit einem Tisch für zwanzig Personen, an dem ich ganz alleine Platz nehme. Vor dem Fenster finden Bauarbeiten statt, die nächsten Stunden werden begleitet von Kreissägen und Bohrhammern.

Ich werde mich später nicht mehr daran erinnern können, wie die Kursleiterin aussieht. Ich glaube, sie sieht so aus wie eine dieser typischen mittelalten Ostfrauen: praktische Frisur und praktisch gekleidet. Ich weiß es nicht mehr. Doch ich werde mich noch Jahre später erinnern, was ich in diesem Kurs lerne. Ich sauge jede winzig kleine Information auf und speichere sie ab, trotz Betablocker-benebeltem

Kopf. Ich bin es so leid, täglich Marcumar zu schlucken, ohne zu wissen, ob die Dosis stimmt, dass ich mit Freuden zu einer kleinen Marcumar-Expertin werde.

Die Kursleiterin macht es genauso wie der freundliche Herr von den Johannitern: Sie erklärt mir alles ganz langsam und ganz oft. Ganz so, als sei ich eine alte Frau, die nicht mehr viel mitkriegt. Fragen stellen darf ich keine. Ich muss erst zuhören. Stundenlang.

Zwischendurch machen wir eine halbe Stunde Pause. Ich will das nicht. Ich habe schon lange keine Kraft mehr, um überhaupt zu sitzen. »Gehen Sie doch spazieren«, sagt die Kursleiterin. Ich lasse meinen Oberkörper auf zwei Stühle sinken und warte, dass es weitergeht.

Das Schlimmste jedoch ist, dass sie nicht geduscht hat. Sie riecht entsetzlich nach altem Schweiß. Ich versuche, möglichst flach zu atmen. Und ich bin stinkwütend. Es kostet mich so viel Kraft, morgens zu duschen. Alles kostet mich so viel Kraft. Doch ich kämpfe. Niemand sieht mich ungewaschen, ungekämmt, ungeschminkt. Ich klammere mich an die Norm, mit letzter Kraft. Ich mute niemandem meinen Körper so zu, wie er eigentlich ist: schwach und kaputt. Und ich bin fassungslos, dass andere, die gesund sind und kräftig, mir zumuten, ihre stinkenden Körper auszuhalten.

Am Ende absolviere ich einen Test. Ich muss ausrechnen, wie die Dosis verändert werden muss, wenn der INR-Wert zu hoch oder zu niedrig ist. Ich bestehe und kann nach Hause.

Von nun an bin ich unabhängig von dicken Doras und unwilligen Hausärztinnen. Alle drei, vier Tage piekse ich mir in den Finger, messe den Marcumar-Wert in meinem Blut und errechne, wie viele Tabletten ich in den nächsten Tagen nehmen muss. Später wird es mir reichen, nur noch einmal in der Woche den Wert zu bestimmen. Kein einziges Mal in den nächsten Wochen und Monaten wird der Wert zu hoch oder zu niedrig sein. Dieser Alptraum, immerhin, ist vorbei.

Den Mini-Computer, der den Marcumar-Wert misst und den normalerweise die Krankenkasse zahlt, leihe ich mir. Er kostet 120 Euro für drei Monate. Mit etwas Glück kann ich ihn bald zurückgeben. Weil der Knubbel sich dann hoffentlich aufgelöst hat und die Ablation geglückt ist.

Insgesamt zahle ich knapp 350 Euro für eine Leistung, die in einem hoch entwickelten Gesundheitssystem wie unserem eigentlich selbstverständlich sein müsste. Ich mag mir nicht ausmalen, wie es Menschen ergeht, die auf Gedeih und Verderb Ärztinnen und Praxishelferinnen ausgeliefert sind, wie ich sie hatte.

Ich organisiere mir auch einen neuen Kardiologen. Es fällt mir nicht leicht. Es kommt mir trotz allem so vor, als würde ich meinen sommersprossigen Kardiologen hintergehen. Mein Betablocker-benebelter Kopf ahnt, dass der Typ nicht alles richtig macht. Aber er ist für mich da. Er ruft mich samstags an, wenn er in seiner Praxis über Abrechnungen sitzt, und fragt, wie es mir geht. Er macht Witze über sich selbst. Nennt sich den Kiez-Doktor, der nie zuvor mit Spezialfällen, wie ich es bin, zu tun hatte. Er hat recht. Aber ich will nicht, dass er recht hat. Ich möchte weiter in seine Praxis schlurfen, von seinem Sprechstunden-Drachen angeraunzt werden, über seine halblustigen Witze lachen. Er ist ein Kontinuum in einer Zeit, in der ich fast alles verliere. Außerdem mag ich ihn.

Miranda schimpft deswegen mit mir. »Hör auf, zu diesem Vollidioten zu gehen«, sagt sie, »geh endlich zu einem Arzt, der sich mit angeborenen Herzfehlern auskennt.«

Das ist leichter gesagt als getan.

Denn von denen gibt es nicht allzu viele.

Im Internet finde ich eine Liste mit Ärzten, die sich für

die Betreuung von EMAH, also von Erwachsenen mit angeborenen Herzfehlern, besonders fortgebildet haben. Ich telefoniere mal wieder ziemlich lange herum. Mit Ärzten, die keine Patienten mehr annehmen. Mit Praxen, die zwar im Internet als EMAH-zertifiziert aufgeführt sind, wenn man jedoch dort anruft, stellt sich heraus, dass sie es gar nicht sind. Zumindest hat die Sprechstundenhilfe davon noch nie etwas gehört.

Dann, endlich, finde ich einen Doc, bei dem ich fast gleich einen Termin bekomme. Das macht mich anfangs misstrauisch.

Es ist ein Kinderkardiologe, und wieder einmal sitze ich in einem Wartezimmer voller Spielzeug und Kinderzeichnungen. Die anderen Frauen in meinem Alter, die dort sitzen, haben Kinder dabei. Ich, die ich mir immer sehnlichst gewünscht habe, Kinder zu bekommen, ahne langsam, dass ich nie welche haben werde.

Auch das ist ein Schicksal, das viele Frauen mit angeborenem Herzfehler haben. Einige werden trotz aller Bemühungen nicht schwanger, anderen sagen die Ärzte schon sehr früh, dass sie um Himmels willen niemals schwanger werden sollen. Wieder andere wagen es und verbringen ihre Schwangerschaften unter strenger ärztlicher Überwachung. Bei der Entbindung stehen dann manchmal die Kardiologen mit im Kreißsaal.

Und uns allen mutet man zu, im Krankenhaus und beim Kardiologen in der Kinderabteilung behandelt zu werden. Wo wir zwischen weinenden Kleinkindern, gestressten Müttern und Kisten voller Bauklötzchen darauf warten, dass man uns aufruft. Das ist so, als würde man ungewollt Kinderlose im Mutter-Kind-Café einsperren.

Der Spezialist für EMAH ist klein, dick und sehr, sehr nett. Wir verstehen uns auf Anhieb.

Auch er guckt sich mein Herz mit einem Ultraschallgerät an. Ich darf allein auf der Liege liegen, auf dem Rücken, und das Stoffbild an der Wand neben mir betrachten. Er sitzt auf einem Stuhl daneben. Und dann sagt er, wie nebenbei: »Der rechte Vorhof ist vergrößert. Sie haben eine Herzinsuffizienz.«

Das war die ganze Zeit meine allergrößte Angst. Dass mein Herz die ständige wilde Klopferei nicht aushält. Dass es sich verändert, dass es insuffizient wird. Bei den vielen Untersuchungen, die ich hatte, habe ich immer ganz genau hingehört. Zigmal habe ich meinen sommersprossigen Kardiologen gefragt: »Wie geht es meinem Herz? Sieht es normal aus?«

»Ja«, hatte der geantwortet, »es sieht prima aus.«

Mit dieser Gewissheit ist es nun vorbei.

Eine Herzinsuffizienz ist eine ernste Sache. Die Pumpfunktion des Herzens ist so gestört, dass die Organe nicht mehr ausreichend mit sauerstoffreichem Blut versorgt werden. Eine Herzinsuffizienz verläuft fast immer chronisch, das bedeutet, das Herz wird mit der Zeit immer schwächer. Meine Hoffnung, gesund zu werden, ist dahin.

Bislang hatte ich eisern durchgehalten. Es galt, die drei Monate durchzustehen, bis der Knubbel sich aufgelöst hat. Am Ende dieser drei Monate würden die Ablationsärzte endlich mit Kathetern in mein Herz eindringen können und die Flatterei ein für alle Mal beseitigen. Das war der Plan. Jetzt ist er hinfällig. Herzinsuffizient mit vierzig.

Ich schleppe mich nach Hause und rufe Miranda an. »So eine Scheiße«, sagt sie. Sie ist stinkwütend auf den sommersprossigen Kardiologen, der die Herzinsuffizienz nie bemerkt hat. Sie ist ein bisschen wütend auf mich, weil ich mir nicht früher einen anderen Arzt gesucht habe. Vor allem aber ist sie wütend auf alles. Auf die Ärzte, das Gesundheitssystem, das Schicksal.

Der neue EMAH-Doc will, dass ich nicht länger warte und mich jetzt gleich abladieren lasse.

»Und der Knubbel?«, frage ich.

»Der Thrombus«, sagt er, »hat sich vielleicht schon aufgelöst. Wir sollten nicht länger warten. Es geht Ihnen nicht gut.«

Der Gedanke ist verlockend. Jetzt gleich in die Klinik, die Flatterei beheben lassen, zack, Ende. Alles gut und vorbei. Es gibt nur einen Haken: In der Spezialklinik gibt es so bald keinen Termin. Ich müsste die Ablation woanders machen lassen.

Den nächsten Tag verbringe ich vor dem Computer und verschlinge all die Blogs, in denen Menschen von ihren Ablationen berichten. Bis zum Termin in der Spezialklinik werden noch einige Wochen vergehen. Wird mein Herz so lange durchhalten? Wie wird es dann aussehen? Kann es sich noch regenerieren? Oder bleibe ich mein Leben lang herzkrank?

Die meisten Blogs habe ich schon zigmal gelesen: gelungene Ablationen, misslungene, gelungene, die sich Wochen und Monate später dann doch als misslungen entpuppen, weil die Herzrhythmusstörungen wieder einsetzen. Mein Spezial-Doc wird überall als die Koryphäe schlechthin dargestellt, der Super-Abladeur, der sich auf angeborene Herzfehler spezialisiert hat. Also durchhalten? Ich weiß es nicht.

Ich habe Angst. Und ich habe es satt. Gründlich satt.

Ich rufe in der Spezialpraxis an und erreiche niemanden. Doch am Tag darauf ruft mich der nüchterne Kollege vom sagenhaften Abladeur zurück.

»Ich halte das nicht mehr aus«, sage ich, »ich will, dass Sie jetzt gleich abladieren.«

»Unmöglich«, sagt der nüchterne Doc, »Sie haben einen Thrombus. Wir reden hier über die Gefahr eines schweren Schlaganfalls.«

»Aber wenn der Thrombus vielleicht schon weg ist?«

»Das Risiko ist für Sie unkalkulierbar.«

»Dann lasse ich es woanders machen!«

»Sie sind kein leichter Fall. Das wird keine einfache Ablation. Sie haben eine andere Risikokonstellation als andere.«

Ich bin verzweifelt. Ich will, dass endlich alles vorbei ist. Dass mein Herz wieder normal schlägt. Dass es nicht immer noch kränker wird. »Mein neuer Doc«, sage ich, »hat herausgefunden, dass ich bereits herzinsuffizient bin.«

»Moment mal«, sagt der nüchterne Doc und schaut sich im Computer die Ultraschallbilder meines Herzens an. »Ihr Herz«, sagt er dann, »ist normal dimensioniert. Es hat keine signifikanten Vergrößerungen.«

Ich glaube ihm nicht. Ich glaube niemandem mehr. Ich habe keine Ahnung, was ich tun soll.

Ich muss etwas entscheiden, was ich nicht entscheiden kann. Was ich nicht entscheiden will. Und doch muss.

Am Ende beschließe ich durchzuhalten. Zu hoffen, dass der Knubbel sich nach drei Monaten aufgelöst hat. Auf den Termin in der Spezialpraxis zu warten. Aber meine Hoffnung schwindet, und meine Angst wächst.

Auf der anderen Seite

Je länger der Sommer 2011 andauert, desto schwächer werde ich. Mein Herz schlägt jetzt schon fast ein halbes Jahr lang nicht mehr im Takt. Man sagt, dass die Art von Herzrhythmusstörungen, wie ich sie habe, den Patienten ein Drittel ihrer Kraft nimmt. Mein Eindruck ist, dass es schlimmer wird, je länger es anhält.

Längst nehme ich nicht nur Betablocker und Marcumar. Um das Herz weiter zu beruhigen, hat der neue EMAH-Doc mir Digitalis verordnet. Gewonnen wurde es ursprünglich aus dem so hübsch rosa blühenden Fingerhut. Heute stellt man es synthetisch her. Auch Digitalis ist eines der Medikamente, die sehr genau dosiert werden müssen: In der richtigen Dosierung senkt es die Erregbarkeit der Herzzellen und erhöht die Schlagkraft des Herzmuskels. In der falschen Dosierung kann Digitalis sehr schwere Herzrhythmusstörungen auslösen.

Außerdem schlucke ich Entwässerungstabletten. Je weniger Flüssigkeit im Körper, so sagt man mir, desto besser für das überlastete Herz. Nachts muss ich deswegen drei-, viermal aufstehen und aufs Klo. Und ich nehme Eisen, weil meine Monatsblutungen durch das Marcumar so drastisch geworden sind, dass ich komplett blutarm bin.

Fünf Medikamente, die ich zu verschiedenen Uhrzeiten mehrmals täglich einnehmen muss, einige davon in wechselnden Dosierungen. Ich schaffe das nicht. Die Medikamente und die permanenten Herzrhythmusstörungen machen mich völlig durcheinander. Mein Kopf ist so benebelt, dass ich schon bald keine Ahnung mehr habe, was ich genommen habe und was nicht. Ich kaufe mir in der Apotheke Medikamentenschuber, wie es sie im Krankenhaus gibt,

»morgens«, »mittags«, »abends«, »nachts« steht auf den einzelnen Fächern. Ich kaufe mir sieben Stück davon, für montags bis sonntags. Alle paar Tage setze ich mich hin, nehme all meine Konzentration zusammen und bestücke die einzelnen Fächer mit den verschiedenen Pillen. So funktioniert es. Auf meinen Kopf allein kann ich mich nicht mehr verlassen.

Ich liege mehr und mehr zu Hause im Bett. Ich habe keine bewusste Erinnerung an die Zeit vor 1973, doch mein Körper und meine Seele erinnern sich. Sie fallen in einen Modus, den sie perfekt beherrschen: Aushalten. Still sein. Nicht jammern. Ich brauche das smoothe Leben nicht weiter zu üben. Jetzt ist die Automatik an.

»Nie hast du dich gewehrt, wenn du eine Spritze bekamst«, erinnern sich meine Eltern, wenn sie über die OP in meiner frühen Kindheit sprechen, »immer hast du brav deinen Arm hingehalten.«

Auch jetzt begehre ich nicht länger auf. Meine Freundinnen sehen es mit einer Mischung aus Unglauben und Entsetzen. Ich bin ruhig und dulde. Ich wundere mich nicht darüber. Ich spüre: Es ist mein Überlebensmodus. Er ist tief in mir drin. Er hat sich von alleine angeschaltet. Er ist mir vertraut.

Manchmal allerdings setzt er aus.

Die Kollegen aus dem Hauptstadtstudio schicken Briefe, Karten und alle paar Wochen Blumen. Rufen an. Manche besuchen mich. Einmal kommt ein Brief aus Köln. In Köln sitzen die Redakteure, die meine Beiträge aus Berlin senden, die die Live-Gespräche mit mir vereinbaren. Vereinbarten. Bis ich krank wurde. »Wir vermissen Ihre Stimme sehr«, schreibt die Chefin, und viele, viele haben unterschrieben. »Ich denke fest an dich«, schreiben sie, »komm wieder auf die Beine«, »tapferes Herz«.

Mein Kühlschrank ist längst zugeklebt mit solchen Karten. Mein Wandbord quillt mittlerweile auch über. Es ist nur ein weiterer Brief. Von Menschen, die ich nicht sonderlich gut kenne. Aber diesmal breche ich zusammen.

Ich staune über mich selbst. Seit Monaten weiß ich nun, dass ich krank bin. Ich denke ständig daran, rede immerzu darüber. Schlurfe von Arzt zu Arzt. Und doch ist es mir trotz allem halbwegs gelungen, mich auf dieser fremden Seite des Lebens einzurichten. Ich verbummele den Tag, als wäre ich eine dieser typischen Prenzlauer-Berg-Bewohnerinnen. Mein Leben als Korrespondentin, mein heißgeliebter Job – all das ist weit weg. Ich bin die meiste Zeit in meiner Wattehülle. Ganz in mich gekehrt, ganz still. Ich bewege mich kaum, ich schlafe viel. Die Medikamente tun ihr ihriges, um die Hülle zur Welt nach draußen noch ein bisschen mehr zu polstern. Doch in dem Moment, in dem ich den Brief lese, ist die Welt draußen wieder da. Meine Welt. Eigentlich. Die Kollegen schicken mir Genesungswünsche. Denn ich gehöre nicht mehr dazu. Ich bin raus. Mit einem Mal ist der Schmerz da. Ich hatte ihn mir verboten; ich hatte mir selbst gesagt, dass es nichts Besseres gäbe, als zu Hause zu sein und nichts zu tun. Sich auszuruhen. Gesund zu werden.

Es war alles Mumpitz. Ich habe mein bisheriges Leben geliebt. Und ich vermisse es schrecklich. Ich weine einen halben Tag. Dann schaltet sich der Überlebensmodus wieder an: Still sein. Dulden. Nicht mehr aufbegehren.

Mit mir im Bett liegen Lilly und Simba. Sie sind mein Anker. Ihretwegen stehe ich auf. Säubere ihre Näpfe, ihr Klo. Füttere sie. Lasse sie hinaus in den Garten. Sie gehen nicht viel in den Garten in diesem Sommer. Die meiste Zeit legen sie sich zu mir ins Bett.

Mit mir im Bett ist noch jemand anders. Es ist der Tod.

Ich spüre ihn physisch, kann ihn fast sehen. Er sitzt auf der Bettkante unten rechts. So sind wir zu viert. Zwei, die mich im Leben festhalten. Einer, der sagt, komm doch.

In den Tagen und Wochen, die er dort sitzt, wird der Tod mir immer vertrauter. Ich fürchte ihn nicht. Er ist eine Möglichkeit.

Meine Freundin Katja und ihr Mann Anton merken schnell, was mit mir los ist. Sie arbeiten beide als Heilpraktiker. Sie sind geübt darin, tief in die Seelen der Menschen zu schauen.

»Du musst dich entscheiden«, sagt Anton, »ob du leben willst oder nicht.«

»Ich weiß es nicht«, antworte ich.

Ich weiß nur eins: So leben wie jetzt will ich nicht.

Katja, die mir besonders nahesteht, arbeitet in ihrer Heilpraktiker-Praxis mit uralten schamanischen Ritualen. Sie weiß, wie es ist, wenn eine Seele sich fortbewegt. Und sie kennt mich in- und auswendig. Sie ist all die Wochen an meiner Seite. Liebevoll. Unterstützend. Doch eines Tages verliert sie die Nerven. Sie tobt und schimpft mit mir: »Du musst auch leben wollen!« Ich würde sie so gerne beruhigen, trösten. Ihr sagen: Ich bleibe.

Doch ich bin mir nicht sicher. Ich weiß nicht einmal mehr, ob ich den Omaknopf drücken würde, wenn ich merken sollte, dass der Knubbel losgeschossen ist.

Alle paar Tage schleppe ich mich in Mirandas Praxis. Wenn ich es nicht schaffe, kommt sie zu mir. Vom vielen Im-Bett-Liegen tun mir die Schultern weh, der Rücken, die Arme, einfach alles. Miranda massiert mich. Sie ist eine 1-a-Massiererin. Sie hat eine Menge Methoden drauf, von Osteopathie bis Cranio-Sacral-Therapie, und sie hat extrem viel Kraft. Sie drückt und reibt und zieht, und doch gibt es immer einen Punkt, an dem sie nichts ausrichtet.

Rein gar nichts. »Du hast«, sagt sie, »rund um dein Herz einen Panzer. Da komme ich nicht durch.«

Meine Freundin Jenny ruft mich mindestens einmal die Woche an. Wenn wichtige Untersuchungen sind öfter. Und sie kommt fast jedes Wochenende vorbei. Sie bringt ihren Mann mit und ihre Töchter, und jedes Mal sind sie alle vier schwer bepackt: Sie schleppen Lebensmittel und Geschenke. Die Kinder malen mir so viele Gute-Besserungs-Bilder, dass sie schnell nicht mehr alle an die Kühlschranktür passen, wo wir sie mit Magneten neben die Karten der Kollegen und Freunde pinnen. Ich lege eine Mappe an.

Jenny und ich kennen uns seit zwanzig Jahren. Eines Tages saßen wir nebeneinander in der Vorlesung. Sie studierte Jura im Hauptfach, ich im Nebenfach. Die Systematik, wie Jurastudenten ihre Fälle lösen, hatte ich nie verstanden. Als Nebenfachstudentin bekam man sie auch nie erklärt. Jenny erklärte sie mir. Wir stammten beide aus einem nichtakademischen Elternhaus. An der juristischen Fakultät, an der wir studierten, waren wir Exoten. Andere Studenten besaßen Eigentumswohnungen und fuhren im Porsche vor. Jenny wohnte im Studentenwohnheim, ich in einer Haus-WG mit Gemeinschaftsklo auf dem Flur. Bald ging ich in ihrem Wohnheim ein und aus.

Später habe ich sie noch besucht, nachdem ihr erstes Kind geboren wurde. Dann verloren wir einander aus den Augen. Sie zog mit Mann und Kind ins Ausland, bekam ein weiteres Kind. Ich kämpfte mich in meine journalistische Karriere.

Als ich nach Berlin kam, hoffte ich, sie dort wiederzusehen. Sie hatte vor ihrem Auslandsaufenthalt dort gelebt, vielleicht war sie zurückgekehrt. Ich recherchierte ihren Namen und den ihres Mannes rauf und runter, keine Chance. Es war, als seien die beiden wie vom Erdboden verschluckt.

Tatsächlich hatte Jenny eine tolle Karriere gemacht. Heute arbeitet sie weit oben im öffentlichen Dienst, und sie hatte schlicht keine Lust, von jedermann leicht gefunden zu werden. Man findet sie nicht im Internet und auch sonst nirgendwo. Ich hatte keine Chance, sie zu entdecken.

Aber sie entdeckte mich. Sie hörte mich morgens um sechs im Radio.

»Hör mal«, sagte sie zu ihrem Mann, »das ist doch Lioba.«

»Ja«, bestätigte der, »das ist sie!«

Und so sahen wir uns wieder, mitten in Berlin. Sie lebte gar nicht weit entfernt, in einem todschicken Townhaus mitten in Kreuzberg. Sie hatte sich kaum verändert, ihr Mann, der mit uns studiert hatte, auch nicht. Völlig neu jedoch waren für mich die Kinder, zwei wilde und vergnügte Mädchen. Ich liebte sie sofort.

Niemand von meinen Freunden, vor allem von meinen Berliner Freunden, arbeitet so viel und so hart wie Jenny und ihr Ehemann. Die beiden stehen auf, wenn meine Prenzlauer-Berg-Freunde gerade vom Feiern nach Hause kommen. Sie haben beide tolle Jobs, die sie enorm fordern. Ihre Kinder gehen in eine besondere Schule, die am anderen Ende der Stadt liegt. Jennys Mann fährt sie frühmorgens dorthin, er wechselt sich mit anderen Eltern ab. Jenny ist abends erst spät zu Hause. Sie haben eine Putzfrau und ein Kindermädchen. Sie müssen ihren Alltag von vorne bis hinten straff durchorganisieren. Doch die Zeit, die sie mit ihren Kindern haben, kosten sie aus bis in die letzte Sekunde. Und die Kinder sind die fröhlichsten und die zufriedensten, die ich kenne. Sie haben ihre Eltern nicht ständig um sich. Doch sie fühlen sich so aufgehoben, wie sich ein Kind nur aufgehoben fühlen kann.

Ich weiß nicht, wie es Jenny gelingt, trotzdem Zeit für mich zu haben. Aber sie ist da in jenem Sommer. Immer und verlässlich.

»Es war kaum möglich, mit dir zu telefonieren«, wird sie mir später sagen. »Du warst benebelt von den Medikamenten, du hast vieles zwei-, dreimal erzählt. Und du warst darüber völlig verzweifelt. Denn was dich ausmacht, ist deine Klarheit. Und die hattest du verloren.«

Die Medikamente nehmen mir meinen Verstand. Und die Krankheit nimmt mir meine Lebenskraft.

Einmal versuche ich, Jenny zu Hause zu besuchen. Ich fahre mit der Bahn fast bis vor ihre Tür. Ich habe Kuchen dabei, der wird mir zum Verhängnis. Ich schaffe es nicht, die Tüte mit dem Kuchen die letzten Meter bis zu Jennys Haus zu tragen. Ich sitze auf dem Bürgersteig und kann keinen Schritt mehr gehen. Ich rufe Jenny mit meinem Handy an, und sie kommt, trägt den Kuchen und meine Handtasche und stützt mich, bis wir da sind.

Mehr und mehr ähnele ich in diesem Sommer jenem unförmigen, schwerfälligen Wesen, das ich mir unter einem EMAH vorstelle. Die Horrorzahl auf der Waage ist einer weiteren Horrorzahl gewichen, von der ich mir nie hätte vorstellen können, dass ich sie jemals auf meiner Waage erblicke. Und die nächste Horrorzahl ist nicht mehr weit.

Wenn ich unterwegs bin, und das ist selten, betrachte ich mich in den spiegelnden Fenstern und sehe ein sich mühsam vorwärtsbewegendes, schwankendes Schiff.

»Deine ganze Energie war weg«, wird Jenny sich später erinnern. »Du warst zu Tode erschöpft. Ich wusste, dass es für dich o. k. gewesen wäre, zu sterben. Und ich hatte keine Ahnung, ob ich dich noch beeinflussen konnte. Ich wusste nur: Lioba will nicht mehr kämpfen.«

Der Tod lockt. Als die Mutter eines Ex-Freundes stirbt, die ich sehr mochte, ist mein erster Gedanke: »Dann können wir bald zusammen ein Piccolöchen trinken.« Ich meine es nicht so wortwörtlich. Aber ich empfinde es so: Dass es danach weitergeht, anders, irgendwie. Ich sage meinen Freundinnen, sie sollen nicht traurig sein, falls was schiefgeht. Mir werde es gut ergehen. Die meisten zucken dann zusammen. Miranda weint. Ich würde gern noch viel mehr über den Tod reden. Ich lasse es sein. Für die anderen scheint es schwerer als für mich.

Der Tod lockt weiter.

»Komm doch.«

»Vielleicht«, sage ich.

Aber ich sage es nicht leichthin. Denn der Tod hat auch mächtige Gegenspieler. Die Menschen um mich herum, natürlich. Die mächtigsten Gegenspieler aber sind sehr klein, sehr zierlich und duften nach Wind und Wiese.

Meine Familie, meine Freunde – es wäre schwer für sie.

Meinen Liebsten habe ich verloren. Kein Grund, am Leben festzuhalten.

Die sehnlichst gewünschten Kinder habe ich nie geboren. Auch nichts, was mich hält.

Was aber wäre mit Lilly und Simba? Wer würde so für sie sorgen, wie ich es tue? Wer würde ihnen einen drei Meter hohen Zaun um den Garten bauen, so dass sie mitten in der Stadt ein sicheres Freigehege haben? Wem würden sie halbtote Mäuse unters Plumeau stecken? Wen würde Simba anmaunzen, wenn ihm das Essen nicht schmeckt, wenn er auf den Kleiderschrank hochgehoben werden oder sich einfach nur unterhalten will? Und wer würde Lilly trockenrubbeln, wenn sie laut schimpfend, weil der Regen sie nass gemacht hat, zur Tür hereinkommt?

Ich habe viel Zeit, darüber nachzudenken. Ich finde keine Lösung.

»Komm doch«, sagt der Tod.

»Vielleicht lieber nicht«, sage ich.

Eine neue böse Fratze

Ich hatte einmal einen Freund, der stand morgens in Cowboystiefeln, Jeans, kariertem Hemd und dem breitesten Grinsen vor dem Spiegel und hieb sich selbst mit großem Anlauf die Faust scheinbar unters Kinn und dann doch knapp vorbei. Es war seine allmorgendliche »Ich bin der Coolste«-Geste. Meine Geste ist nicht ganz so groß, aber ähnlich. Am Morgen sage ich zu mir selbst »Guten Morgen, du Schöne«, ich lächle dabei, und dann wende ich den Kopf nach rechts und nach links und küsse mich selbst auf beide Schultern. Das habe ich von der zauberkundigen Luisa Francia gelernt: Magie beginnt mit der Liebe zu sich selbst. Ich kann jede Magie dringend gebrauchen.

Ich warte immer noch darauf, dass der Knubbel sich auflöst. Ich habe immer noch keinen Termin für die Ablation, die diesmal alles in Ordnung bringen soll. Alle zwei, drei Tage rufe ich in der Spezialpraxis an. Aber es sind Sommerferien. Der Super-Abladierer ist in Urlaub, der nüchterne Doc auch. Und diese beiden sollen die Ablation machen, weil ich so ein schwieriger Fall bin.

Und so warte ich. Und warte. Die Tage dehnen sich.

Manchmal habe ich einen Tagtraum. Es ist ein ganz kleiner Traum: Ich verlasse das Haus, meine Yogamatte unter dem Arm. Ich gehe zu meiner Yogastunde.

Zigmal habe ich das früher gemacht. Ich war immer spät dran und fast immer gehetzt. Wie eine Irre bin ich zu meinen Yogastunden gedüst, im Winter bin ich mit dem Fahrrad über die dick vereisten Berliner Bürgersteige geschlittert.

Ich sehne mich so sehr zurück in mein altes Leben. Was geblieben ist, ist ein Tagtraum.

»Es war dieses Aussichtslose«, wird Jenny später sagen.

»Es gab kein Licht am Ende des Tunnels. Du wurdest schwächer und schwächer, und es war völlig unklar, wie lange du das noch aushalten musstest.«

Und dann, endlich, als ich zum vierzehnten oder fünfzehnten Mal in der Spezialpraxis anrufe, geben sie mir einen Termin. Die Ablation soll Mitte August stattfinden. Bis dahin sind es noch viele Wochen. Ich bin entsetzt. Aber all mein Jammern, Drängen und Betteln hilft nicht: Erst dann sind der Super-Abladierer und der nüchterne Doc beide aus dem Urlaub zurück. Trotzdem soll ich Mitte Juli schon einmal vorbeikommen, damit sie nachgucken können, ob der Knubbel weg ist.

Nun ist das mit dem Vorbeikommen so eine Sache. Es sind mal eben vierhundert Kilometer. Vor knapp drei Monaten habe ich es so gerade noch mit dem Zug geschafft. Das scheint mir jetzt unvorstellbar.

Ich rufe meine Krankenkasse an und erfahre, dass es für solche Fälle Krankentransporte gibt. Auch vierhundert Kilometer weit. Die Krankenkasse organisiert das für mich. Es ist das erste Mal, dass sie tatsächlich etwas für mich tun. Ich kann es kaum glauben.

Ich habe keine Ahnung von Autos. Doch das Auto, mit dem ich in die Spezialpraxis gefahren werde, kommt mir vor wie der Renault 4 meiner Mutter, mit dem ich als Schülerin morgens die Brötchen ausgefahren habe: sehr klein, sehr klapprig und sehr laut.

Ich sitze auf dem Rücksitz und versuche, auf meinem iPad einen englischen Krimi anzugucken. Den habe ich mir für die lange Fahrt heruntergeladen. Doch keine Chance. Das Auto macht einen solchen Lärm, dass die Kopfhörer des iPads dagegen nicht ankommen. Außerdem hat der Fahrer das Radio voll aufgedreht.

»Könnten Sie das Radio bitte ein bisschen leiser machen?«, frage ich.

Er hört mich nicht. Ich wiederhole meine Frage, lauter diesmal.

»Nein«, antwortet er, »sonst höre ich nichts. Ich höre nicht so gut.«

Ich kann schlecht schätzen, wie alt Menschen sind. Der Fahrer dieses Krankentransports scheint mir in den Siebzigern.

Es ist ein Sonntagnachmittag mitten im Sommer. Es ist wenig Verkehr. Säße ich selbst am Steuer, oder gar der Typ, der nicht mehr an meiner Seite ist, es wäre eine leichte Fahrt. Nicht jedoch mit diesem uralten, verpeilten Fahrer.

Er merkt es nicht, wenn vor ihm gebremst wird. Ein ums andere Mal werde ich in den Sicherheitsgurt gepresst, weil er erst im allerletzten Moment in die Eisen tritt. Er fährt gerne in der mittleren von drei Spuren und ignoriert, dass wir permanent rechts überholt werden. Und obwohl das Radio so laut ist, kriegt er die einzige Staumeldung nicht mit und fährt mitten hinein. Wir sind lange unterwegs.

Dieser Krankentransport hat rein gar nichts von einem Krankentransport. Das Einzige, was diese Fahrt zu einem Krankentransport macht, ist, dass sie von der Krankenkasse bezahlt wird.

Als wir endlich ankommen, bin ich tief erleichtert, vor allem aber mal wieder zu Tode erschöpft.

Die Untersuchung ist am nächsten Morgen. Ich habe beschlossen, etwas Glanz in mein kümmerliches Leben zu bringen, und mir ein schickes Hotel genommen. Der Fahrer kommt mit rein, er muss aufs Klo. Es ist mir peinlich. Als wenn ich mit so einem alten, fertigen Typen unterwegs wäre. Mein vorheriges Leben, als ich mit dem schicken Typen, der weg ist, in schicken Hotels eincheckte, ist nur noch eine ferne Erinnerung.

Ich mache einen kurzen Videofilm von diesem Hotelaufenthalt. Ich drehe ihn mit meinem iPod. Das habe ich oft so gemacht. Der Typ, der nicht an meiner Seite ist, hatte mir den iPod geschenkt.

»Dreh dein Leben als Korrespondentin«, hatte er gesagt, »so etwas erlebst du nie wieder.«

Es gibt Videos von mir auf Parteitagen, wie ich in einer winzig kleinen Hörfunkkabine vor mich hin quatsche. Es gibt ein Video, das ich im Auto in Budapest gedreht habe. Am Steuer sitzt eine ARD-Kollegin, die mich mit quietschenden Reifen zum Bahnhof fährt – ich habe über eine internationale Bildungskonferenz berichtet und den Bus, der alle Konferenzteilnehmer nach Wien fährt, verpasst, nun muss ich den letzten Zug kriegen. Es gibt jede Menge öde Videos, die zeigen, wie ich mit Kollegen im Bundestag abhänge oder vor dem Bundeskanzleramt, darauf wartend, dass ein Politiker herauskommt und etwas in unsere Mikrofone sagt. Und es gibt jede Menge Hotelzimmer-Videos, aus Dresden, Shanghai und Singapur. Denn in den Hotelzimmern habe ich immer meine Hörfunkausrüstung aufgebaut, habe spätnachts meine Beiträge für den nächsten Morgen geschrieben, gesprochen, geschnitten und weggesendet. Frühmorgens habe ich mir das Headset aufgesetzt und zusätzlich Live-Gespräche geführt mit den Wellen daheim.

Auf den meisten Videos sehe ich ziemlich bescheuert aus: müde, morgens mit frisch gewaschenen, noch nassen Haaren, oder nachts in zerknitterten Klamotten und mit verlaufener Wimperntusche. In allen Videos spreche ich in die Kamera und erzähle, was ich gerade mache. Man hört mir oft an, wie erschöpft ich bin, aber ich lache immer. Es war mir egal, wie viel Stress ich hatte und wie wenig Schlaf – ich lebte mein Leben als Korrespondentin mit allergrößter Leidenschaft. Um nichts in der Welt hätte ich ein anderes Leben gewollt.

Das Video aus den Julitagen im Sommer 2011 zeigt eine

andere Lioba. Ich habe mich extra geschminkt, doch mein Gesicht ist bleich und wächsern. Ich bin aufgequollen, man sieht es an den dicken Wangen. Ich habe eine meiner Lieblingsblusen aus reiner Seide an. Trotzig spreche ich in die Kamera: »Ich will nicht so leben, wie es mir geht. Und ich will nicht so aussehen, wie es mir geht.«

Das Hotelzimmer ist so schick wie all die anderen Hotelzimmer, in denen ich mich bei der Arbeit gefilmt habe. Nur dass ich diesmal keine Hörfunkausrüstung aufgebaut habe. Stattdessen liegen auf dem Nachttisch meine Medikamentenschuber.

Am nächsten Morgen fahre ich nüchtern mit dem Taxi in die Spezialpraxis. Ich weiß, es sind nur knapp zehn Minuten Fahrt, das letzte Mal habe ich die Strecke mit dem Bus geschafft. Der Taxifahrer fährt einmal halb um die Stadt herum und liefert mich viel zu spät ab.

Eine Arzthelferin bringt mich in den OP und beklebt mich mit Elektroden. Wie so oft liege ich obenrum nackt auf dem OP-Tisch, als der nüchterne Doc reinkommt. »Was soll das?«, herrscht er die Arzthelferin an und gibt mir ein Tuch, mit dem ich mich zudecken kann. Ich fange an, ihn ein bisschen zu mögen.

Sie verpassen mir eine Schlafnarkose. Propofol. Das ist das, was Michael Jackson nahm, um schlafen zu können, und was ihn dann als Überdosis ins Jenseits beförderte. Der nüchterne Doc sagt, es beschere einem ganz tolle Träume.

Während ich schlafe, schaut er mit einer Ultraschallröhre in mein Herz. Er führt diese Röhre durch meinen Mund und meine Speiseröhre, TEE nennt man das. Die Speiseröhre liegt direkt hinter dem Herz, und von hier aus kann man so gut wie von nirgendwo sonst die Vorhöfe betrachten. Das hatte er auch gemacht, als er mich abladieren wollte, und dabei den Knubbel entdeckt. Jetzt guckt er wieder. Und der Knubbel ist weg. Das Marcumar hat ihn aufgelöst.

Es ist meine erste Frage, als ich erwache: »Ist der Knubbel weg?«

»Ja«, sagt er, »wir reden später.«

Ich gehe in die Cafeteria des Krankenhauses, esse Rührei mit Krabben und komme langsam richtig zu mir. Dann sitze ich im Sprechzimmer des nüchternen Docs. »Der Thrombus hat sich aufgelöst, wie wir es gehofft haben«, erklärt er mir.

Es ist die gute Nachricht des Tages, der Woche, der letzten Monate. Darauf habe ich gewartet. Ich habe gebangt und gehofft. Jetzt, endlich, ist es geschehen: Der verdammte Knubbel ist weg.

Er hat mich nicht ins Jenseits befördert. Er hat aus mir kein sabberndes Etwas gemacht.

Es ist überstanden.

Meine Freude währt einen winzig kleinen Augenblick. Dann spricht der nüchterne Doc weiter: »Sie haben kein Vorhofflattern mehr. Sie haben jetzt Vorhofflimmern.«

Ich habe in den letzten Wochen zu viel recherchiert, um nicht sofort zu wissen, was das bedeutet. Meine Freude weicht blankem Entsetzen.

Vorhofflimmern ist ebenfalls eine gefährliche Rhythmusstörung. Beim Vorhofflimmern zucken die Vorhöfe noch schneller. Und es ist viel schwerer zu behandeln: Eine Flatterablation, die ja bereits Risiken birgt, ist ein Klacks im Vergleich zu einer Flimmerablation. Denn während Vorhofflattern im rechten Vorhof entsteht, entsteht Vorhofflimmern im linken Vorhof. Und da muss man erst mal hinkommen.

Der Abladeur muss vom rechten Vorhof aus durch die Vorhofscheidewand durchpieksen. Man weiß nämlich mittlerweile, dass Vorhofflimmern aus den Lungenvenen kommt. Dort feuern einzelne Zellareale dreihundert bis sechshundert elektrische Impulse in der Minute. Diese Impulse werden über Muskelfasern in den linken Vorhof geleitet. Und daraus resultiert dann ein unregelmäßiges, megaschnelles Flimmern der Vorhofmuskulatur.

Um das Vorhofflimmern zu beseitigen, muss man die Lungenvenen elektrisch vom linken Vorhof isolieren. Das Isolierband im Herz besteht dann aus lauter winzig kleinen Verödungen, die der Abladeur punktgenau nebeneinander setzt. Er schafft auf diese Weise elektrische Barrieren zwischen den Lungenvenen und dem linken Vorhof.

Eine Flimmerablation ist eine große, schwierige und zeitaufwendige Prozedur mit speziellen Risiken.

Bei jeder Flimmerablation besteht die Gefahr, dass das Herz verletzt wird, und es besteht während der Prozedur ein höheres Schlaganfallrisiko: Es kann passieren, dass Luft oder kleine Blutgerinnsel in den Kreislauf verschleppt werden.

Ich habe ein zusätzliches Problem. In meiner Vorhofwand steckt seit vierzig Jahren ein fünfmarkstückgroßer Flicken. Da kann man nicht einfach so durchpieksen. Man muss, wenn irgend möglich, drum herum mit dem Katheter. Aber niemand weiß, wo genau der Flicken sitzt. Und sichtbar machen kann man ihn auch nicht.

Und was das Schlimmste ist: Vorhofflimmern ist eine fortschreitende Krankheit. Wer es einmal hat, wird es meist nicht mehr los. Erst kommt es anfallsweise. Dann geht es nicht mehr weg, und man flimmert ständig. Das führt dazu, dass der Herzmuskel ausleiert, er wird immer schwächer.

Irgendwann sitzt man dann nur noch zu Hause auf dem Sofa. Und hat keine Kraft mehr für gar nichts.

Die blanke Panik packt mich: Ich werde nicht mehr gesund werden.

»Machen Sie sich keine Sorgen«, sagt der nüchterne Doc,

»ich gehe davon aus, dass das Flattern zu Flimmern degeneriert ist. Wir behandeln das Flattern, und dann sehen wir mal.«

Damit bin ich entlassen. Ich sitze im schicken Wartezimmer der Spezialpraxis und warte auf den Fahrer, der mich nach Hause bringen soll. Ich stehe unter Schock. Ich kann es nicht fassen.

Mein Herz flimmert.

Vorhofflimmern ist eine weit verbreitete Krankheit unter alten Menschen. 15 Prozent der über 80-Jährigen leiden darunter. Von den unter 40-Jährigen sind es gerade einmal 0,5 Prozent.

Ich habe eine typische Alterskrankheit. Eine, die nicht mehr weggeht. Mit vierzig.

Und bis zum Ablationstermin sind es noch fast vier Wochen.

Langsam dämmert es mir. Soll ich etwa bis dahin mit Vorhofflimmern rumlaufen? Zusehen, wie mein Herz noch weiter an Kraft verliert?

Der nüchterne Doc hat längst die nächsten Patienten bei sich. Als er kurz im Flur auftaucht, schnappe ich ihn mir.

»Warum«, fahre ich ihn an, »haben Sie mir keine Kardioversion verpasst? Ich war in Narkose! Der Knubbel ist weg! Sie hätten die Gelegenheit nutzen und mir einen Stromstoß verpassen können! Damit das Flimmern weggeht!«

»Das«, sagt er, »hat Ihnen in der Vergangenheit schon nicht geholfen. Das Flimmern wäre direkt wiedergekommen.«

Ich habe keine Chance nachzufragen. »Ich muss weiter«, sagt er und ist verschwunden.

Tausend Volt, die Dritte

Ein anderer Fahrer bringt mich nach Hause. Auch er hört viereinhalb Stunden lang laut Musik und macht sie nur minimal leiser, als ich mich beschwere. Was stellen diese Typen sich eigentlich unter einem Krankentransport vor?

Ich sitze auf der Rückbank, starre aus dem Fenster und sehe nichts. In meinem Kopf toben die Gedanken: Wie konnte das passieren? Flimmern! Wer ist schuld? Dieser dämliche sommersprossige Kardiologe hätte mir früher Marcumar geben müssen. Ich hätte keinen Knubbel gekriegt, wäre längst abladiert und gesund. Was bedeutet das? Und jetzt lassen die mich so lange auf die Ablation warten! Ich warte nicht länger, ich gehe irgendwo hin und lasse die Ablation von jemand anders machen. Wo ich den ersten Termin kriege. Damit es endlich vorbei ist. Nein. Ich muss warten. Sie sind die Besten.

Ich drehe fast durch.

Im Prenzlauer Berg wird die Stargarder Straße wieder einmal aufgerissen. Der Taxifahrer hält am Helmholtzplatz, von dort sind es noch ein paar hundert Meter.

»Das schaffen Sie ja wohl«, erklärt er mir.

»Was meinen Sie«, frage ich zurück, »warum dies hier ein Krankentransport ist?«

»Sie sehen aber fit und gesund aus«, mault er.

Nur widerwillig dreht er eine weitere Runde, damit ich näher an meinem Zuhause aussteigen kann. Ich gebe ihm zwanzig Euro Trinkgeld.

Er beschwert sich trotzdem: »Ich muss dringend aufs Klo. Jetzt muss ich gucken, wo ich schnell eins finde.«

Zu Hause rufe ich meine Eltern an. Ich muss, sie warten

darauf. Und dann bricht es aus mir heraus. »Was sind das für Menschen«, schimpfe ich, »die eine Frau, die theoretisch noch ihr halbes Leben vor sich hätte, immer kränker werden lassen!« Ich meine alle meine Ärzte auf einmal. Ich weine, meine Eltern weinen auch.

»Sollen wir kommen?«, fragen sie.

»Nein!«, brülle ich. »Ihr könnt jetzt Kerzen anzünden.«

»Das haben wir schon«, sagt mein Vater.

Ich sitze lange auf meinem Sofa und heule. Ich heule alles heraus. Ich gebe Töne von mir, von denen ich niemals gedacht hätte, dass ich darüber verfüge.

Lilly kommt und setzt sich dicht neben mich, legt ihr Pfötchen auf meinen Arm. Ich heule weiter, sacke auf meinem Sofa zusammen. Da setzt sie sich vor mich und reibt ihr Köpfchen an meinem tränennassen Gesicht.

Später fange ich an zu fluchen. Ich fluche, wie ich noch nie in meinem Leben geflucht habe.

Ich will so nicht leben.

Und dann flehe ich um Hilfe. Ich weiß nicht, wen ich anflehe. Sicherheitshalber benutze ich den Singular und den Plural.

Irgendwann ist es vorbei.

Ich restauriere ein wenig mein Gesicht und gehe in meine liebste Bäckerei, die portugiesisch-griechische. Ich setze mich vor die Tür unter die Markise und esse drei Stück Kuchen hintereinander: New York Cheesecake, New York Cheesecake mit Schokolade, Zitronentarte. Es läuft Musik, der rothaarige Verkäufer hinter der Theke pfeift dazu.

Es geht mir nicht besser. Aber so lässt es sich besser aushalten. Auf einem sonnenbeschienenen Bürgersteig in Prenzlauer Berg, wo das Leben für die allermeisten Menschen leicht und beschwingt ist. Und selbst die, für die nichts leicht ist, kriegen ein bisschen was davon ab.

Tags darauf fahre ich zu meinem neuen EMAH-Doc. Er ist nicht da, seine Kollegin vertritt ihn, eine Kinderärztin. »Ich flimmere«, sage ich. Sie schließt mich ans EKG an, guckt auf die Kurve, und sagt: »Stimmt.« Dann hängt sie sich ans Telefon. »Gehen Sie schon mal nach Hause«, sagt sie, »ich rufe Sie gleich an.«

Und das tut sie. Ich bin noch gar nicht zu Hause angekommen. Ich habe, während ich mühsam und langsam wie immer die Stargarder Straße entlangkrieche, Nicole getroffen. Nun sitzen wir auf einer Bank und essen Eis, als mein Handy klingelt.

»Ich habe Ihnen einen Termin in der Charité gemacht«, sagt die Stellvertreter-Kinderärztin. »Gehen Sie morgen um halb acht nüchtern dorthin. Sie werden eine Kardioversion machen. Das wollen wir doch mal sehen, ob das Flimmern nicht weggeht.«

Ich kriege also wieder einmal einen Stromstoß.

Es ist die gleiche Station. Die, auf der ich schon tagelang lag, weil das Marcumar anfangs nicht wirkte. Die, auf der sie mir auch den letzten Stromstoß verpasst haben, im Behandlungszimmer. Nachdem sie mich drei Stunden im Spielzimmer warten ließen.

Ich beeile mich nicht sonderlich am nächsten Morgen. Ich habe schlecht geschlafen und bin zu spät aufgewacht. Und ich könnte mich eh nicht beeilen, das Flimmern und die Medikamente zwingen mir ein Leben in Zeitlupe auf. Es ist Viertel vor acht, als ich auf die Station schlurfe.

»Da sind Sie ja endlich«, einer der jungen Ärzte rennt mir entgegen. Er zieht mich ins Behandlungszimmer, legt mir in null Komma nix auf dem Handrücken einen Zugang für eine Kanüle. Und dann düst er mit mir, so schnell ich kann, in einen OP-Raum.

Diesmal ist alles anders.

Sie verabreichen mir den Stromstoß nicht im Behandlungszimmer. Im OP-Raum ist schon ein ganzes Team versammelt. Und es ist auch kein Assistenzarzt, der sich die Geräte erst zeigen lassen muss. Es ist der Oberarzt persönlich, der bereits auf mich wartet.

Es ist mir ziemlich peinlich, dass ich so spät bin.

Während alle um mich herumstehen, ziehe ich mich vor dem OP-Raum aus und ein OP-Hemd an. Meine Anziehsachen stopfe ich unters Kissen, denn diesmal steht ein Bett für mich bereit. Ich klettere auf den metallenen OP-Tisch, und dann bin ich mal wieder weg.

Als ich erwache, liege ich in einem Zweibettzimmer. Auf meinem Oberkörper kleben Elektroden. Neben meinem Bett steht ein Monitor. Der zeigt ein EKG. Es sieht phantastisch aus. Mein Herz ist im Takt.

Ich habe dieses typische, hinten offene OP-Hemd an und eine Unterhose, sonst nichts. Im Bett neben mir liegt ein kleines Mädchen. Es ist vielleicht drei oder vier Jahre alt. Es sitzt sehr munter im Bett und malt. Ich bin mal wieder auf der Kinderstation.

Um das Bett herum stehen vier Erwachsene: die Eltern und die Großeltern. Die Kleine, erfahre ich, hatte einen Vorhof-Septum-Defekt. Den gleichen Herzfehler, den ich auch einst hatte. Gestern wurde sie operiert. Man ging mit einem Katheter in ihr Herz und plazierte ein Schirmchen, das das Loch in der Vorhofwand verschließt. Dazu machte man nur ein kleines Loch in die Leiste. Die Operation ist gelungen. Morgen wird die Kleine entlassen.

Es liegen knapp vierzig Jahre zwischen uns, die alles verändert haben.

Als ich klein war, war meine Herzoperation eine Meisterleistung. Heute ist der Verschluss eines Vorhof-Septum-Defektes chirurgischer Alltag.

Die Eltern und die Großeltern sind in Feierlaune. Sie sind laut. Sie bestürmen die Kleine mit Fragen und Liebkosungen. Sie lässt das alles sehr gelassen über sich ergehen und malt weiter.

Ich bin nicht gelassen. Ich habe Angst, dass mein Herz gleich wieder anfängt zu flimmern. Die meisten Flimmer-Patienten sind nach einem Stromstoß erst einmal im Takt. Bei vielen hält das jedoch nicht lange an. Nach wenigen Stunden oder Tagen flimmern sie wieder.

Auch nach meiner letzten Kardioversion, damals im Behandlungszimmer, war mein Herz kurz darauf wieder aus dem Takt geraten und hatte erneut angefangen zu flattern.

Ich will mich nicht aufregen. Ich darf mich nicht aufregen. Ich möchte einfach nur still im Bett liegen und hoffen, dass mein Herz weiter so hübsch im Takt bleibt. Aber die vier Feiernden direkt neben mir treiben mich mit ihrem Lärm fast in den Wahnsinn.

Auch ich habe in der Leiste ein Loch. Das hatte ich beim letzten Mal nicht. Sie haben diesmal auch da einen Zugang gelegt. Falls mein Herz nach dem Stromstoß zu langsam oder gar nicht mehr geschlagen hätte, wären sie schnell mit einem Katheter in mein Herz gegangen und hätten es von innen elektrisch stimuliert. Ich bin jetzt Flimmer-Patientin. Da treffen sie offensichtlich andere Vorsichtsmaßnahmen.

Ich nehme nach wie vor Marcumar, damit sich kein neuer Knubbel bildet. Das bedeutet, dass Wunden sich nicht so einfach schließen. Auch die in meiner Leiste nicht. Wenn das Loch sich öffnen würde, wäre das fatal.

Immer wieder kommt deswegen ein Arzt rein und guckt sich das Loch in meiner Leiste an. Er reißt dazu das Laken und das OP-Hemd weg und guckt mir zwischen die Beine. Und die Eltern und Großeltern des kleinen Mädchens gucken mit.

»Muss das sein?«, sage ich mit einem Blick zu den vieren zum Arzt.

»Wir gehen schon«, sagen der Vater und der Großvater.

Nach einer Weile sind sie wieder da. Sie haben zwei Tabletts mit vier Essen aus der Cafeteria geholt. Es riecht nach Kartoffelpüree und gebratenem Fleisch. Alle vier setzen sich an den Tisch am Fußende unserer Betten und beginnen zu essen.

»Was soll das denn?«, fragt der Arzt, als er das nächste Mal nach mir gucken kommt. »Das geht so nicht!«

Tatsächlich sind maximal zwei Besucher pro Patient erlaubt. Ein Mittagessen zu viert im Krankenzimmer verstößt eindeutig gegen die Regeln.

Die vier essen in Ruhe zu Ende.

Ich muss dringend aufs Klo. Ich muss schon lange aufs Klo, aber ich darf wegen des Lochs in der Leiste nicht aufstehen. Die Schwester bietet mir an, eine Pfanne zu bringen. Allein die Vorstellung treibt mir die Schamesröte ins Gesicht. Ich halte lieber weiter durch.

Irgendwann geht es nicht mehr. »Darf ich aufstehen?«, frage ich die Schwester. Ich darf. Ich bin es satt, nur dieses blöde OP-Hemd anzuhaben, also raffe ich meine Klamotten zusammen, um mich auf dem Klo halbwegs anzuziehen. Die Klamotten trage ich unterm Arm, mit der anderen Hand halte ich hinten das OP-Hemd zu. Dann muss ich die Klotür öffnen. Ich habe keine Chance. Ich muss die Hand hinten loslassen. Das OP-Hemd klafft auseinander. Ich spüre die Blicke der Eltern und der Großeltern im Rücken und fluche leise vor mich hin.

Als die vier fertig sind mit Essen, verabschieden sie sich mit großem Tamtam von der Kleinen. Ich bekomme mit, dass die Großeltern extra aus dem Berliner Umland angereist sind. Jetzt fühlen sie sich meinetwegen gezwungen zu gehen. Sie gucken mich böse an.

Ich versuche, ruhig zu atmen und mich nicht aufzuregen. Ich will diesen hübschen, ordentlichen Rhythmus behalten, den der Monitor neben meinem Bett zeigt.

Dann sind sie endlich weg, nur die Mutter bleibt. Der

Arzt kommt rein und guckt sich ein letztes Mal das Loch in meiner Leiste an. Ich liege mittlerweile angezogen im Bett, die Jeans muss ich noch mal runterziehen. In dem Moment geht die Tür wieder auf, der Vater hat etwas vergessen. Er rammt dem Arzt die Tür in den Rücken und starrt mit ihm gemeinsam zwischen meine Beine.

Ich werde noch am gleichen Tag entlassen. Und ich bin heilfroh. Keine Minute länger will ich im Krankenhaus sein. Ich bin alles so satt.

Diesmal ist es Nicole, die mich abholt. Wir fahren mit dem Taxi nach Hause. Nicole bringt mir Suppe, Tee und Kuchen aus ihrem Café. Dann muss sie wieder nach vorne, ihre Gäste bedienen.

Ich bin zu Hause. Mein Herz ist im Takt.

Ich sitze ganz still, lausche meinem Herzen. Es klingt phantastisch.

Das Gefühl, keine Herzrhythmusstörungen zu haben, ist ein sattes. So, als hätte man eine wundervolle Mahlzeit hinter sich. Und säße im bequemsten Sessel der Welt. In der Hand den besten aller Rotweine. Im Kamin ein Feuer. Satt und wohlig. So fühlt es sich an.

Kaum sind die Herzrhythmusstörungen weg, erwachen meine Lebensgeister. Sie tun es fast augenblicklich.

Ich mache mein neues Radio an. Es ist ein Internetradio, es hat Sender aus aller Welt. Auch afrikanische. Ich höre Radio Dakar. Einst hatte ich einen guten Freund, der kam aus Dakar. Er sang und spielte in einer Band, und er tanzte mit mir durch die Wohnung.

Ich drehe Radio Dakar ein bisschen lauter und beginne, meine Hüften ein wenig zu wiegen. Nur ein bisschen. Ich bewege mich kaum. Ich bin immer noch total schwach. Aber ich tanze, ein kleines bisschen. Ich bin wieder im Takt! Es ist ein so phantastisches Gefühl. Kleine Schritte. Ich tanze.

Eine Reise und eine Bootsfahrt

Jeden Morgen stelle ich mich nackt vor den Spiegel, schaue mich von vorne an, von hinten. Das hat mir meine erste Berliner Hausärztin so aufgetragen: gucken, ob ich vielleicht zu viel Marcumar intus habe und dabei bin, innerlich zu verbluten. Ich kann mir nicht vorstellen, dass ich noch nackt vorm Spiegel stehe, wenn mein Gewebe schon rot und blau ist, aber natürlich halte ich mich dran.

Jeden Morgen ist der Anblick schrecklich. All das Fett. Muskeln habe ich schon lange keine mehr. Meine Haut: lederlappig. Am Morgen nach der dritten Kardioversion habe ich zusätzlich das Loch in der Leiste. Weit außerhalb des Bereichs, den eine Bikinihose abdecken könnte. Noch eine Narbe. Und auf der Brust mal wieder ein Bügeleisenabdruck von den Elektroden, mit denen sie mir Strom durchs Herz gejagt haben. Ich schaue mich an, dieses Wrack von einer Frau, und plötzlich muss ich lachen. Es ist ein fieses Lachen. Ein zutiefst verzweifeltes. Ich schaue meinem Körper zu, wie er mehr und mehr verkommt.

Niemand, meine Ärzte nicht und ich nicht, glaubt, dass der hübsche Rhythmus von Dauer ist. Ich muss nach wie vor abladiert werden. Ich warte auf den Termin Mitte August.

Mittlerweile habe ich eine neue Hausärztin, die dritte. Ich habe im Telefonbuch nach einer internistischen Praxis gesucht und die genommen, die am nächsten liegt. Es ist wieder eine dieser typischen Ostpraxen mit schrabbeligem Linoleumboden und Möbeln aus der Nachwendezeit. Mit einem Tresen mitten im Wartezimmer, hinter dem die

Arzthelferin thront. Wobei man die Arzthelferin im Osten nicht Arzthelferin nennt, sondern »Schwester«.

Schwester Mandy führt die Praxis wie ein Feldwebel. In den nächsten Monaten werde ich sie genauso fürchten wie lieben lernen. Sie brüllt den Patienten ihre Kommandos zu, welche Unterlagen sie abzuliefern und in welche Räume sie sich zu bewegen haben. Es ist völlig sinnlos, Schwester Mandy anzusprechen. Sie spricht die Patienten an, wenn sie es für richtig hält. Jeder, der reinkommt, setzt sich einfach hin und wartet auf ihre Anweisungen. Schwester Mandy ist die einzige Arzthelferin. Sie macht alles gleichzeitig: das Telefon bedienen, Versichertenkarten scannen, Überweisungen und Rezepte ausstellen, Blutdruck messen, Blut abnehmen, EKGs anlegen. Sie trägt einen blauen, kurzen Kittel und hat tätowierte Augenbrauen. Sie geht nicht durch die Praxis, sie rennt. Und sie vertut sich nie.

Schwester Mandy hat ihre Sympathien klar verteilt: Es gibt Patienten, die sie duzt und herzt, und es gibt welche, die können noch so sehr um sie buhlen, sie kriegen nur alle paar Wochen ein Lächeln. Ich gehöre zu Letzteren. Es ist mir egal. Nach der dicken Dora bin ich so dankbar, endlich vernünftig versorgt zu werden, dass ich Schwester Mandy mit all ihrer Kratzbürstigkeit fest in mein Herz schließe.

Meine neue Hausärztin ist alt, eigentlich müsste sie längst in Rente sein. Ihre Hand zittert manchmal ein wenig. Sie behandelt Menschen mit Schnupfen und Menschen mit Krebs, und sie weiß einfach alles. Sie hat alle Medikamente im Kopf und alle Wechselwirkungen und alle pflanzlichen Alternativen. Auch sie hat keine Ahnung von Erwachsenen mit angeborenen Herzfehlern, aber sie checkt sofort, was mit mir los ist. Wie kaputt und erschöpft ich bin von dieser vermaledeiten Krankheit.

Meine neue Hausärztin hat sich schon zu DDR-Zeiten in chinesischer Medizin weitergebildet, in einer Ära, als das absolut nicht angesagt war. Die Ostberliner Akademie der Wissenschaften befand 1981, die Akupunktur sei wirkungslos und entbehrlich. Meine Hausärztin fand damals Wege, es trotzdem zu lernen.

Nun setzt sie ihren Patienten die Nadeln, mir auch. Alle paar Tage liege ich mit noch zwei anderen in einem Raum, nur notdürftig mit Vorhängen voneinander getrennt. Die Fenster gehen zu einem grauen Hinterhof raus. Die Kissen auf unseren Liegen haben selbstgenähte Bezüge mit schrillen Mustern. Es ist kein Wellness-Ort. Aber etwas Wundersames geschieht: Meine Seele kommt ein wenig zur Ruhe. Zumindest, solange ich auf der Liege liege.

Warum ich so schwach und so durcheinander bin, kann sich allerdings auch meine Hausärztin nicht erklären.

Mein Herz ist im Takt, doch nichts ist in Ordnung.

Ich bin ständig todmüde. Ich kriege kaum Luft. Ich kann nur wenige hundert Meter weit gehen, wenn überhaupt. Ich quelle auf wie ein Hefekuchen.

Und ich bin völlig neben der Spur. Ich rede wirr, kann mir nichts merken. Alles, woran ich denken muss, klebe ich mit Post-its an meinen Küchenschrank: Arzttermine, Medikamentendosierungen, Telefonnummern, Dinge, die ich besorgen oder erledigen muss. Mehrmals am Tag stehe ich vor den Klebezetteln und denke angestrengt nach, was als Nächstes zu tun ist. Sobald etwas geregelt ist, reiße ich den Zettel ab und schmeiße ihn in den Müll. Sonst hätte ich sofort vergessen, dass ich es schon erledigt habe. Ich komme mir vor wie eine demente alte Frau.

Ich habe Angst. Ich habe Angst, dass ich nicht mehr auf die Beine komme. Und dass ich verrückt werde.

Ein Bekannter rät mir, zum Deutschen Herzzentrum nach München zu fahren. Dort habe man Ahnung von angeborenen Herzfehlern wie nirgendwo sonst.

Ich rufe den Superabladierer an, bei dem ich in zwei

Wochen meinen Termin habe, und frage, ob ich mich vorher noch mal in München durchchecken lassen soll. Er findet das eine gute Idee. Er kennt die Münchner. Später werde ich feststellen, dass fast alle Ärzte, die sich mit angeborenen Herzfehlern beschäftigen, sich untereinander kennen. Es sind nicht allzu viele.

Diesmal frage ich erst gar nicht nach einem Krankentransport und kaufe mir im Internet ein Bahnticket. Später werde ich mich an diese Bahnfahrt kaum erinnern können. Es ist, als fräßen die Medikamente mein Gehirn. Manche Ereignisse sacken einfach weg.

Die Strecke Berlin–München ist lang, und so bleibt mir nichts anderes übrig, als einen Tag vorher anzureisen und mir in der Nähe des Herzzentrums ein Hotel zu nehmen. Es ist eins dieser typischen Hotels für Geschäftsreisende. Diesmal mache ich kein iPod-Video. Ich bin zu genervt. Unten im Hotel ist eine Bar, in der es etwas zu essen gibt, aber leider auch lauter einzeln herumsitzende Männer, die mich von oben bis unten taxieren, trotz der Wampe. Wäre ich gesund, ich würde in die Stadt gehen, mir woanders etwas zu essen besorgen. So aber verziehe ich mich aufs Zimmer und esse statt eines Abendessens alle Nüsse und Chips, die die Minibar hergibt. Mit knurrendem Magen krieche ich ins Bett.

Am nächsten Morgen, einem warmen, sonnigen Tag Anfang August, betrete ich zum ersten Mal in meinem Leben das Deutsche Herzzentrum in München. Es ist weiß-blaues Sommerwetter in Bayern, vor dem Haupteingang sprudelt ein mannshoher Springbrunnen. In meiner Seele jedoch ist es düstere Nacht. Ich bin den Weg vom Hotel, es sind nur wenige hundert Meter, zu Fuß gegangen und musste immer wieder anhalten, mich auf Mäuerchen setzen, mich an Laternen festhalten. Ich bin erschöpft und deprimiert. Meine Laune ist im Keller. Es ist ein Versuch.

Ein weiterer Versuch, endlich herauszufinden, was mit mir los ist. Es ist längst alles zu viel für mich.

Sie machen als Allerersten ein Foto von mir und kleben es vorne in meine Patientenakte. Ich finde das schrecklich, weil ich so krasse Pausbacken habe. Erst viel später werde ich begreifen, warum: Die Ambulanz für Erwachsene mit angeborenen Herzfehlern in München ist eine der größten weltweit. Die Patienten kommen von überall her. Wenn ein Patient, der nur einmal im Jahr zur Kontrolle kommt, dort anruft und einen Rat braucht, lässt der Arzt sich die Akte kommen. Dank des Fotos weiß er sofort, mit wem er es zu tun hat.

Später, viel später, werde ich sehr froh sein, dass es in München eine Akte mit meinem Foto gibt.

Sie machen all die Untersuchungen mit mir, die andere Ärzte schon zigmal mit mir gemacht haben: EKG, Belastungstest, Ultraschall. Und doch ist vieles anders. Die Schwester, die das normale Ruhe-EKG schreibt, gibt mir danach eine kleine Tüte mit Gummibärchen. Das haben sie sich für die Kinder, die hier auch behandelt werden, ausgedacht, aber die erwachsenen Patienten kriegen auch welche. Ich mag keine Gummibärchen. Aber ich lächle zum ersten Mal an diesem Tag. Ich bin ein kleines Mädchen in diesem Moment, das zum ersten Mal in seinem Leben beim Arzt etwas geschenkt bekommt.

Immer musste ich beim Belastungs-EKG mit nacktem Oberköper Fahrrad fahren, schließlich kleben ja die Elektroden da drauf. In München fragen sie, ob ich mein T-Shirt überziehen will. Meine Belastungswerte sind schlecht wie immer. Aber diesmal fühle ich mich besser – weil die Situation nicht so demütigend ist wie sonst.

Und selbstverständlich darf ich bei der Ultraschalluntersuchung des Herzens auf dem Rücken liegen, allein. Niemand quetscht sich mit auf die Liege, niemand drückt mich bei der Untersuchung an sich. Die Ärztin sitzt auf einem Stuhl neben mir.

Es sind nur kleine Unterschiede. Für mich, die ich seit Monaten behandelt werde wie ein Stück Holz, das keine Gefühle hat und kein Schamgefühl, verändern sie alles.

Sie sagen mir auch völlig neue Dinge. Ich bin nach München gefahren im Glauben, ich sei herzinsuffizient. Schließlich hat mein EMAH-Doc in Berlin, der ja für unsereins extra ausgebildet ist, das so festgestellt. Hier erfahre ich: Das stimmt gar nicht. Die veränderte Größe des Herzens ist eine Folge des Herzfehlers, der längst korrigiert ist. Ich laufe schon seit vierzig Jahren so rum, ohne dass es etwas ausgemacht hat.

Ich kann es kaum glauben.

Dafür schauen sie sich eine meiner Herzklappen genau an. Sie ist etwas undicht, das weiß ich schon lange. Doch hier hat es plötzlich ein anderes Gewicht. Sie werden die Herzklappe im Auge behalten.

Ich mag auch das kaum glauben. Ein neues Problem, ein kleines, das ein großes werden könnte. Ich bin in Sorge.

Am Ende führt einer der Ärzte ein Abschlussgespräch mit mir. Nie zuvor hat mich ein Arzt so ausgefragt, so genau untersucht. Ich erzähle ihm von meiner Schwäche, das wundert ihn nicht nach sechs Monaten permanenter Herzrhythmusstörungen. Ich berichte ihm von meiner Schusseligkeit. Und er sagt den einen Satz, den ich niemals vergessen werde. Er sagt: »Sie gehören zu den sensiblen Menschen. Wenn man Menschen wie Ihnen Betablocker gibt, ist das, als schneide man einem Insekt die Fühler ab.«

Ich höre diesen Satz und lausche ihm nach. Lausche dem Klang, den er in meinem Inneren erzeugt, dem Echo. Seit Monaten haben Ärzte versucht, mich als depressiv und gestört darzustellen. Als eine, die nicht ganz dicht ist.

Weil sie durcheinanderredet, nicht mehr alles mitbekommt. Weil sie ständig und laut und verzweifelt erklärt, dass ihr ganzes Empfinden sich seit der Herzkrankheit radikal verändert hat. Dass sie nicht mehr die Alte ist.

Ich bin ein Insekt, dem man die Fühler abgeschnitten hat. Genau so fühlt es sich an. Genau so ist es. Diese beschissenen Betablocker haben aus mir einen Zombie gemacht. Und immer wenn ich versucht habe, jemandem das zu erklären, wurde ich für verrückt erklärt.

Es ist eigentlich alles wie vorher. Ich muss abladiert werden, daran haben auch die Ärzte in München keinen Zweifel. Es ist sogar noch ein bisschen schlimmer: Die undichte Herzklappe könnte undichter werden. Und es ist alles ein bisschen leichter von diesem Moment an: Ich bin nicht bekloppt. Ich vertrage lediglich keine Betablocker.

Nachher sitze ich lange in einer Seitenstraße auf einer Bank. Monatelanges Recherchieren und von Arzt-zu-Arzt-Rennen haben mich nicht so klug gemacht wie dieser eine Vormittag im Deutschen Herzzentrum in München. Ich sitze auf der Bank und weine leise vor mich hin. Weil ich so erleichtert bin. Und weil ich nun eine neue, weitere Sorge habe: die undichte Herzklappe.

In diesem Moment ruft meine Freundin Isabelle an. Wir haben vor zwanzig Jahren zusammen studiert, nun lebt sie in München. Isabelle ist die größte Lebenskünstlerin, die ich kenne. Sie hatte einen Traumtypen und einen Top-Job und verlor beides, als sie schwanger wurde. Sie zog mit ihrem frischgeborenen Sohn aus der schicken Dachterrassenwohnung in der Münchener Innenstadt, die sie mit dem Vater des Kleinen bewohnt hatte, in eine heruntergekommene Wohnung am Stadtrand. Sie fand einen neuen Job und kämpfte sich wieder hoch. Manchmal, wenn ich sie besuchte, fuhren wir aufs Land. Sie zeigte mir dann in einem kleinen Ort ein Bauernhaus. Es stand direkt am

Dorfweiher und war zweihundert Jahre alt. »Eines Tages, Lio«, sagte sie immer, »werde ich dort wohnen. Ich bin schon mit dem Bauern in Kontakt.«

Eines Tages war ich beruflich in München. Als ich fertig war mit der Arbeit, nahm ich die Straßenbahn nach Süden raus bis zur Endhaltestelle. Dort rief ich mir ein Taxi und nannte dem Fahrer die Adresse. »Zu der jungen Frau am Weiher«, sagte der Fahrer, »alles klar.«

Es war Winter, es lag Schnee. Das Taxi fuhr in den kleinen Ort, den wir so oft besucht hatten. Der Weiher war zugefroren. In dem alten Bauernhaus war Licht, in den Fenstern brannten Kerzen. Innen drin saß Isabelle am Kamin. Sie hatte das Haus gekauft und renoviert. So, wie sie es gesagt hatte.

Isabelle ist eine, in deren Wortschatz die Wendung »geht nicht« nicht vorkommt.

Sie weiß, dass ich an diesem Augusttag im Sommer 2011 zur Untersuchung in München bin. Ich weine immer noch ein bisschen, als ich ans Handy gehe. »Kopf hoch, Lio«, sagt sie, »jetzt machen wir uns einen schönen Nachmittag.«

Sie holt mich ab und fährt mich an den Starnberger See. Da kauft sie sich ein Bier und mir eine Limonade. Und Kekse. Ich bin so alle von der Reise und von den Untersuchungen, ich will nur auf einer Bank sitzen und aufs Wasser gucken. Am liebsten würde ich ins Bett. Isabelle aber leiht uns ein Boot.

»Welches wollen Sie haben?«, fragt der Bootsverleiher.

»Das schnellste«, sagt Isabelle.

Ich mache den Mund auf, um zu protestieren, und klappe ihn wieder zu. Isabelle redet man nichts aus. Zehn Minuten später düsen wir über den Starnberger See. Isabelle am Steuer, ich daneben. Es ist wahnwitzig und phantastisch zugleich. Die Sonne geht unter, der See, das Ufer, die Berge, wir – alles ist golden. Es ist eine dieser unwirklichen Situationen, die die Krankheit mir auch beschert: Für einen Moment weichen die Angst und die Verzweiflung einem Augenblick puren Glücks. Es ist so unwirklich, dass ich mein Handy hervorhole und ein paar Fotos mache. Für den Fall, dass ich es später nicht glauben kann. Auf den ersten Fotos gucke ich noch ein wenig erschrocken. Auf den späteren grinse ich übers ganze Gesicht. Und Isabelle, die grinst sowieso.

Zurück in Berlin, würde ich meinem EMAH-Doc gerne erzählen, was in München herausgekommen ist. Von wegen herzinsuffizient. Aber ich komme nicht dazu.

Ich treffe ihn schon vor seiner Praxis an der Haustür. »Hallo«, sage ich. Ich sage es freundlich. Er sagt nichts. Er schließt die Tür auf und rennt vor mir her in sein Sprechzimmer.

Sein Rücken ist das Letzte, was ich von ihm zu sehen bekomme. Denn ab sofort behandelt er mich nicht mehr. Er überlässt mich seiner Kollegin, der Kinderärztin.

»Warum grüßt der Doktor mich nicht mehr?«, frage ich sie.

»Er hat heute Stress«, antwortet sie.

Ich mache den nächsten Termin aus. Wieder lande ich bei ihr.

»Warum behandelt mich der Doktor nicht mehr?«, frage ich sie.

»Er hat keine Zeit«, antwortet sie.

»Ist er sauer, weil ich nach München gefahren bin?«, frage ich.

»Ach was«, sagt sie, »da steht er drüber.«

Ich werde nie herausfinden, was passiert ist. Denn er wird nie wieder mit mir sprechen.

Hilfe, die Clowns sind da

Und dann ist er da, jener 16. August 2011, auf den ich monatelang gewartet habe. Der Tag der OP. Der große Tag.

Aber erst kommt der 15. August. Und der beginnt damit, dass der Fahrer, der mich auf Krankenkassenkosten in die Spezialpraxis fahren soll, nicht erscheint.

Ich bin in aller Herrgottsfrühe aufgestanden, denn mittags muss ich da sein, zu den Voruntersuchungen. Und es sind vierhundert Kilometer.

Ich habe geduscht, mich angezogen, den Koffer fertiggepackt. Ich habe mir noch ein paar Zusatzschlafanzüge im Internet gekauft. Erstens passe ich in meine alten kaum noch rein, und zweitens weiß ich vom letzten Mal, dass aus wenigen Tagen leicht Wochen werden können.

Ich habe Lilly und Simba gefüttert, sie in den Garten gelassen. Ich habe ein kleines Geschenk für Katja hingelegt, die nach ihnen gucken wird. Lilly und Simba sind mit mir früh aufgestanden. Als ich endlich fertig bin, sind sie schon wieder so müde, dass sie in ihren Körbchen liegen und schlafen.

Es ist acht Uhr. Ich bin fertig. Ich warte auf das Klingeln an der Tür. Auf den Fahrer.

Es wird zehn nach acht, Viertel nach acht. Um zwanzig nach acht rufe ich das Taxiunternehmen an. Niemand hebt ab. Die Türklingel schweigt. Es wird kurz vor halb neun.

O. k., denke ich, er wird gleich da sein. Ich gehe schon mal raus.

Ich knie mich vor Lillys und Simbas Körbchen und streichle ihre Köpfe. Sie schnurren und wissen von nichts.

Es ist schwer. Es ist so verdammt schwer, sie hier zurückzulassen.

Ich flüstere liebe Dinge in ihre Öhrchen. Sie sollen nicht merken, was ist. Dann nehme ich den größten meiner Rollkoffer, hänge den Oma-Knopf, den ich dreieinhalb Monate Tag und Nacht um den Hals hatte, an einen Haken im Flur und ziehe die Wohnungstür hinter mir zu.

Draußen ist kein Fahrer.

Nicoles Café macht gleich auf. Eine ihrer Angestellten stellt gerade Tische und Stühle auf den Bürgersteig. »Darf ich mich ein wenig reinsetzen?«

»Ja, klar.«

Ich sitze und warte. Ein ums andere Mal rufe ich das Taxiunternehmen an. Endlich hebt jemand ab.

»Der ist gleich da«, sagt eine Frau.

Niemand ist da.

Als der Fahrer endlich auftaucht, ist es der gleiche alte, fertige Typ wie beim ersten Mal und das gleiche fertige Klapperauto. Mit einem entscheidenden Unterschied: Diesmal ist der Typ auch noch schlecht gelaunt.

Es ist mittlerweile fast neun. Um 13 Uhr muss ich in der Klinik sein.

Ich bekomme es mit der Angst zu tun. Wie will dieser Typ es schaffen, mich rechtzeitig ins Krankenhaus zu bringen? Ich weiß, wie grauenvoll er Auto fährt. Als ich das letzte Mal mit ihm unterwegs war, war es an einem Sonntag, und er war völlig überfordert. Heute herrscht garantiert dichter Berufsverkehr. Ich würde zittern und bangen, ob ich heil ankomme.

Ich will nicht mehr zittern und bangen. Ich habe so lange gezittert und gebangt. Ich habe monatelang auf diesen Tag gewartet. Bin immer kränker und schwächer geworden. Ich bin ein körperliches und seelisches Wrack. Und dennoch: Ich habe es geschafft zu überleben, trotz Knubbel.

Ich bin nicht tot und kein sabberndes Etwas. Ich will mein Leben zurück. Ich will nichts riskieren, rein gar nichts. Ich werde nicht zu diesem Typen ins Auto steigen.

Ich rufe mir ein Taxi und fahre zum Bahnhof. Der Typ brüllt hinter mir her. Ich fühle mich gut. Ich fühle mich, als schlüge ich dem Schicksal gerade ein Schnippchen.

Ich bekomme einen Zug in die richtige Richtung, ich bekomme ihn so gerade noch. Weil ich früher viel Bahn gefahren bin, um den Typen zu besuchen, der weg ist, hat die Bahn mir ein kostenloses Upgrade für die erste Klasse geschenkt. Ich hatte es immer in meiner Handtasche stecken, sicherheitshalber.

Ich bitte den Schaffner, mir mit dem Koffer zu helfen. Und dann sitze ich in der ersten Klasse. In meinem rosa Glücks-T-Shirt zwischen all den Anzugträgern.

Eigentlich ist das meine Welt – mal eben morgens schick irgendwo hindüsen, ein Interview machen, nachmittags zurück. Den Laptop auf dem Ablagetisch, unentwegt durcharbeiten, keine Minute verplempern.

Zigmal bin ich hochbeschäftigt in der ersten Klasse irgendwo hingesaust. Immer unter Zeitdruck, immer im Stress, immer auf Zack. Diesmal fahre ich zu meiner Herzoperation. Ich könnte von meinem alten Leben nicht weiter entfernt sein.

Ich schaffe auch den Umstieg. Als ich fast da bin, bleibt der Zug auf offener Strecke stehen. Der Bahnhof ist gesperrt wegen spielender Kinder auf den Gleisen.

Ich beginne, mich zu verspäten.

Endlich angekommen, beschließe ich kühn, die Straßenbahn zu nehmen. Sie fährt direkt vor dem Bahnhof los und bis vor die Tür des Krankenhauses.

Nur leider fährt sie heute nur ein Stückchen, dann ist Schienenersatzverkehr. Mir weist der Fahrer den falschen Bus. Ich merke es erst, als wir aus der Stadt rausfahren. Ich wuchte meinen Rollkoffer mit Mühe aus dem Bus hinaus und stehe mitten in der Walachei. Es ist so absurd, ich beginne, die Komik des Tages ein klitzekleines bisschen zu genießen. Und rufe mir noch mal ein Taxi, das mich ins Krankenhaus bringt.

Jetzt bin ich viel zu spät.

Bei aller Angst – ich bin gelassener diesmal. Meine Freundin Marianne wird kommen. Die, die mich zu Beginn der Krankheit mit ihren Krankenschwestern-Freundinnen besucht hat. Ich habe mich gar nicht getraut, irgendjemanden zu fragen, ob er mitkommt zur OP. Die Spezialpraxis ist so weit weg von allen. Marianne hat es von alleine angeboten. Ich habe gezögert, ihr Angebot anzunehmen. Und es dann doch getan. Ich will jemanden an meiner Seite haben. Ich brauche jemanden, dringend.

Morgen früh wird sie in den Zug steigen, damit sie mittags, nach der Ablation, bei mir ist.

Der nüchterne Doc wundert sich nicht wenig, dass ich mit einem intakten Rhythmus ankomme. Dass der letzte Stromstoß in der Charité nun schon vier Wochen vorhält. »Tja«, sage ich, »Sie haben mir ja leider keinen verpasst.« Er entschuldigt sich. Und meine Sympathie für ihn ist gleich wieder da.

Und dann folgt ein Schreck dem nächsten. Zack, zack, zack.

Sie haben kein Einzelzimmer. Ich habe eine private Zusatzversicherung fürs Krankenhaus, aber das ist egal. Ich soll wieder auf die Kinderstation, dorthin, wo die Schwestern so unfreundlich zu mir waren. Nur dass ich diesmal mit jemand anderem auf einem Zimmer liege.

Der zweite Schock: Ich komme am nächsten Tag nicht zuerst dran, wie man mir gesagt hatte, sondern als Letzte. Weil ich so ein schwieriger Fall bin. Sie planen meine Ablation mit Open End. Ich werde nervös. Marianne wollte mittags kommen und abends nach Hause fahren. Was, wenn ich erst abends aus der Narkose erwache? Dann wollte sie eigentlich schon auf dem Heimweg sein. Panik steigt in mir hoch.

Und dann der dritte Schock: Der nüchterne Doc erklärt mir, dass es nur in der Hälfte aller Fälle gelingt, Herzrhythmusstörungen, die gerade nicht da sind, künstlich auszulösen. Und genau das werden sie während der Ablation tun: Sie werden mit Kathetern in mein Herz gehen und meine Herzrhythmusstörungen künstlich auslösen, um zu gucken, wo im Vorhof sie entstehen. Und dann werden sie das Gewebe dort veröden. Falls es nicht gelingt, mich zum Flattern zu bringen, veröden sie vorsorglich irgendwas anderes.

Das habe ich nicht gewusst. Die letzten vier Wochen, himmlisch im Rhythmus, nun rächen sie sich: Ich habe jetzt gerade keine Herzrhythmusstörungen, deren Ursprung man leicht feststellen könnte. Der Ausgang der OP ist ungewisser als je zuvor.

Der Schicksalsknoten, der in den letzten Monaten dafür gesorgt hat, dass alles schlimmer wurde, als es schon war, er ist noch nicht gelöst.

Ich bin geschockt, und ich bin voller Angst.

Als Erstes muss ich Marianne anrufen. Ich erreiche sie nicht. Ich weiß, dass sie morgen ihren letzten Zug verpassen wird, wenn sie länger als geplant bei mir bleibt. Also schicke ich ihr eine SMS, eine lange: »Ich lade dich ein auf eine Nacht im Hotel«, simse ich, »wir machen uns einen schönen Abend im Krankenhaus, ich habe drei George-Gently-Folgen mit und die Nummer des Thai-Lieferservice.« Ich schicke die SMS mit klopfendem Herzen ab. Und bekomme keine Antwort. Fünf Stunden lang.

In diesen fünf Stunden schalte ich in den Nervensägen-Modus. Ich hole meine Sachen von der Kinderstation und nehme mir ein Hotelzimmer. Morgen ist die Ablation, ich sehe nicht ein, die Nacht zuvor schon in einem Krankenbett zu verbringen. Erst recht nicht in einem Zweibettzimmer auf der grässlichen Kinderstation.

Das Hotelzimmer liegt ein Stockwerk über der Kinderstation. Sie haben einfach einen Teil des Krankenhauses zum Hotel umfunktioniert, für Angehörige. Das Hotel ist prima. Es hat Viersternestandard und ein Restaurant.

Ich gehe essen und bestelle zwei Hauptgerichte, die selbst ich nicht aufkriege. Ab Mitternacht muss ich nüchtern sein, wer weiß, für wie lange. Ich habe die Nase so voll vom Kranksein und vom Angsthaben, ich esse, bis ich fast bewusstlos bin. Das Essen beruhigt mich. Ein bisschen. Denn Marianne hat sich immer noch nicht gemeldet.

Es wird neun Uhr abends. Endlich, endlich ruft Marianne zurück.

Es ist ein grausames Telefongespräch. Sie sagt nicht, dass sie nicht kommt. Sie sagt nur, dass sie abends zu Hause sein will, weil ihr Kind am nächsten Tag in eine Ferienfreizeit fährt. Und sie will nicht, dass ihr Mann es allein verabschiedet. Sie sagt immer wieder: »Überleg doch mal.« Und dass ich doch eh liegen müsste.

Das ist genau das Problem: Ich werde wieder ein Loch in der Leiste haben. Ein Loch, durch das sie zuvor stundenlang Katheter geschoben haben. Damit das Loch sich trotz des Marcumars schließen kann, werde ich mindestens sechs Stunden lang stocksteif liegen müssen. Vielleicht auch länger. Und ich werde ganz allein sein. Auf der Station mit den unherzlichen Schwestern. Niemand wird bei mir sein. Ich werde ihnen komplett ausgeliefert sein.

Es ist das, wovor ich am meisten Angst habe. Gleich nach dem Ein-sabberndes-Etwas-Sein.

Ich fange an, hysterisch zu weinen. »Ich kann jetzt nicht mehr«, sage ich, »ich muss auflegen.«

»Du wirst doch jetzt nicht auflegen!«, schreit Marianne. Es ist das Letzte, was ich von ihr höre. Wir werden nie wieder miteinander sprechen.

Ich sitze in einem Hotelzimmer. Es ist halb zehn abends. Am nächsten Tag werde ich am Herzen operiert. Es wird eine riskante Sache. Danach werde ich auf einer Station sein, auf der die Schwestern mehr als unfreundlich sind. Ich werde viele, viele Stunden unbewegt liegen müssen. Und niemand wird bei mir sein.

Ich habe monatelang mit dem Tod an meiner Seite gelebt. Ich habe null Angst davor, zu sterben. Ich habe ein Testament gemacht. Ich wäre bereit.

Aber ich bin nicht bereit, die Zeit nach der OP alleine durchzustehen.

Ich überlege keine fünf Sekunden, dann rufe ich meine Eltern an.

Mein Vater ist am Telefon. Ich habe meinen allerersten Satz noch nicht zu Ende gesprochen, als er mich unterbricht. »Klar«, sagt er, »ich komme. Ich bin morgen da.«

Er ist 73 Jahre alt und wohnt 350 Kilometer von der Klinik entfernt. Und er zögert keine Sekunde.

Ich schlafe gut in dieser Nacht. Das Hotelbett ist prima. Am nächsten Morgen stehe ich früh und in Ruhe auf. Ich dusche, wasche mir die Haare, rasiere mir die Beine. Zwei Gedanken sind in meinem Kopf: Egal, was passiert, ich will so gut wie möglich dabei aussehen. Und: Womöglich mache ich das alles zum letzten Mal.

Dann rolle ich meinen Koffer auf die Kinderstation.

Das Zimmer ist das gleiche, das ich im Frühjahr hatte. Nur dass diesmal zwei Betten drinstehen. In einem liegt Gudrun. Sie ist ein bisschen jünger als ich, gerade mal Mitte dreißig, und sie hat auch einen angeborenen Herzfehler. Im Krankenhaus ist sie, weil sie viel zu dick ist und weil sie wegen ihrer Herzkrankheit viel zu viel Wasser im Körper hat. Ich schaue sie an und kriege einen ziemlich guten Eindruck davon, was mir noch bevorstehen könnte, wenn das hier nicht gelingt.

Gudrun ist total fröhlich und lieb. Sie ist in der DDR geboren und aufgewachsen. Solange es die DDR gab, konnte sie nicht operiert werden, dazu reichte der medizinische Standard nicht. Mit der Wende kam ihre große Chance: eine Herzoperation im Westen. Die Operation gelang. Gudrun, die ihre ganze Kindheit hindurch schwach und krank gewesen war, begann eine Ausbildung.

Sie zog in einen kleinen Ort in Niedersachsen. Dort gab es weit und breit keinen Kardiologen. Sie musste hundert Kilometer fahren, um einen Facharzt zu sehen.

Sie wusste nicht, dass ein Kaliummangel gefährlich sein kann, besonders für Menschen mit angeborenen Herzfehlern. Sie hatte auch keine Ahnung, dass die Entwässerungstabletten, die sie für ihr Herz nehmen musste, einen Kaliummangel verursachen können.

Und so kam es, dass Gudrun einen Herzstillstand aufgrund von Kaliummangel erlitt. Später folgte ein Schlaganfall.

Jetzt ist sie fünfunddreißig und seit zehn Jahren Rentnerin. Sie hat es knapp geschafft, am Leben zu bleiben, und sie kämpft weiter. Eine Stehauffrau. Ich mag sie sofort.

Was ich nicht mag, ist, dass sie permanent redet. Nicht irgendetwas. Gudrun erzählt mir von ihrem Herzstillstand. Und von ihrem Schlaganfall. Wie die Sonne auf ihren Kopf schien und sie erst dachte, sie hätte einen Sonnenstich. Wie das Rettungsteam sich mit ihr in ihrem Wohnzimmer einschloss, damit ihr Mann nicht störte. Und nicht mitbekam, wie sie beinahe starb. Wie sie mit dem Rettungshubschrauber ins Krankenhaus gebracht wurde. Wie sie irgendwann wieder aufwachte und ein sabberndes Etwas war.

Wäre das ein normaler Tag, ich würde genau hinhören.

Nachfragen. Versuchen, herauszufinden, was eigentlich schiefläuft bei der Behandlung von Erwachsenen mit angeborenen Herzfehlern.

Aber dies ist kein normaler Tag. Dies ist der Tag, an dem ich am Herzen operiert werde. Die Angst, gegen die ich schon so lange und so verbissen kämpfe, sie haut mich um. Mit voller Wucht.

»Bitte«, sage ich zu Gudrun, »bitte erzähle mir das alles ein andermal. Sie holen mich gleich zur OP.«

»Natürlich.« Gudrun nickt. Und dann erzählt sie weiter. Von ihrem Schlaganfall. Von ihrem Herzstillstand.

Die Schwestern kommen rein und fordern mich auf, das OP-Hemd anzuziehen. Ich gebe ihnen meine Handtasche mit meiner Geldbörse und meinem Handy, damit sie sie in ihrem Schwesternzimmer aufbewahren, während ich weg bin. Meinen iPod behalte ich.

Gudrun erzählt weiter. Dann klatscht sie begeistert in die Hände. Denn die Tür geht auf, und herein kommen zwei Clowns.

»Haha«, hatten meine Prenzlauer-Berg-Freundinnen gelacht, wenn ich ihnen erzählte, dass ich mit meinem angeborenen Herzfehler immer auf der Kinderstation lande, »haha, kommen da auch die Clowns?«

Ich hatte nicht gelacht. Ich habe nämlich eine Höllenangst vor Clowns.

Jetzt stehen zwei vor meinem Bett.

»Wen haben wir denn da«, sagt der eine, »zwei Große!« Es ist ein Mann, er ist dick und ungepflegt und stinkt in seinem Clownskostüm wie ein ewig ungewaschener Penner. Der andere Clown ist eigentlich gar keiner, es ist eine alte Frau, die eine Clownspuppe hält. Die beiden sehen kein bisschen lustig aus. Es sind die traurigsten Clowns, die ich je gesehen habe. Und die gruseligsten.

»Wer bist du?«, fragt die Clownspuppe.

»Ich bin eine«, antworte ich, »die Angst vor Clowns hat.« Und schon bin ich aus dem Bett und aus dem Zimmer und laufe den Flur auf und ab. Ich habe nur das OP-Hemd an und halte es hinten zu. Am liebsten würde ich meine Prenzlauer-Berg-Freundinnen anrufen.

»Hilfe!«, will ich schreien. »Die Clowns sind da!« Doch mein Handy ist schon im Schwesternzimmer.

Und so renne ich hin und her. Rede mir gut zu: Ich muss, ich muss, ich muss. Ruhig bleiben. Die Nerven behalten. Optimistisch sein. Ruhig bleiben. Die Nerven behalten.

Es ist, wieder einmal, wie in einem bösen Film.

Ich finde, es reicht.

In Gedanken drücke ich die Stopp-Taste. Und drehe mir meinen eigenen Film.

Als die Clowns weg sind, kippe ich mein Bett in die Waagerechte und verschließe meine Ohren mit den Stöpseln meines iPods. Gudrun sage ich, dass ich Musik höre.

Ein kleines bisschen stimmt das, aber nur ein kleines bisschen.

Mein iPod spielt keine Musik, er spielt das monotone Geräusch einer Trommel. In Gedanken gehe ich in eine sehr tiefe Meditation. Es ist eine uralte schamanische Technik, meine Freundin Katja, die Heilpraktikerin aus dem Vorderhaus, hat sie mir beigebracht.

Mein Körper liegt noch im Krankenhausbett, doch meine Seele bewegt sich sehr weit fort.

In diesen Minuten erfahre ich ein so tiefgreifendes spirituelles Erlebnis, dass ich später nie in der Lage sein werde, es auch nur halbwegs verständlich in Worte zu fassen.

Ich weiß, dass an diesem Tag Menschen in ganz Deutschland an mich denken. Freunde, Verwandte, Kollegen. Ich habe sie alle gebeten, mir die Daumen zu drücken. Sie tun es alle, in diesem Moment. Viele beten. Und nun spüre ich, welche Kraft all diese Menschen mit ihren guten Wünschen schaffen. Da ist etwas sehr Großes, und es ist auf meiner Seite. Es ist absolut überwältigend.

Mir laufen Tränen über die Wangen. Ich wische sie schnell weg, niemand soll denken, ich würde heulen. Es sind Tränen der Freude und der Dankbarkeit.

Die Schwestern kommen, um mich in den OP zu schieben. Sie fragen, ob ich eine dieser Hau-weg-Pillen will. Ich brauche keine. Ich stöpsele meinen iPod aus und bin euphorisch.

Ich habe so lange recherchiert, wie eine Ablation vor sich geht, jetzt will ich alles mitbekommen.

Ich habe sogar ein kleines Aufnahmegerät fürs Radio dabei. Ich wollte die Ärzte fragen, ob ich es während der Ablation laufen lassen darf. Damit ich es später für eine Radioreportage verwenden kann. Doch dann habe ich doch nicht gefragt. Was, wenn sie sich durch das Aufnahmegerät gehemmt fühlen? Wenn sie sich anders verhalten als sonst, weil sie wissen, dass alles, was sie sagen, mitgeschnitten wird? Was, wenn sie sich deshalb nicht richtig konzentrieren können? Meine Neugier ist riesig, aber sie ist nicht größer als mein Wille, gesund zu werden. Das Aufnahmegerät ist in seinem Etui in meiner Handtasche im Schwesternzimmer.

Sie schieben mich den Gang hinunter, in den Aufzug. Durch den Vorraum mit der Bank für Angehörige. In den OP-Raum.

Streng genommen ist das, was nun folgt, keine Operation. Sie schneiden mich ja nicht auf. Sie machen nur ein kleines Loch in meine Leiste. Da schieben sie ihre Katheter rein und von dort bis in mein Herz. Sie werden auch an meinem Herz nicht herumschneiden. Sie werden einzelne Teile meines Herzens mit Strom veröden. Das alles nennen sie dann eine »elektrophysiologische Untersuchung/Katheterablation«. Und jedes Mal, wenn ich von einer Operation spreche, verbessert mich einer der Ärzte und erklärt mir, es handele sich nicht um eine Operation.

Ich halte das für Korinthenkackerei. Sie gehen mit Instrumenten, die Gewebe verändern, an mein Herz, und nachher ist es dann anders als vorher. Sie schnibbeln nicht, sie verbrennen die Teile des Herzens, die die Herzrhythmusstörungen auslösen. Das alles wird nicht harmloser, wenn man sich weigert, es Operation zu nennen. Für mich ist es eine Operation. Und es fühlt sich auch genau so an.

Mein OP-Hemd muss ich ausziehen und sogar meine Unterhose. Ich kriege eine Art Riesenwindel als Schamschutz zwischen die Beine. Vielleicht haben sie auch Angst, dass ich während der Narkose auf ihren blitzblanken OP-Tisch pinkele. Oder dass ich meine Tage kriege. Später sollten mir andere Frauen berichten, dass ihnen genau das passiert ist.

Die Schwestern bekleben mich über und über mit Elektroden. Sie verpassen mir mehrere Blutdruckmessgeräte an Armen und Beinen. Über mir hängt ein riesiger Röntgenapparat. Der wird jetzt immer wieder in mein Herz leuchten und den Ärzten verraten, was dort vor sich geht, während sie mit ihren Kathetern drin rumstochern. Im Raum nebenan sehe ich den nüchternen Doc. Er sitzt vor einer Reihe von Monitoren.

Der sagenhafte Abladeur erscheint und trägt eine dicke Brille.

»Wie geht es Ihnen?«, fragt er.

»Phantastisch«, sage ich, »Sie werden mich jetzt in Ordnung bringen.«

Meine Stimme bricht dabei. Ich habe so lange auf diesen Augenblick gewartet, und ich bin immer noch so überwältigt von dem, was ich während meiner Meditation erfahren habe – ich fühle mich wie ein kleines Kind an Heiligabend, das sich ganz sicher ist, den Weihnachtsmann vor sich zu haben.

Der sagenhafte Doc setzt sich auf einen Stuhl neben den OP-Tisch. Er wird die Katheter führen. Gleich geht es los. Für mich gibt es wieder einmal Propofol, Michael Jacksons Lieblingsmedikament.

Und dann bin ich weg.

Dreizehnmal verbrannt

Die Ablation dauert sechs Stunden. Danach erwache ich kurz im OP. Der nüchterne Doc steht neben mir. Und ich, die Journalistin, die monatelang recherchiert, gebangt und gehofft hat, ich stelle in dem Augenblick, in dem ich erwache, die Eine-Million-Dollar-Frage: »Konnten Sie die Herzrhythmusstörungen auslösen?«

»Ja«, sagt er.

Es ist gelungen.

Später werde ich erfahren, dass es lange nicht so aussah, als könnten sie mein Herz dazu bringen, zu flattern. Mein Herz, das ein halbes Jahr lang nur noch chaotisch gezuckt hatte, klopfte, als es an jenem 16. August 2011 auf dem OP-Tisch lag, tapfer im Takt. Stunde um Stunde. Sie traktierten es mit Stromstößen, doch es widerstand. Es ließ sich kein bisschen tyrannisieren. Erst nach Stunden gab es auf. Die Herzrhythmusstörungen, die mich so lange gequält hatten, kehrten zurück. Und im Röntgenmonitor war zu erkennen, wo genau im rechten Vorhof sie entstanden. Daraufhin nahm der sagenhafte Ablations-Doc den Katheter und verbrannte mein Herzgewebe an insgesamt 13 Stellen. Damit es in Zukunft keine falschen Signale mehr senden kann und es dem Sinusknoten, der dafür zuständig ist, überlässt, den Takt vorzugeben. Später wird der sagenhafte Doc sagen, es habe sich bei den Herzzellen, die er schachmatt gesetzt hat, um »chaotische Strukturen« gehandelt.

»Ja«, werde ich sagen, »genau so hat es sich die letzten sechs Monate angefühlt, chaotisch.«

Sie fahren mich zurück auf die Kinderstation. Im Gang wartet mein Vater.

»Wehe«, hatte ich am Abend vorher gesagt, »wehe, du weinst.«

Er weint nicht, er ist nur ein bisschen blass. Er gaukelt mir allergrößte Gelassenheit vor.

Ich habe wieder mein OP-Hemd an und einen fetten Druckverband auf dem Loch in meiner Leiste. Auf meinem Oberköper kleben EKG-Elektroden. Neben meinem Bett steht ein Bildschirm. Mein Herz ist im Takt.

Jetzt heißt es sechs Stunden lang stocksteif liegen. Das Loch muss sich schließen. Und das dauert wegen des Marcumars, das ich zur Vorsicht immer noch nehme.

Auf der Station ist die liebe rothaarige Schwester vom letzten Mal.

»Tut Ihnen etwas weh?«, fragt sie und hat den Franzbranntwein schon in der Hand.

»Ja«, sage ich, »meine Halsmuskeln und die Schultern.«

»Das«, erklärt sie mir, »liegt daran, dass man Sie während der Ablation überdehnen musste.«

Sie massiert mich, und es wird gleich besser. Dann ist ihre Schicht zu Ende.

Der nüchterne Doc erscheint. »Sie haben sich während der Ablation gut benommen«, sagt er. Es klingt, als sei das sein Standardwitz. »Wir sind zufrieden«, sagt er noch. Und dann sagt er einen winzig kleinen weiteren Satz. Er sagt: »Die Situation war ernst.« Er wiederholt diesen kleinen Satz, diesmal blickt er meinen Vater an: »Die Situation war ernst.«

Mein Vater guckt an ihm vorbei geradeaus. Er hat mir versprochen, nicht zu weinen, und er hält sich dran.

Dieser eine Satz brennt sich in mein Propofol-benebeltes Hirn. Monatelang hat man mir gesagt, ich solle mich mal nicht so anstellen. Mit Herzrhythmusstörungen könne man gut leben. Monatelang bin ich schwächer und schwächer geworden. Monatelang hatte ich einen Oma-Notrufknopf um den Hals für den Fall, dass der Schlag mich trifft. Dass der Knubbel in meinem Herz losschießt und mich zu einem sabbernden Etwas macht.

Monatelang hat der Tod permanent auf meiner Bettkante gesessen. Unten rechts.

»Die Situation war ernst.« Ich bin nicht bekloppt. Ich bin nicht überempfindlich. Nicht depressiv. Es ist ein spätes Eingeständnis. Es schockt mich nicht. Im Gegenteil. Endlich gibt mir jemand recht: Die Situation war ernst.

Nach einer Weile darf ich trinken. Eine Schwester kommt und stellt ein Glas mit einem Strohhalm neben mein Bett. Ich, die ich nach wie vor stocksteif auf dem Rücken liegen muss, habe keine Chance dranzukommen. Mein Vater reicht es mir.

Später darf ich essen. Mein Vater hat einen Hefezopf dabei, den meine Mutter morgens in aller Frühe für mich gebacken hat, und vier Tafeln Schokolade. Ich esse fast alles auf.

Ich liege und liege, und außer meinem schmerzenden Nacken und meinen Schultern tut mir nichts weh. Gudrun und mein Vater verstehen sich hervorragend. Sie erzählt ihm alle ihre Schockerlebnisse, und später diskutieren die beiden Rentner, wie viel Rente man braucht, um gut leben zu können. Gudrun, die wegen ihres angeborenen Herzfehlers nur wenige Jahre arbeiten konnte, bekommt bitterlich wenig. Sie ist auf das Einkommen ihres Mannes angewiesen.

Ich bekomme nicht viel mit. Ich liege und liege und bin heilfroh, dass ich nicht alleine bin.

Eigentlich müsste ich mal aufs Klo. Aber ich habe mir fest vorgenommen durchzuhalten. Ich will auf keinen Fall in eine Bettpfanne pinkeln müssen.

Es wird zehn. Mein Vater würde gerne schlafen gehen. »Bleib noch«, sage ich.

Es wird elf. Meinem Vater fallen die Augen zu. Gudrun schläft schon.

»Kann ich jetzt gehen?«, fragt er.

»Nein«, sage ich, »bitte bleib noch etwas.«

Mir graut vor den nächsten Stunden. Und ich habe gesehen, wer Nachtdienst hat: Schwester Sabine. Eine kleine Dicke. Eine von den sehr Unherzlichen.

Gegen Mitternacht kommt Schwester Sabine und teilt mir mit, ich könne nun aufstehen.

Ich kann aufs Klo, endlich.

Mein Vater nutzt die Gelegenheit, sich zu verabschieden. Mittlerweile ist er sehr blass.

Ich darf aufstehen. Aber ich kann es nicht. Schon bei dem Versuch, aus dem Bett hochzukommen, sacke ich zusammen. Beinahe wäre ich vor das Bett geknallt.

»Vorsicht«, brüllt Schwester Sabine, »ich kann Sie doch nicht halten!«

Das kann sie tatsächlich nicht. Dazu ist sie viel zu klein.

»Dann holen Sie noch jemanden«, sage ich. »Na gut«, grummelt sie.

Sie stützen mich zu zweit. Meine Beine sind Gummi. Alleine könnte ich keinen Schritt gehen. Sie lassen mich auf den Klositz sinken wie eine alte Oma mit gebrochenem Steiß. Sie stehen daneben, während ich pinkele. Es ist eine dieser zutiefst demütigenden Situationen. Ich habe keine Energie, mich zu schämen. Ich habe einfach nur Angst wegzukippen.

Sie bugsieren mich zurück ins Bett. Helfen mir, einen Schlafanzug anzuziehen. Dann lassen sie mich alleine.

Gudrun schläft. Auf dem Flur ist es ruhig in dieser Nacht. Der Monitor neben meinem Bett zeigt grüne Linien.

Ich könnte nun schlafen.

Doch jetzt geht es los.

Mein Herz beginnt zu rasen. Ich fühle es stottern und stolpern. Es vollführt wilde Kapriolen.

Mich packt von einer Sekunde zur anderen das blanke Entsetzen. Panik. Die Herzrhythmusstörungen sind zurück.

Die Erfolgsquote einer Katheterablation bei Vorhofflattern ist hoch. Aber sie beträgt nicht hundert Prozent.

Der schlimmste aller Alpträume. Er ist da. Er ist Realität. Die Operation ist misslungen.

Ich drücke die Klingel neben meinem Bett. Schwester Sabine erscheint, mürrisch. Ich bitte sie, den diensthabenden Arzt zu holen. Sie geht, ohne zu sagen, ob sie es macht.

Wenig später ist er da. Es ist der junge mit dem Käpt'n-Iglo-Bart. Der, der sich beim letzten Mal fast totgelacht hat, weil ich, die Patientin auf der Kinderstation, älter bin als er.

»Ich habe wieder Vorhofflattern«, sage ich. Ich sage es so ruhig, wie ich es schaffe. Ich kämpfe gegen die Panik. Er kratzt seinen Bart und guckt auf den EKG-Monitor neben meinem Bett.

»Dieser Monitor«, erklärt er mir, »hat eine viel zu schlechte Qualität. Darauf kann ich nichts erkennen.«

Ich fasse es nicht.

»Wozu«, fahre ich ihn an, alle meine Beherrschung ist in diesem Moment verflogen, »wozu hänge ich dann da dran?«

Darauf weiß er keine Antwort.

»Können Sie mir ein normales EKG anlegen?«

»Mal sehen«, sagt er und verschwindet.

Nach einer Weile schiebt Schwester Sabine ein fahrbares EKG ins Zimmer. Sie stellt es neben mein Bett und holt eine Bedienungsanleitung hervor. Sie hält die Anleitung in der Hand und liest laut vor: »Gelb nach da, grün nach da.«

Nach jeder Elektrode, die sie mir aufklebt, schaut sie wieder in das Heft.

»Sie machen das wohl nicht oft.«

»Nee, eigentlich nie.«

Ich bin auf einer Kinderstation. Hier liegen Kinder mit Gehirnerschütterungen und Stuhlgangproblemen. Und Menschen wie ich.

Schwester Sabine schreibt das EKG und macht die Elektroden wieder ab. Dann ist sie zur Tür raus. Wortlos.

Zeit vergeht. Mein Herz rast.

Der Arzt mit dem Käpt'n-Iglo-Bart kommt zurück. In der Hand hat er den Ausdruck meines EKGs. Er schaut das Papier lange an. Und dann sagt er: »Ich bin Kinderarzt. Ich kann kein EKG lesen.«

Ich schnappe nach Luft. Normalerweise würde ich jetzt das Krankenhaus zusammenbrüllen. Komplett ausrasten. Einen Riesenaufstand machen.

Doch ich bin am Ende.

Mein Herz rast.

Ich schnappe nur nach Luft.

Kurz überlege ich, meinen Vater anzurufen. Er ist ein Stockwerk über mir. Ohne zu wissen, warum, lasse ich es.

Gudrun ist aufgewacht. Sie grummelt etwas, dann dreht sie sich um und schläft weiter.

Ich fange an zu weinen. »Gibt es im ganzen Krankenhaus denn keinen Kardiologen?«

»Den gibt es, aber der ist bei den herzoperierten Kindern. Der kann nicht kommen.«

Das ist der Moment, in dem ich aufgebe.

Ich habe Monate auf diesen OP-Termin gewartet. Es gab Wartezeiten, dann hatte ich einen Thrombus im Herzen, als der endlich weg war, gab es neue Wartezeiten. Ich wollte nie wieder auf diese Station. Ich bin nur hier, weil der sagenhafte Abladierer hier seine Patienten unterbringt. Und nun kann die Nachtschwester kein EKG anlegen, und der diensthabende Kinderarzt kann es nicht lesen. Und mein Herz rast wie verrückt. Es rast, wie es monatelang gerast ist. Ich bin immer noch krank. Schwer krank. Es war alles vergebens.

Ich sehne mich fort. Ich sehne mich so sehr. Ich will nicht mehr.

Der Arzt mit dem Käpt'n-Iglo-Bart ist verschwunden. Gudrun schläft. Ich bin allein.

»Komm, lieber Tod«, sage ich, »nimm mich mit. Nimm mich jetzt mit.«

Es sagt sich ganz leicht. Das Verlangen, weg zu sein, ist übermächtig. Ich lasse los.

Es fühlt sich wunderbar an.

Ich habe keine Angst mehr. Ich spüre mein Herz nicht mehr. Meine Seele ist frei und tanzt.

Später in dieser Nacht taucht doch noch der Kardiologe auf. Er steht an meinem Bett und sagt, dass alles in Ordnung ist. Ich glaube ihm nicht. Und zugleich ist es mir egal. Der Arzt an meinem Bett ist nur noch ein böser Gruß aus einer Welt, die ich gerade genussvoll verlassen habe.

Ich sterbe nicht in dieser Nacht. Ich wache auf und bin zutiefst enttäuscht. Ich lebe. Ich bin immer noch auf dieser schrecklichen Kinderstation. Mein Herz rast.

Neben meinem Bett steht mein Vater.

Ich kann ihm nichts sagen.

»Papa«, sage ich, »die müssen ein EKG machen.«

Die Oberschwester kommt herein. Es ist die, die mir erklärt hat, sie und ihre Kolleginnen seien Kinderkrankenschwestern und hätten keine Lust, erwachsene Patienten zu pflegen.

»Bitte«, sage ich, »bitte machen Sie ein EKG. Mein Herz rast.«

»Ach was«, sagt die Oberschwester, »Sie werden gleich entlassen.« Und weg ist sie.

»Papa«, sage ich, »geh raus und mach einen auf Berserker.«

Mein Vater geht raus, und ich höre ihn auf dem Flur herumschreien.

Zehn Minuten später rollt die Oberschwester das EKG-Gerät ins Zimmer.

»Nein«, säuselt sie, »was haben Sie für einen süßen Vater.«

Mein Vater ist groß und stattlich, er sieht auch im Alter immer noch ziemlich gut aus. Offensichtlich hat er die Oberschwester beeindruckt.

Niemand schaut sich das EKG an. Ich soll trotzdem meine Sachen packen.

»Sie werden jetzt entlassen«, sagt die Oberschwester.

Ich habe noch einen letzten Termin beim sagenhaften Abladierer und beim nüchternen Doc. Meine Beine funktionieren wieder, ich gehe alleine runter in ihre Praxis. Das EKG nehme ich mit. Sie werfen einen Blick darauf und stellen fest, es sei völlig in Ordnung.

»Aber letzte Nacht«, sage ich, »hat mein Herz geflattert.«

Ich weigere mich, das Krankenhaus zu verlassen. Ich bestehe darauf, dass sie mir ein 24-Stunden-EKG umhängen. Und dass ich bleibe.

»Na gut«, sagt der nüchterne Doc, »dann bleiben Sie noch eine Nacht.« Und ein Langzeit-EKG bekomme ich auch.

Sie brauchen das Zimmer auf der Kinderstation. Ich darf dank meiner Zusatzversicherung umziehen auf die private Station.

Die Oberschwester hilft meinem Vater, meine Sachen

zu tragen. Sie quatscht an einem Stück auf ihn ein. Wo sie wohnt. Wie schön es dort ist. Wie viele Tiere sie zu Hause hat. Gleich, denke ich, lädt sie ihn ein, sie zu besuchen. Ich schüttele still den Kopf und schlurfe hinter den beiden her.

Die Privatstation sieht haargenau so aus wie das Viersternehotel, in dem ich die Nacht vor der Ablation verbracht habe. Tatsächlich liegen die Station und der Trakt mit den Hotelzimmern im Krankenhaus dicht beieinander. Wären die Krankenbetten und all die medizinischen Apparaturen nicht, man käme gar nicht auf die Idee, in einem Krankenhaus zu sein.

Sie geben mir ein Zweibettzimmer. Eine alte Frau liegt darin. Sie trägt eine Perücke und schaut vor sich hin. Sie spricht nicht.

Mein Vater überredet mich, mit ihm hinunterzugehen auf die Terrasse der Cafeteria. Wir sitzen unter einem Sonnenschirm und essen Eis. Auf meinem Handy gehen so viele Anrufe und SMS ein, dass der Speicher schon voll ist. Freunde, Kollegen, Bekannte – alle wollen wissen, ob die Ablation gelungen ist. Ich antworte niemandem. Ich weiß nicht, was ich sagen soll.

Ich fühle mich auch zu schwach, um länger auf einem Stuhl zu sitzen. Als ich mein Eis aufgegessen habe, bestehe ich darauf, mich hinzulegen.

Das Loch in meiner Leiste ist zu. Ich habe nur noch ein Pflaster drauf. Nachdem ich eine Weile im Bett gelegen habe, fängt es plötzlich an zu pochen. Poch. Poch. Poch.

Ich denke an die letzte Nacht und habe im Grunde keine Lust, die Klingel neben meinem Bett zu drücken. Ich glaube nicht mehr daran, dass mir geholfen wird.

Es pocht weiter.

Ich drücke die Klingel.

Innerhalb von Augenblicken ist ein Pfleger da. Als ich

ihm sage, was ist, stürzt er hinaus. Und fast sofort erscheint ein Arzt. Ich habe ihn nie zuvor gesehen. Er hat ein Namensschild an seinem Kittel. Unter seinem Namen steht »Kardiologe«.

Es gibt also doch welche in diesem Krankenhaus. Nur nicht auf der Kinderstation.

Der Kardiologe drückt sein Stethoskop auf das Pflaster über dem Loch in meiner Leiste und lauscht. Dann gibt er dem Pfleger die Anweisung, mich sofort in die Spezialpraxis zu bringen.

Es sind keine fünf Minuten vergangen, seit ich die Klingel gedrückt habe, da sitze ich schon in einem Rollstuhl und werde vom Pfleger in Windeseile durchs Krankenhaus geschoben. Er geht nicht, er rennt. »Ich kann selber gehen«, habe ich gesagt. »Nein«, hat der Pfleger entgegnet, »Sie gehen nicht.« Er hat ein Tempo drauf, dass mir schwindlig wird. Gleichzeitig ist es auch ein bisschen lustig, denn während er mit mir durch die Krankenhausflure wetzt, singt er aus vollem Halse.

Der nüchterne Doc drückt auch sein Stethoskop auf das Loch in meiner Leiste. Es ist alles in Ordnung damit. Ich darf zurück aufs Zimmer, wieder im Rollstuhl.

Ich beginne, der Versorgung auf der Privatstation ein wenig zu vertrauen.

Gegen Abend steht die alte Frau aus dem Bett neben mir auf und geht ins Bad. Sie hat einen durchsichtigen Beutel umhängen, mit braunem Zeug drin. Sie kann kaum gehen. Ich frage sie, ob ich ihr helfen kann, sie nimmt mich nicht wahr.

Als ich später ins Bad gehe, um mir die Zähne zu putzen, pralle ich an der Tür vor Schreck zurück. Das ganze Bad, der Boden, die Toilette, das Waschbecken – alles ist mit einer bräunlichen, klümpchenartigen Brühe bespritzt. Was immer die alte Frau im Bett neben mir in ihrem Beutel hatte, nun ist es im ganzen Bad verteilt. Es sieht aus wie Darminhalt.

Ich rufe die Nachtschwester und bekomme ein neues Zimmer. Wieder mit einer alten Dame. Sie sitzt im Nicki-Anzug und mit Schmuck behängt im Bett und schaut brüllend laut Fernsehen. Sie macht es nicht leiser, auch auf mein Bitten hin nicht. Ich stopfe mir Ohropax in die Ohren und setze meine Schlafbrille auf, aber an Schlaf ist nicht zu denken. Bis die Nachtschwester auftaucht und den Fernseher kurzerhand ausschaltet.

Am nächsten Tag schaut der nüchterne Doc sich mein Langzeit-EKG an. Es ist tipptopp in Ordnung. Mein Herz schlägt 1a im Takt.

Ich gucke den nüchternen Doc an, ich gucke den Ausdruck des EKGs an. Ich frage noch dreimal nach: »Ist wirklich alles in Ordnung?«

»Ja«, sagt er.

Ich glaube ihm.

Ganz hinten in meinem Kopf taucht ein Gedanke auf. Womöglich, denke ich, war mein Herz auch in der Nacht nach der Ablation im Takt. Vielleicht habe ich mich diesmal tatsächlich angestellt. Die Angst ist mit mir durchgegangen.

Ich betrachte weiter das 1-a-EKG und lächle ein wenig über mich selbst. Ich, die ich so lange davon geträumt habe, abladiert zu werden und dann, zack, zurück in mein altes Leben zu hüpfen – in dem Moment, in dem ich es konnte, konnte ich es dann doch nicht. Die Angst, die mich monatelang in ihren Klauen hatte, sie hielt mich auch nach der Ablation weiterhin fest in ihrem Griff. Sie gaukelte mir Herzrhythmusstörungen vor, wo keine mehr waren.

Nun ist es vorbei.

Ich fange an, es für möglich zu halten, dass ich gesund bin.

Das könnte der magische Moment sein, in dem das Schicksal sich dreht. In dem alles ausgestanden ist. In dem ich geheilt nach Hause fahre. Krasse Geschichte, Happy End.

Aber die Geschichte endet nicht. Und von einem glücklichen Ende kann ich ab sofort nur noch träumen. Der nüchterne Doc hat mir nämlich noch etwas mitzuteilen. »Die Betablocker«, sagt er, »nehmen Sie noch mindestens drei weitere Monate.«

Damit habe ich nicht gerechnet.

Zigmal habe ich vorher gefragt, ob ich die verhassten Betablocker nach der Ablation absetzen kann. Diese grauenvollen Pillen, die mich dick und blöd machen. Ich habe dem Tag entgegengefiebert, an dem ich sie in den Müll schmeiße. An dem ich wieder die alte Lioba werde, die alles mitkriegt und schnell reagiert. An dem mein Zombie-Dasein als Insekt ohne Fühler endet. Ab dem allerersten Tag ohne Betablocker wollte ich Diät halten, damit die Kilos, die ich ihretwegen zugenommen habe, wieder verschwinden.

»Klar«, hatte es immer geheißen, »nach der Ablation brauchen Sie keine Betablocker mehr.«

Pustekuchen.

Erst einmal muss ich sie weiternehmen. Und ob ich sie überhaupt irgendwann absetzen kann, ist offen.

Und es kommt noch schlimmer.

»Wir haben auch in den Arztbrief geschrieben«, sagt der nüchterne Doc, »dass Sie weiterhin eine Antikoagulation brauchen. Und wir haben kein Enddatum hineingeschrieben.«

Übersetzt bedeutet das: Ich muss auch das verhasste Marcumar weiternehmen. Das Alte-Leute-Medikament. Das die Gerinnung meines Blutes so sehr hemmt, dass kleine Unfälle wie der mit dem Nagel am Komposthaufen mich in die Rettungsstelle befördern. Das so schwierig zu dosieren ist, dass ich Gefahr laufe, innere Blutungen zu bekommen.

Ich muss es nicht nur weiternehmen. Ich muss es vielleicht sogar mein Leben lang nehmen.

»Wir haben das lange diskutiert«, sagt der nüchterne Doc, »aber Sie hatten einen Thrombus, und Sie hatten Vorhofflimmern. Das ist heute eine andere Situation als im Mai, als wir uns kennenlernten.« Was er meint, ist: Sie können wieder Vorhofflimmern und einen Thrombus bekommen. Sie werden nicht als gesund entlassen.

Mir ist, als würde sich unter mir der Boden auftun. Als stürze ich in ein gigantisches Loch, das mich verschlingt.

Am Anfang hatte ich nur Vorhofflattern. Das hätte man mit einer Ablation heilen können. Und das haben sie nun womöglich geheilt. Aber weil so viel schieflief, bekam ich in der Zwischenzeit einen Thrombus und später Vorhofflimmern. Ich bin in einem System, das auf Menschen wie mich nicht vorbereitet ist, immer kränker geworden.

Ich habe monatelang gekämpft, um gesund zu werden. Es war alles vergebens. Ich bleibe Risikopatientin – wenn ich Pech habe, mein Leben lang.

Ich falle ins Bodenlose. Das Schicksal lacht mir höhnisch ins Gesicht.

Ich kann es meinem Vater nicht sagen. Ich kann es auch meiner Mutter nicht sagen, als wir sie anrufen.

»Mein Herz ist im Takt«, sage ich, »ich fahre jetzt nach Hause.«

Sie weint vor Freude. Ich weine auch ein bisschen. Aber nicht vor Freude.

Mein Vater würde mich nach Berlin fahren, ich will das nicht. Er ist erschöpft. Und ich will allein sein.

Ich fahre mit einem Krankentransport nach Hause. Mittlerweile sind die Nachrichten auf meiner Mailbox panisch.

»Ist alles gutgegangen?«, wollen meine Freunde wissen. »Warum meldest du dich nicht?«

»Alles o. k.«, simse ich zurück, »bin auf dem Heimweg.«

Ich kann es niemandem sagen.

Die Einzige, die ich anrufe, ist Miranda. Auch sie ist ganz aus dem Häuschen vor Sorge. Ich erzähle ihr die Sache mit den Betablockern und dem Marcumar. Sie wird ganz still. »Komm erst mal nach Hause«, sagt sie.

Ich komme nach Hause. Und nichts ist gut.

Dazwischen

Es ist August 2011. Hochsommer. In Prenzlauer Berg trägt man winzige Stofffetzen auf perfekten Körpern.

Einmal, bevor ich krank wurde, kam mein Bruder auf Besuch. Wir saßen einen langen Abend in einer Kneipe mit Blick auf den Bürgersteig. »Ich wette mit dir«, sagte ich, »dass wir den ganzen Abend keine alten und keine dicken Leute vorbeigehen sehen werden.«

Ich habe die Wette gewonnen.

Die Alten sind längst vertrieben in weniger angesagte und weniger teure Stadtteile. Später würde ich feststellen, dass eine neue Art von Alten in den Prenzlauer Berg zieht: wohlhabende West-Pensionäre, die ihren erwachsenen Kindern folgen, um die Enkel zu betreuen.

Wer in Prenzlauer Berg wohnt, wagt es nicht, dick zu sein. Der Körper ist Kult. Meine Freundinnen hier ernähren sich wie Vögelchen: Sie picken ein bisschen Obst, ein bisschen Müsli und ein bisschen Salat, sonst nichts. Erst recht nichts abends ab sieben. Sie sind alle um die vierzig und haben die Körper von 14-Jährigen.

Auch die vielen Schwangeren wagen es nicht, dick zu werden. Sie präsentieren ihre kugelrunden Bäuche unter engen T-Shirts, so dass die nackten Bäuche unten rausgucken, aber sie präsentieren kein Gramm Fett. Der Begriff »sexy Mama« wurde für den Prenzlauer Berg erfunden. Es gibt sogar ein Bekleidungsgeschäft für Schwangere, das so heißt. Und wenn das Baby geboren ist, düst die sexy Mama eifrig zum Yoga und zum Pilates, auf dass der Bauch schnell wieder flach und fest wird. In Prenzlauer Berg findet man in fast jeder Straße ein Yoga- oder Pilatesstudio, oft mehrere. Und die Kurse sind so gut wie immer rappelvoll.

Das ist der Ort, an den ich nach der Ablation zurückkehre. Dick wie nie zuvor in meinem Leben.

Ich schäme mich.

Ich bin außerdem immer noch total schwach. Nach all den Wochen, in denen mein Herz mich zwang, auf dem Sofa und im Bett zu bleiben, ist meine Kondition komplett dahin. Ich schleiche durch die Gegend wie eine alte Frau.

An Yoga ist kein Denken.

Mein Chef ruft an und fragt, wie es mir geht. Und wann ich wieder arbeiten kann. »Bald«, sage ich und habe keine Ahnung, wie das gehen soll.

Ich ziehe mich zurück. Verbringe die meiste Zeit in meiner Wohnung, die immer noch feucht ist. Je wärmer es draußen wird, desto nasser wird es bei mir drinnen. Ich trage mein Teletubby-Kostüm in Übergröße und sitze mit Lilly und Simba zwischen Polyesterdecken auf dem Sofa. Wenn meine Freundinnen mit mir weggehen wollen, erfinde ich Ausreden.

Meine Seele, die so lange so tapfer durchgehalten hat, macht schlapp.

Man hat mich nicht als geheilt aus der Klinik entlassen. Ich muss die verhassten Medikamente weiternehmen. Die Ärzte, so scheint es mir, warten nur darauf, dass die Herzrhythmusstörungen zurückkommen. Und so warte ich auch. Ich bin starr vor Angst. Wochenlang.

Ein bitterer Triumph: Meine Krankenkasse erstattet mir im Nachhinein die Kosten für den Marcumar-Schulungskurs. Außerdem bekomme ich von der Kasse einen eigenen Test-Computer, den geliehenen gebe ich zurück. Ab sofort kriege ich auch die Lanzetten, mit denen ich mir in den Finger piekse, auf Rezept sowie die Teststreifen, auf die ich das Blut tröpfele, bevor ich sie in den Mini-Computer schiebe.

Ich bin jetzt eine Patientin, die dauerhaft antikoaguliert werden muss, die also auf Dauer Medikamente nehmen muss, die die Blutgerinnung hemmen. Ich hatte gehofft, davonzukommen. Ich bin nicht davongekommen.

Ich muss immer noch streng überwacht werden. »Jeden Monat«, hat der nüchterne Doc gesagt, »brauchen Sie ein Langzeit-EKG, das drei Tage hintereinander aufzeichnet.«

Es sind Sätze wie dieser, die mir Angst machen. Denn ich könnte wieder Herzrhythmusstörungen bekommen. Gefährliche Herzrhythmusstörungen.

Der nüchterne Doc ist einer der wenigen Spezialisten in Deutschland, die sich mit angeborenen Herzfehlern auskennen. Er weiß, wovon er spricht.

In deutschen Arztpraxen jedoch regiert der Sparzwang. Ein Langzeit-EKG ist in der Pauschale, die ein Kardiologe pro Patient erhält, enthalten. Je öfter ein Patient ein Langzeit-EKG benötigt, desto unwirtschaftlicher wird es für den Arzt. Patienten wie ich sind für die Ärzte teuer.

Ich werde niemals einen Arzt finden, der mir jeden Monat ein Drei-Tages-EKG um den Hals hängt.

Den EMAH-Doc kriege ich nicht mehr zu Gesicht. Seine Kollegin, die Kinderkardiologin, behandelt mich weiter. Sie hat kein Langzeit-EKG, das drei Tage am Stück aufzeichnet, sie hat nur eins für 24 Stunden.

Am Tag, nachdem ich es zurückgegeben habe, bekomme ich einen Brief. »Alles in Ordnung«, schreibt die Kinderkardiologin, »herzlichen Glückwunsch.«

Ich zeige den Brief Miranda, und wir freuen uns wie die Schlossköniginnen.

Doch später, als ich allein bin, beginnt in meinem Kopf ein Teufelchen zu sprechen. »Wer sagt dir denn«, sagt das Teufelchen, »dass sie das EKG überhaupt richtig ausgewertet hat? Bestimmt hat sie geschlampt und etwas übersehen!« So spricht das Teufelchen, und es spricht oft zu mir.

Ich mache keinen weiteren Termin bei der Kinderkardiologin aus.

Fast täglich platze ich nun panisch in die Sprechstunde meiner Hausärztin. »Ich habe Herzrhythmusstörungen!«, erkläre ich Schwester Mandy. Sie führt mich jedes Mal direkt nach hinten in den Ruheraum mit den selbstgenähten bunten Kissen und schließt mich ans EKG an. Jedes Mal kommt meine Hausärztin aus ihrem Sprechzimmer zu mir und schaut sich die EKG-Bögen an. Jedes Mal ist alles in Ordnung.

Ich bin beruhigt. Für den Moment.

Ich gehe nach Hause, und dort meldet sich das kleine Teufelchen sofort wieder zu Wort. Das kleine Teufelchen hat eine Theorie. »Wenn du dich bewegst«, sagt das kleine Teufelchen, »dann schlägt dein Herz danach kurz normal. Aber sobald du zur Ruhe kommst, geht es wieder los.«

Fortan bitte ich Schwester Mandy, mich erst eine Weile im Wartezimmer sitzen zu lassen. Sie macht das mit. Sie fragt mich ganz ernsthaft: »Sollen wir jetzt, oder sollen wir noch warten?«

»Lassen Sie uns noch warten«, sage ich meistens. Ich verbringe viel Zeit dort.

Die EKGs sind immer alle o. k..

Das Teufelchen verstummt trotzdem nicht. Und jagt mich weiterhin fast täglich in die Praxis.

Ich brauche immer noch einen Facharzt. Ich mache einen Termin aus bei meinem sommersprossigen Kardiologen. Miranda ist fassungslos. »Warum?«, fragt sie.

Ich kann es nicht gut erklären. Ich vertraue ihm nicht. Aber der EMAH-Doc behandelt mich nicht mehr. Bei seiner Kollegin, der Kinderärztin, fühle ich mich falsch aufgehoben. Und ich brauche jemanden, der mich regelmäßig an ein Langzeit-EKG anschließt. Der sommersprossige Kardiologe, immerhin, hat meine EKGs immer ausführlich ausgewertet, ich war meistens dabei.

Und ein bisschen hänge ich noch an ihm, trotz allem.

Er schmunzelt, als er mich sieht. Damit hört er allerdings sofort auf, als er erfährt, dass ich weiterhin Betablocker und Marcumar nehme.

»So ein Quatsch«, fährt er mich an, »hören Sie auf damit! Sie sind gesund! Und Sie hatten nie einen Thrombus!«

Ich glaube ihm kein Wort.

Aber fortan stürme ich regelmäßig auch seine Praxis. Jedes Mal bin ich fest davon überzeugt, zu flimmern und zu flattern. Jedes Mal macht die Sprechstundenhilfe mit dem Drachen-Image ein EKG.

Und sooft ich will, kriege ich ein Langzeit-EKG.

Sie sind immer alle in Ordnung.

Ich glaube es nie. Zu Hause angekommen, studiere ich die Ausdrucke, bis ich ein Detail entdecke, das ich nicht verstehe. Das gibt mir einen Grund, in der Spezialpraxis anzurufen, wo man mich abladiert hat, und das jüngste EKG dorthin zu faxen. Der nüchterne Doc ruft mich stets noch am gleichen Tag zurück. »Ein prima EKG«, sagt er dann, »das macht mir gar keine Sorgen.«

Ich glaube ihm, ein bisschen. Er ist der Einzige, dem das gelingt.

Der nüchterne Doc hat mir auch eine andere Art von Betablockern verordnet. Sie haben den gleichen Wirkstoff wie meine bisherigen, aber sie funktionieren anders. Ich wusste vorher gar nicht, dass es Unterschiede gibt. Die neuen Betablocker sind Retardtabletten, die den Wirktstoff langsam und gleichmäßig abgeben. Von dem Moment an, wo ich sie nehme, ist der Knick weg, der mich dreimal am Tag in die

Knie zwang, nämlich immer dann, wenn die alten Betablocker ihre maximale Wirkung hatten. Es ist nicht toll mit den neuen Pillen, ich bin immer noch durcheinander und werde fetter und fetter, aber es ist ein bisschen besser.

»Es tut mir leid«, sagt meine Hausärztin, »aber diese Tabletten bezahlt Ihre Krankenkasse nicht, sie sind zu teuer.«

Ich stelle mir vor, dass eine Packung zweihundert Euro kostet oder mehr. Es ist mir egal.

»Bitte«, sage ich meiner Hausärztin, »stellen Sie mir ein Privatrezept aus.«

Sie runzelt ein bisschen die Stirn, dann macht sie es.

Mir wird wieder einmal klar, dass ich eine privilegierte Patientin bin: Wenn meine Krankenkasse ein Medikament nicht bezahlt, bezahle ich es einfach selber. Ich war trotz Herzfehler lange genug gesund, um eine tolle Karriere zu machen. Ich habe ein Sparkonto für solche Sperenzchen. Eine Patientin wie Gudrun, die wegen ihres angeborenen Herzfehlers nur kurz arbeiten konnte, kann von solchem Luxus nur träumen. Und muss die billigen, schlechten Pillen schlucken.

Ich bin trotzdem ein bisschen nervös, als ich in der Apotheke stehe. Ich werde diese Tabletten lange nehmen müssen, vielleicht ein Leben lang. Was, wenn sie utopisch teuer sind? Die Apothekerin hält die Pillenpackung an ihren Scanner, und ich zahle 23,50 Euro für einen ganzen Monat. 23,50 Euro dafür, dass ein ziemlich quälendes Dasein ein kleines bisschen weniger quälend ist.

Später, viel später, werde ich meine Krankenkasse anrufen und sie deswegen zur Rede stellen. Eine freundliche Mitarbeiterin wird versprechen, sich zu erkundigen. Zwei Tage später wird sie zurückrufen. »Wir hätten die Tabletten bezahlt«, wird sie sagen, »wenn Ihre Hausärztin sie ausdrücklich verschrieben hätte. Sie wären allerdings vom Budget Ihrer Ärztin abgegangen.«

Ich bin immer noch total schlapp, kann kaum gehen und bekomme keine Luft, als ein neuer Mann in meinem Leben auftaucht. Zuerst merke ich es gar nicht. Ich halte es für normale Krankenbesuche. Wir kennen uns ewig, bislang war er verheiratet. Jetzt ist er getrennt und hat eine neue Freundin. Die hütet seine Kinder, während er bei mir ist.

An einem Morgen geht er mit mir frühstücken. »Wann«, fragt er, »kannst du denn wieder arbeiten?«

Es ist der wunde Punkt. Die meisten Leute gehen nach einer Ablation schnell wieder arbeiten. Ich nicht. Ich bin körperlich und seelisch total ausgelaugt. Mein früheres Leben scheint immer noch unendlich weit weg. Fast unerreichbar.

Ich fange sofort an zu weinen.

Da nimmt er meine Hand und streichelt sie tröstend. Sagt mir, wie gern er mich hat. Wie hübsch ich bin. Und dass man mir gar nichts ansieht.

Ich selbst sehe mir ziemlich viel an, und es gefällt mir alles gar nicht. Und dennoch: Ich lächle, ein bisschen und ganz vorsichtig, weil ich auch mein Lächeln nicht mehr mag, seit ich so dicke Backen habe.

Fortan geht er mit mir spazieren. Ganz langsam. Ich kann nicht einmal gleichzeitig gehen und sprechen. Er spricht. Von seiner Ex-Frau, die ihn nicht mehr will. Von seiner Freundin, die er nicht wirklich will. Er spricht auch ziemlich viel davon, was er mit mir gerne will. Er will mit mir ins Bett.

»Hör mal«, sage ich und bleibe stehen, weil mir schon wieder die Luft wegbleibt, »ich habe gelesen, Sex ist so anstrengend wie zwei Treppen hochzusteigen. Und ich schaffe noch nicht einmal eine Treppe.«

Er lacht und sagt, das sei die charmanteste Abfuhr, die er je bekommen habe.

Es ist eine Abfuhr. Aber es ist auch die bittere Wahrheit.

Ich arbeite nicht. Ich sitze mit meinen Katzen zu Hause. Ich renne viel zum Arzt. Ich führe ein Rentnerdasein. Nur dass ich es nicht genieße. Die Angst, mein Herz könne wieder aus dem Takt geraten, sitzt mir ständig im Nacken.

Es ist die Sehnsucht, die mir die Kraft gibt, mich der Angst in den Weg zu stellen. Die Sehnsucht, zurückzukehren in mein altes Leben.

Ich melde mich bei einem Verein an, der mehrere Herzsportgruppen betreut.

Sie stecken mich in die Gruppe der Schwächsten. Dort sind lauter alte Damen. Es ist zauberhaft mit ihnen. Sie kommen zum Sport in türkisfarbenen Trainingsanzügen, mit ondulierten Locken und Lippenstift. Wir fahren gemeinsam Standfahrrad. Dazu lässt die Trainerin Lieder vom Band laufen, die ich nicht kenne, die alten Damen hingegen schon, denn sie singen sie alle mit. Während wir strampeln, ist jede Einzelne von uns an ein Blutdruckmessgerät und an ein EKG angeschlossen. Die EKG-Elektroden befestigen wir, während wir schon auf den Ergometern sitzen, sehr diskret unter unseren T-Shirts.

Vorne gibt es ein Pult, das die Pulsdaten und die EKG-Kurven anzeigt. Dahinter sitzt die Trainerin. Sie ist die Leiterin des Herzsportgruppen-Vereins, und sie hat uns und die Kurven im Blick. Ich vertraue ihr auf Anhieb. So, und nur so wage ich mich auf das Ergometer. In der Gewissheit, dass es ihr sofort auffällt, wenn mein Herz schlappmacht.

Ich schaffe auf Anhieb 25 Watt und liege damit gut im Mittelfeld.

Danach machen wir ein bisschen Gymnastik. Aber wirklich nur ein bisschen. Anschließend gehen die alten Damen alle zusammen ins Café. Nach der dritten Stunde laden sie mich ein mitzukommen.

Leider ist das die Stunde, in der die Trainerin erkennt,

dass ich unterfordert bin. Wir haben gerade 45 Minuten lang im Kreis gesessen, uns Bälle zugeworfen und uns abwechselnd mit der rechten Hand ans linke Nasenloch gefasst und mit der linken ans rechte Nasenloch. Wir haben viel gelacht dabei. Am Ende der Stunde aber nimmt mich die Trainerin beiseite. »Das ist toll, wie Sie sich in nur drei Wochen gesteigert haben«, erklärt sie mir, »so etwas erleben wir selten.« Sie beschließt, ich könne in die Gruppe der Nächststärkeren wechseln.

Und so steige ich auf von der Gruppe der schwachen alten Damen in die Gruppe der mittelstarken dicken Männer. Sie sind tatsächlich alle dick. Manche weniger, manche mehr. Manche sind sehr, sehr dick.

Mit ihnen Sport zu treiben ist der blanke Horror. Ich bin meist die einzige Frau in der Gruppe, und ich bin mindestens zwanzig Jahre jünger als der Durchschnitt. Ich fühle mich schon von ihren Blicken ausgezogen, noch bevor ich auf dem Ergometer Platz genommen habe. Es ist ein Spießrutenlauf ohne Entkommen.

Um das mit dem Anstarren zu minimieren, kaufe ich mir eine Herrensporthose, die mir fast bis unter die Achseln reicht. Sie ist riesig. Und sehr, sehr weit. Meinen Hintern sieht man darin nicht. Ich trage auch ein übergroßes T-Shirt, das nichts erahnen lässt. Die langen Locken binde ich streng hinten zusammen. Kein Make-up. Es nützt alles nichts.

Sobald ich die EKG-Elektroden unter mein T-Shirt fummele, starren alle zu mir rüber.

Die mittelstarken dicken Männer legen sich die EKG-Elektroden nicht diskret an. Sie reißen ihre T-Shirts hoch bis unter die Achseln und präsentierten ihre voluminösen Bäuche. Später würde ich erfahren, dass die Trainer es nur mit Mühe und Not durchsetzen konnten, dass die Männer überhaupt T-Shirts tragen. Die meisten würden nämlich gern mit nacktem Oberkörper turnen.

Ich mag es nicht, Körperteile zu sehen, die mich nichts angehen. In der Herzsportgruppe der mittelstarken dicken Männer bleibt mir das nicht erspart. Ich sehe schwabbelige, massiv behaarte Schultern und Arme, die aus verschlissenen Achselhemden quellen, auf denen alte Schweißflecken prangen. Ich sehe Männer, die über ihre riesigen Bäuche T-Shirts spannen, die nicht reichen. So dass man wie bei den Prenzlauer-Berg-Schwangeren unten den nackten Bauch sieht. Das Schlimmste aber sind die Popo-Schlitze, die hinten aus den Hosen rausgucken.

Vieles von dem, was ich in der Herzsportgruppe der mittelstarken dicken Männer erlebe, werde ich später verdrängen. Ich werde mich nur noch schwach erinnern, wie wir uns einmal alle im Kreis auf Hüpfbälle setzen sollen. Der erste mittelstarke dicke Mann kippt sofort zur Seite runter und löst damit eine Lawine aus, an deren Ende fast alle hilflos mit den Armen rudernd auf dem Rücken liegen, die Bäuche himmelwärts. Später während der gleichen Stunde liegen wir auf Matten und haben die Hüpfbälle zwischen den Beinen. Mit den Hüpfbällen zwischen den Beinen sollen wir Übungen machen. Das ist die Stunde der Zoten. Ich werde verdrängen, was mittelstarke dicke Männer sagen, wenn sie auf einer Gymnastikmatte liegen und zwischen ihren Beinen Hüpfbälle haben. Nein, daran werde ich mich nicht erinnern.

Ich gehe trotzdem weiter hin. Ich werde nämlich von Woche zu Woche fitter. Ich schaffe jedes Mal ein paar Watt mehr auf meinem Standfahrrad. Ich bin ein bisschen nervös dabei. Denn statt der Trainerin sitzen hinter dem Pult mit den EKG-Monitoren nun Sportstudenten. Eigentlich soll auch immer ein Arzt dabei sein, oft ist keiner dabei. Immer wieder spüre ich mein Herz.

»War da was?«, frage ich die Sportstudenten.

»Keine Ahnung«, sagen die, »schwer zu sagen.«

Weil ich keine Ruhe gebe, holen sie jedes Mal einen Arzt, der sich mein EKG anguckt.

»Dieses EKG«, sagt der Arzt stets, »ist vollkommen in Ordnung.«

Jedes Mal bitte ich darum, mir das EKG auszudrucken. Nur dass ich es jetzt nirgendwo mehr hinfaxe, damit es doppelt und dreifach geprüft wird. Nein, diese EKGs hänge ich mir zu Hause an die Küchentür. Eins neben das andere. Es sind meine Trophäen.

Als Nächstes beginne ich mit dem Hunde-Sitting. Nachdem ich monatelang umgekippt bin, wenn ich nur drei Stufen hochstieg, jagen Treppen mir nach wie vor eine Heidenangst ein. Ein kleines braunhaariges Wesen bringt mich dazu, es zumindest mit einer Treppe öfter zu versuchen: Es ist Pandora, die Hündin meiner Freundin Katja aus dem Vorderhaus. Katja hat wochenlang Lilly und Simba versorgt, wenn ich im Krankenhaus war. Jetzt hat sie in ihrer Heilpraktikerpraxis eine Menge zu tun.

»Was meinst du«, sage ich zu Katja, »ich könnte ja mit Pandora spazieren gehen, während du arbeitest.« Katja findet das eine super Idee. Pandora auch. Jedes Mal, wenn ich die Treppe zu ihr in den ersten Stock geschafft habe, springt sie mir bellend und jaulend entgegen. Und düst mir voraus die Treppe hinunter.

»Moment«, sage ich, »gleich.« Und lehne an der Wohnungstür und japse.

Mit Pandora durch den Prenzlauer Berg zu gehen ist, als gehörte ich wieder dazu. Neben vielen Kindern leben hier nämlich auch viele Hunde. Sie laufen fast alle frei. Und ihre Herrchen und Frauchen schluffen cool hinter ihnen her.

Ich schluffe auch und tue cool dabei.

Bald hole ich Pandora auch einfach so ab, wenn Katja gar keinen Stress hat. Manchmal nehme ich Nicoles Hund auch noch mit, eine wilde Langhaar-Promenadenmischung. Die beiden Hunde sind vergnügt und machen jede Menge Quatsch. Sobald man versucht, ihnen ihre Leinen anzulegen, sind sie entweder beleidigt oder simulieren Erstickungsanfälle. Sie schnüffeln sich durch die Stargarder Straße und pinkeln an jeden Baum, jeden Laternenpfahl und jede Hausecke. Ich schlendere hinter ihnen her und sammle ihre Kacke auf.

Einmal treffe ich einen Nachbarn aus dem Nebenhaus. Er lacht, als er mich mit den Hunden sieht.

»Hast du einen neuen Job?«

»Genau«, sage ich. Und lache.

Ich wage den nächsten Schritt und melde mich in einem Fitnessstudio an. Es kommt mir vor wie der pure Wahnsinn. Ich wäge es wochenlang ab. Und dann tue ich es. Denn tief in mir drin ist ein Gedanke. Es ist ein trotziger Gedanke, geboren aus dem Verdruss über das monatelange Kranksein. Das wollen wir doch mal sehen, lautet der Gedanke.

Mein Lebensmut kehrt zurück.

Selbstverständlich gibt es in Prenzlauer Berg eine Menge Fitnessstudios. Ich suche mir eins aus, das in der Nähe ist und in dem es keine Musik und keine Fernseher gibt. Es ist absolut spartanisch eingerichtet. Es gibt keine Bewirtungstheke, sondern lediglich einen metallenen Wasserspender. Und es gibt auch keine Sitzecke, sondern nur zwei Aluhocker direkt neben der Tür.

Es ist kein bisschen stylish. Es ist genau das Richtige für mich und meine Schwabbelpfunde.

Mein Trainer Rüdiger ist genauso breit wie hoch und füllt einen Bogen mit mir aus. Er will wissen, welche gesundheitlichen Probleme ich habe.

»Nun ja«, sage ich, »ich hatte mal einen Herzfehler, dann hatte ich Herzrhythmusstörungen und eine Reihe von

Komplikationen, deswegen konnte ich mich einige Monate nicht bewegen, und alle meine Muskeln sind weg.«

Rüdiger schluckt und nickt und schreibt.

»Wir haben hier ja so einige Spezis«, sagt er, »aber du stichst sie alle aus.«

Wir legen kein Trainingsprogramm für mich fest. Ich komme erst gar nicht auf die Idee, ein einziges Gewicht zu stemmen. Alles, was ich will, ist, auf dem Ergometer zu strampeln. Und das tue ich fortan. Zweimal pro Woche. Ich beginne mit einer winzig kleinen Wattzahl.

Meist dauert es nur zehn Minuten, bis mein Herz aus dem Takt gerät. Ich fühle es in meinem Hals springen und hüpfen. Ich halte durch und sitze zwei Tage später wieder auf dem Ergometer, diesmal mit einem Langzeit-EKG meines sommersprossigen Kardiologen um den Hals. So geht das viele Male. Und jedes Mal stellt er fest: Es sind nur Extrasystolen, harmlose Rhythmusstörungen, wie sie auch gesunde Menschen haben. Fortan höre ich auf dem Ergometer Hörbücher. Ich lade mir lauter fiese und spannende Krimis auf den iPod. Und versuche, mein stolperndes Herz zu ignorieren.

Die Angst jagt mich. Sie hat ihre eiskalten Finger immer in meinem Nacken. Ich tue so, als wäre sie nicht da. Und ducke mich weg.

Zu den mittelstarken dicken Männern in die Herzsportgruppe gehe ich weiterhin. Ich werde fitter. Nur ein bisschen und sehr langsam. Aber ich werde fitter.

An einem sonnigen Herbsttag trägt Miranda mein Fahrrad aus dem Keller hoch, wo es seit Monaten unbenutzt gestanden hat. Sie stellt das Fahrrad in den Hof, guckt mich an und fragt: »Und jetzt?«

»Jetzt«, sage ich, »fahren wir Fahrrad.«

»Ah«, sagt Miranda, »jetzt fahren wir Fahrrad.«

Sie kann es nicht glauben. Monatelang hat sie alles Mögliche für mich rangeschleppt und mich mit dem Auto durch die Gegend kutschiert, weil ich keine hundert Meter laufen konnte. Nun aber fahren wir tatsächlich Fahrrad. Ganz langsam. Sie voraus. Die Stargarder Straße runter und dann rechts auf die Schönhauser Allee. Ab und zu schaut sie sich nach mir um, und ich grinse so breit, wie ein Mensch nur grinsen kann. Es ist eine völlig normale Situation. Zwei Freundinnen fahren mit dem Fahrrad durch Prenzlauer Berg. Und doch fühlt es sich an wie ein kleines Wunder.

Reha selbstgemacht

Der Oktober kommt und mit ihm ein eiskalter Wind. Ich reiße alle Fenster und Türen auf. Morgens, mittags, nachmittags, nachts. Gleichzeitig heize ich wie verrückt. Und tatsächlich, nach wenigen Tagen ist meine Wohnung trocken. Die kalte Luft zieht die Feuchtigkeit aus der Wohnung raus. Halbwegs zumindest. Ich kann die Polyesterdecken vom Sofa und aus meinem Bett entfernen. Den Pipi-Plastikschutz über der Matratze lasse ich drauf. Die Matratze trocknet nicht mehr. Ich werde eine neue kaufen müssen.

Und dann habe ich Geburtstag. Ich werde 41 Jahre alt. Ein Jahr zuvor habe ich den ganzen Tag lang geheult und mich abends schrecklich betrunken. Vierzig! Ich hielt das für eine große Ungerechtigkeit. Das Alter. Das Hässlicherwerden. Das Keine-Kinder-mehr-bekommen-Können. Das vor allem.

Heute, ein Jahr später, lache ich mich über die Lioba von damals kaputt. Ich habe Geburtstag! Ich werde noch einmal ein Jahr älter. Immerhin. Ich finde es phantastisch.

Zum ersten Mal in meinem Leben begreife ich, dass es ein Privileg ist, alt zu werden.

Noch nie habe ich so viele Glückwünsche und Geschenke bekommen. Der Postbote legt schon seit Tagen Pakete auf meinen Küchentisch. Ein anderer Bote bringt Blumen von den Kollegen. Von morgens früh an klingelt das Telefon. Mein E-Mail-Fach ist rappelvoll. Verwandte, Freunde, Kollegen, alle sind ganz aus dem Häuschen. Ich habe es geschafft. Ich habe diesen vermaledeiten Sommer überlebt. Und ich bin kein sabberndes Etwas.

Nicole und Miranda wollen auch anrufen, aber sie

kommen nicht durch. Also kommen sie direkt vorbei. Ich habe immer noch meinen Schlafanzug an, ich bin noch nicht dazu gekommen, mich anzuziehen. Wir essen die Marzipantorte, die meine Eltern mit der Post geschickt haben. Sie ist genauso quadratisch wie das Paket, in dem sie kam und in das außerdem noch vierzig Marzipanrouladen passten und ungezählte Marzipanmakronen. Für den Moment ist mir die Horrorzahl auf der Waage herzlich egal. Ich esse, bis ich platze.

So geht es weiter. Den ganzen Tag klingelt es an der Tür, Nachbarn und Freunde drücken und herzen mich. Mein SMS-Speicher läuft über, mein Anrufbeantworter auch. So etwas habe ich nie zuvor erlebt. Es ist wie ein großes Aufatmen. All die Menschen um mich herum, die in den letzten Monaten mit mir gebangt und gehofft haben, sie holen einmal tief Luft.

Abends lade ich meine Freunde in ein kleines Restaurant am Helmholtzplatz ein. Es ist eine lange, laute Tafel. Wir essen Flammkuchen und trinken Crémant, bis der Wirt sagt, er hat keinen mehr. Das heißt, die anderen trinken Crémant. Ich trinke alkoholfreies Bier. Um eins bin ich so fix und fertig, dass ich den Weg nach Hause nur schwankend schaffe, vor Erschöpfung.

Am nächsten Tag bleibe ich auf dem Sofa. Es klingelt weiter ab und zu an der Tür. Meine Freundinnen und Nachbarinnen helfen mir, die Marzipantorte aufzuessen. Nachts um elf stopfe ich mir das letzte Stück in den Mund, statt Abendessen.

Ich bin einundvierzig. Ich bin sichtbar gealtert. Ich wiege mindestens fünf Kilo zu viel. Mein Typ ist weg. Und meine Zukunft ist völlig ungewiss. Falls ich überhaupt eine habe. An diesem Abend drehe ich dem allen eine lange Nase. Ich bin glücklich.

Die Krankheit hat mich mit den Menschen um mich herum verbunden wie nichts anderes je zuvor. Es ist ein Band, von dem ich nichts ahnte und das stärker ist, als ich es mir hätte vorstellen können.

Wenige Tage später werde ich krank, nicht schlimm, nur eine kleine Erkältung. Und doch liege ich tagelang im Bett. Mein Körper kämpft gegen die Viren und verbraucht dafür all seine Kraft. Ich kann kaum sitzen, nur ganz langsam gehen. Und mein Herz rast.

Sind das harmlose Extraschläge, oder sind das gefährliche Rhythmusstörungen? Flattert es? Flimmert es? Ich liege im Bett und horche auf mein Herz. Es rast und springt.

Die Angst ist zurück.

Sonntags halte ich es nicht mehr aus und gehe in die Notaufnahme. Sie machen vier EKGs, alle sind in Ordnung. Trotzdem wollen sie mich dabehalten.

Ich nehme all meinen Mut zusammen und gehe nach Hause.

Am nächsten Tag hängt mir mein sommersprossiger Kardiologe wieder einmal ein Langzeit-EKG um. Ich liege damit im Bett, zu schwach und auch seelisch viel zu erschöpft, um aufzustehen. Das iPad habe ich wie immer auf den Knien.

Gudrun schickt eine Mail. Es geht ihr schlecht. Sie kann nicht einmal mehr alleine aus dem Haus, ihre Mutter muss mitkommen. Außerdem ist ihr Ehemann abgehauen. Vorher hat er noch das gesamte Geld verspielt.

Was für eine Scheiße, denke ich, was für eine himmelschreiende Scheiße. Die arme Gudrun. Ich mache mir Sorgen um sie. Tatsächlich ist es das letzte Mal, dass ich von ihr höre. Später werden meine Mails als unzustellbar zurückkommen. Ich werde nicht erfahren, was aus Gudrun geworden ist.

Ich liege im Bett mit meinem Langzeit-EKG um den

Hals und mit meiner Wut im Bauch. Mit meiner Wut auf das, was Gudrun aushalten muss, und auf das, was ich aushalte.

Und dann macht es klick, und ein völlig neuer Gedanke ploppt auf in meinem Gehirn. »Wenn du tot bist«, sagt der Gedanke, »ist es egal, ob du vorher Angst gehabt hast oder nicht.«

Es ist eine Entscheidung. Ich habe keine Lust mehr auf diese beschissene Angst. Ich bin es satt.

Das Langzeit-EKG ist o.k..

Ein Typ von den Johannitern kommt und holt den Oma-Knopf ab. Seit Wochen hängt er schon an einem Haken neben der Tür. Jetzt bekommt ihn jemand anders. Ich brauche ihn nicht mehr.

Hoffentlich.

Es wird November, es wird Dezember. Ich warte auf meine Reha. Das mit der Reha ist meine Idee. Niemand sonst ist darauf gekommen. Ich weiß nicht, wie ich sonst wieder auf die Beine kommen soll. Ich bin immer noch tausendmal schwächer als eine normale 41-jährige Frau.

Es gibt keine Reha für Menschen in meinem Alter mit einem angeborenen Herzfehler. Es gibt unzählige Reha-Einrichtungen für Erwachsene mit erworbenen Herzkrankheiten. Und es gibt wenige für Jugendliche und junge Erwachsene mit angeborenen Herzfehlern. Aber es gibt keine für eine 41-jährige EMAH. Wir sind der erste große Schwung, der dank der modernen Medizin trotz Herzfehler erwachsen wird. Für uns gibt es noch keine Infrastruktur.

Ich beantrage trotzdem eine Reha, eine ambulante bei dem Verein, der auch meine Herzsportgruppe betreibt. »Keine Sorge«, hatte die Leiterin gesagt, als ich ihr meine

Erfahrungen mit den mittelstarken dicken Männern schilderte, »das ist nur in den Herzsportgruppen so. In den Rehas sind die Gruppen gemischter, und es sind auch mehr Frauen dabei.«

Noch etwas ist mir wichtig. Ich will keine Kochkurse in gesunder Ernährung machen. Und ich will auch keine Kurse besuchen müssen, in denen man lernt, wie man Herzkrankheiten verhindert.

»Keine Sorge«, lacht die Leiterin, »das können wir bei Ihnen weglassen.«

Ich habe Großes vor in der Reha. Mehr als drei Monate sind vergangen seit der Ablation. Mein Herz ist weiterhin im Takt. Ich will es wagen und die Betablocker absetzen. In so einer Reha, denke ich mir, werden sie wohl regelmäßig EKGs machen. Falls was schiefgeht, merken sie es. Mein sommersprossiger Kardiologe ist heilfroh, dass ich mich durchgerungen habe, es ohne Betablocker zu versuchen. »Na endlich«, seufzt er.

Am Tag bevor es losgeht, packe ich abends meine Tasche mit allen Arztberichten. Am nächsten Morgen stehe ich früh auf und fahre mit der S-Bahn zur ambulanten Klinik. Bin überpünktlich da.

Sie rufen mich als Erstes ins Labor. Zwei Arzthelferinnen stellen mich auf die Waage und messen meine Taille.

»Machen Sie das am Ende der Reha noch mal?«

»Aber ja.«

Ich muss an die mittelstarken dicken Männer denken und schmunzele vor mich hin.

Sie machen auch ein Ruhe-EKG.

»Wie oft während der Reha machen Sie das?«

»Wir machen jetzt eins und eins am Ende.«

»Und zwischendurch nicht?«

»Nein.«

»Ich will aber meine Betablocker absetzen. Und ich habe Angst, dass die Rhythmusstörungen zurückkommen.«

»Sie machen ja Ihr Ergometer-Training. Da sind Sie ans EKG angeschlossen.«

Ich denke an die Studenten, die keine EKGs lesen können, und an den Arzt, der so selten dabei ist.

Mir wird mulmig.

Ich sitze zwei Stunden im Flur. Der Flur geht über in einen anderen Flur, in dem die Patienten ihre Pausen verbringen. Es herrscht ein Höllenlärm. Zig dickbäuchige Männer brüllen sich gegenseitig ihre Erfahrungen mit Reha und Rente zu. Ich sehe keine einzige Frau. Tatsächlich gibt es nur eine einzige, ich entdecke sie später, als ich aufs Klo muss. Sie sitzt in einem Vortragsraum für sich allein, hat die Tür halb hinter sich zugezogen. Sie ist sehr alt und starrt auf ihre Hände.

Als ich endlich dran bin, erklärt die Ärztin mir als Erstes, wir müssten uns beeilen. »Ihr Therapieplan muss heute noch fertig werden.«

Ich überreiche ihr meine Arztberichte.

»Was machen Sie beruflich?«

»Ich bin Journalistin.«

Sie hat eine Freundin, die ist auch Journalistin und arbeitslos. Die Ärztin selbst hat mal auf Kreuzfahrtschiffen gearbeitet, sie kennt eine Menge Prominente, ihr Mann ist Schönheitschirurg. Sie redet in einem fort. Ich nutze jede Gesprächslücke, und davon gibt es wenige, um dazwischenzufahren.

»Können Sie nicht öfter ein EKG mit mir machen als nur am Anfang und am Ende?«

»Das ist nicht üblich.«

»Aber ich muss keine Kochkurse besuchen.«

»Doch, natürlich. Da lernen Sie noch was.«

Auf einem Zettel notiert sie, was ich habe. Am Ende

schaut sie sich den Zettel an und sagt: »Was für eine Karriere.« Sie meint meine Krankheitsgeschichte.

Ich soll mich nebenan ausziehen bis auf die Unterhose. Dann ruft sie mich wieder rein, ich soll ihr für den Computer noch mal schnell alle Daten diktieren. Es ist ihr zu umständlich, sie aus meinen Arztberichten abzuschreiben. Ich mache es und stehe im Türrahmen und friere.

Sie untersucht mich von Kopf bis Fuß und macht eine Ultraschalluntersuchung des Herzens. Dann darf ich mich wieder anziehen. Und gleich wieder halb ausziehen. Zwei Räume weiter muss ich aufs Fahrrad, Belastungstest. Sie bekleben meinen nackten Oberkörper mit Elektroden. Die Ärztin und die beiden Arzthelferinnen, die meine Taille gemessen haben, beobachten die EKG-Kurve. Ich strample und schnaufe. Ich hasse diese Belastungstests. Es ist furchtbar anstrengend und furchtbar demütigend. Mittendrin steht die Ärztin auf. Sie geht zur Tür, reißt sie sperrangelweit auf und geht raus. Die Tür bleibt offen. Direkt vor mir auf dem Flur sitzen zwei Typen und glotzen mich an.

Ich schreie so laut vor Schreck, dass eine der Arzthelferinnen aufspringt und die Tür schließt. Doch ich bin völlig aus der Fassung. Ich will nur noch weg.

Das Belastungs-EKG ist o.k.. Ich darf für heute nach Hause.

Ich bin schon fast zur Tür raus, als eine der Sportstudentinnen hinter mit herwetzt und mir keuchend ein DIN-A4-Blatt überreicht. Es ist mein Therapieplan.

Ich soll jeden Tag Standfahrrad fahren. Ich soll auch viel Gymnastik machen und Atemtherapie. Das finde ich alles prima.

Aber ich soll auch jede Menge Kurse besuchen, in denen ich lerne, gesunde Lebensmittel einzukaufen, gesunde Gerichte zu kochen, und in denen man mich darüber aufklärt, wie ich Herzkrankheiten vermeide.

Ich bin Vegetarierin. Ich lasse mir jede Woche eine Kiste mit Bio-Gemüse liefern. Ich war, bevor ich krank wurde, immer schlank. Ich habe nie in meinem Leben geraucht. Nur ab und zu Alkohol getrunken. Ich kam bereits schwerkrank auf die Welt. Ich sehe meinen Therapieplan und es fühlt sich an, als schlage man mir ins Gesicht.

In der darauffolgenden Nacht hänge ich zu Hause über meinem Klo und kotze mir die Seele aus dem Leib. Am Tag darauf und in der Nacht darauf ist es genauso. Ich kann tagelang nichts essen, ohne es direkt wieder auszuwürgen.

Am Ende der Woche ist die Horrorzahl auf meiner Waage einer nicht mehr ganz so schlimmen Horrorzahl gewichen. Und meine kluge alte Hausärztin schreibt mich rehaunfähig.

Die Rentenversicherung schickt mir einen Brief und will wissen, warum ich die Reha abgebrochen habe.

»Weil ich eine Erwachsene mit angeborenem Herzfehler bin«, schreibe ich zurück, »und weil ich eine andere Therapie brauche als Menschen mit erworbenen Herzkrankheiten.«

Ich rechne ihnen vor, dass jedes Jahr 6000 Kinder mit einem Herzfehler geboren werden, von denen mittlerweile neunzig Prozent erwachsen werden. Dass es jetzt schon um die 300 000 Menschen in Deutschland gibt, die mit einem Herzfehler leben. Und dass die Zahl derer, die eine angemessene Versorgung benötigen, immer weiter ansteigen wird. »Auf Dauer«, schreibe ich, »wünsche ich mir, dass es Angebote für Menschen wie mich gibt.«

Die Rentenversicherung hat mir nie geantwortet.

Zur Herzsportgruppe der mittelstarken dicken Männer gehe ich auch nicht mehr. Stattdessen beginne ich, im Fitnessstudio Gewichte zu stemmen. Rüdiger entwirft einen Plan für mich, der nichts mit dem der anderen Trainierenden gemein hat. Er nennt es auch nicht Gewichte stemmen, er zwinkert mir zu und nennt es »Gymnastik am Gerät«. Es ist ein Programm für Schluffis wie mich.

Ich gehe jetzt dreimal die Woche ins Fitnessstudio. Es ist mir egal, ob ich Lust habe oder nicht. Ob ich schlapp bin oder müde. Jeden zweiten Tag bin ich da. Ich zwinge mich mit eiserner Disziplin.

Es funktioniert. Jede Woche stelle ich die Wattzahl am Ergometer ein bisschen höher ein. Und ich entwickele Muskeln an Stellen, wo ich noch nie welche hatte.

Doch nach wie vor kann ich nur davon träumen, jemals wieder meinen alten Yogakurs zu besuchen. Ich würde keine Viertelstunde durchhalten.

Es ist kein stetiger Weg bergauf. Ich weiß, dass das Gewebe im Herz, das der sagenhafte Doc verödet hat, sich regenerieren kann. Ich beobachte mein Herz genau. Und immer wieder gibt es Tage, an denen ich denke, die Herzrhythmusstörungen sind zurück, es war alles vergebens.

Das sind die Tage, an denen mir alle um mich herum egal sind. Ich wende mich von meinen Freundinnen und Nachbarinnen ab, gucke durch die Menschen hindurch. Ich rufe niemanden mehr zurück, höre nicht einmal mehr den Anrufbeantworter ab, wenn er blinkt. Ich bin oft weiter von der Welt der Menschen um mich herum entfernt, als die es sich vorstellen können. Es ist nicht mehr die Angst, die mich in solchen Zeiten packt. Es ist eine tiefe Trauer darüber, dass mein Leben nie mehr so sein wird, wie es einmal war. Meine Unbeschwertheit scheint für immer verloren.

Was mich ein ums andere Mal rettet, ist mein unbedingter Wille, dass mein Leben trotz allem wieder ein gutes Leben wird.

So werde ich auch die Kilos los, trotz Betablockern. Nachdem ich die Reha abgebrochen habe, traue ich mich nicht, sie einfach so abzusetzen.

»Es ist ganz und gar unmöglich, mit Betablockern abzunehmen«, hatte die Ärztin in der Reha gesagt. Und ich hatte sofort trotzig gedacht: »Das wollen wir mal sehen.«

Fortan ignoriere ich meinen Magen. Er kann nach Essen verlangen, wie er will, ich tue so, als bekäme ich es nicht mit. Ich esse fast nichts mehr. Vor allem nichts Süßes und keine Kohlenhydrate. Früher, bevor ich krank wurde, bin ich nachts oft aufgestanden, wenn ich abends zu wenig gegessen hatte. Ich konnte mit leerem Bauch nicht schlafen. Jetzt bin ich von meiner selbstausgedachten Reha abends meist so k. o., dass ich auch mit leerem Bauch schlafe.

Eines Sonntagmorgens stelle ich mich auf die Waage und hüpfe gleich darauf vor Freude in die Luft. Ein bisschen Gewicht war ja schon von der Kotzerei weg. Und nun habe ich zwei weitere Kilos abgenommen! Zwei Kilo! Trotz Betablockern! Es geht also doch.

Ich fange wieder mit dem Yoga an. Nicht im Yogastudio, dazu reicht es nicht. Ich entdecke Online-Yoga, da gibt es auch Kurse für Schlappis wie mich. Eine Yogalehrerin turnt vor, und ich turne nach, die Yogamatte vor dem Laptop ausgerollt.

Es fühlt sich an wie Heimkehren.

Jeden Tag funktioniert mein Körper ein bisschen besser. Zwei Treppen sind kein Thema mehr. Ich fahre immer weitere Strecken mit dem Fahrrad durch meine geliebte Stadt. Einmal sammele ich dabei einen kleinen Jungen ein, acht Jahre alt, der bei einer Geburtstagsfeier verlorengegangen ist. Die Kinder haben in einem Schrebergarten gespielt und sind wahrscheinlich längst zurück in der Wohnung der

Gastgeber, er aber ist in die falsche Richtung gelaufen. Er weint bitterlich. Er sagt mir nicht die Telefonnummer seiner Mutter, er hat Angst, dass sie sich aufregt. Wir brauchen lange, um herauszufinden, wo er eigentlich hinwill, und um dann dort auch anzukommen. Als wir endlich vor der Tür stehen, ist er sich immer noch nicht sicher, ob der Freund, der Geburtstag hat, tatsächlich dort wohnt. Er stürmt trotzdem voran. Ich sorge mich, dass es das falsche Haus ist. Also gehe ich hinterher. Eine Treppe. Noch eine. Und noch eine. Am Ende ist die Geburtstagsfeier im vierten Stock in einem Berliner Altbau mit drei Meter fünfzig hohen Decken. Ich falle fast um, als ich oben bin. Zwei bekifft wirkende Väter stellen gerade einen Filmprojektor auf und haben noch gar nicht gemerkt, dass eins der Kinder fehlt. Der Kleine ist sofort mit seinen Freunden verschwunden, ich bin ihm peinlich.

Ich gehe zurück zu meinem Fahrrad. Ich ringe nach Luft. Und ich grinse übers ganze Gesicht: vier Treppen!

Abends tanze ich jetzt manchmal durch meine Wohnung. Einfach so. Einfach, weil es phantastisch ist, lebendig zu sein.

Ich hatte aufgegeben. Ich war so lange auf der Seite des Lebens, die nichts als beschwerlich ist, dass es ein Luxus gewesen wäre, dieses Leben zu verlassen.

Ich hatte vergessen, wie wundervoll es sich anfühlt, lebendig zu sein. Mit einem Herz, das es tut.

Kein Charakterkopf

Das Schlimmste aber kommt noch.

Das Schlimmste ist der Moment, in dem ich nicht mehr leugnen kann, was ich schon seit Wochen versuche, nicht wahrzunehmen. »Nein«, sagt der Hautarzt, »das ist nicht normal. Ihnen fallen die Haare aus.«

Ganz vorne, in der Mitte der Stirn, habe ich noch Haare. Links und rechts daneben sind keine mehr. Bei Männern nennt man das Geheimratsecken. Bei Frauen ist es eine Katastrophe. Zwei blanke Stellen, fünf bis sieben Zentimeter breit, ziehen sich bis tief in die Mitte des Kopfes. Innerhalb von wenigen Wochen sind sie fast kahl geworden.

Schlimmer noch: Am ganzen Kopf fallen mir die Haare aus. Jedes Mal, wenn ich mir an den Kopf fasse, habe ich die Hände voller Haare. Und man sieht es überall schon. Egal, wo und wie ich den Scheitel ziehe, in der Mitte oder an der Seite – der Scheitel ist breit, viel breiter als früher. Jahrelang habe ich meine Haargummis doppelt umgeschlagen, und mein Zopf saß stramm. Jetzt schlage ich den Haargummi dreimal um, und er rutscht immer noch runter.

»Das ist kein Wunder«, sagt der Hautarzt, »Sie nehmen Marcumar und Betablocker. Beide Medikamente verursachen Haarausfall.«

Marcumar und Betablocker. Beide Medikamente hätte ich normalerweise längst abgesetzt. Normalerweise. Wenn ich rechtzeitig und richtig behandelt worden wäre, keinen Thrombus bekommen hätte und kein Flimmern.

Wenn ich Fahrrad fahre, fühlt es sich am Kopf kälter an als früher. Wenn es windig ist, halte ich mir verschämt die Hand vor die Stirn, damit niemand die kahlen Stellen sieht. Bald gehe ich nur noch mit Mütze oder Stirnband aus dem Haus.

Ich war immer groß und schlank und hatte eine wilde Lockenmähne. Jetzt bin ich nicht nur dick. Die Krankheit hat mir bereits ein Dreivierteljahr meines Lebens genommen. Sie hat all meine Energie verbraucht und fast all meinen Mut. Ich konnte kaum noch gehen, der Tod saß auf meiner Bettkante. Monatelang habe ich mit einem Oma-Notrufknopf um den Hals gelebt. Ich habe alles ausgehalten. Jetzt nimmt die Krankheit mir auch noch meine Haare.

Das halte ich nicht aus.

Ich kann nicht mehr. Ich kämpfe immer noch gegen die Kilos. Und jetzt werde ich auch noch kahl. Fett und kahl.

Es reicht.

»Du hast einen Charakterkopf«, sagt meine Nachbarin Ute. Früher, bevor die multiple Sklerose sie erwischte, war sie Gewandmeisterin am Theater. Sie kennt sich aus mit Charakterköpfen. »Selbst wenn dir alle Haare ausfallen«, versucht sie mich zu trösten, »aus deinem Kopf kann man was machen ohne Haare.«

Ich weiß genau, dass ich nichts mehr machen werde ohne Haare.

Eine Kollegin erkrankt in dieser Zeit an Krebs. Andere Kolleginnen rufen an. »Hast du sie schon gesehen? Sie trägt eine Perücke! Wie schrecklich!«

Ich beginne den Ärzte-Marathon von vorn. Es sind nur noch wenige Tage bis Weihnachten, die meisten Ärzte haben schon zu. Die anderen geben mir Termine im April. Ich bin gesetzlich versichert und lebe in Berlin. Auf einen Facharzttermin muss ich mehr als ein Vierteljahr warten.

Ich rufe die Marcumar-Hotline an.

»Ja«, sagt der Arzt an der Marcumar-Hotline, »wir wissen, dass manchen Patienten die Haare ausfallen. Wir wissen nicht, wieso und was man dagegen tun kann. Versuchen Sie es mit einer Zinktablette morgens auf nüchternen Magen.«

Ich nehme morgens Zink auf nüchternen Magen und werde weiter kahl.

Ich will endlich wieder normal leben.

Aber ich will nicht leben ohne Haare.

Ich verfalle in tiefe Traurigkeit. Die Weihnachtsreise ins Rheinland zu meiner Familie sage ich ab. Ich will niemanden sehen, ich will mich verkriechen.

An Heiligabend überredet Nicole mich, zu ihr zu kommen. Sie tischt ein wahres Festessen auf. Mich zieht es früh wieder nach Hause.

Ich rufe in München im Deutschen Herzzentrum an. »Versuchen Sie es mit Coumadin«, rät man mir dort, »manche Patienten vertragen das besser.« Coumadin ist ebenfalls ein Medikament, das die Blutgerinnung hemmt, es hat jedoch eine andere Wirkweise.

Ich überrede meine Hausärztin, mir Coumadin zu verordnen. Ich werde rammbescheuert davon, noch bescheuerter als eh schon durch die Betablocker. Jetzt bin ich völlig gaga.

»Das kann passieren«, bestätigt man mir im Herzzentrum, »allerdings nur sehr selten.«

Und so sitze ich in den letzten Tagen dieses vermaledeiten Jahres 2011 zu Hause auf dem Sofa. Ich fühle mich dick, halb kahl und fast ganz bekloppt. Ich rufe meinen Bruder an. »Du musst mir helfen«, sage ich.

Mein Bruder hat einen guten Freund, der ist Arzt und in der deutschen Medizinszene ein hoch angesehener Mann. Ich wusste das lange gar nicht. Als dieser Freund erfuhr, wie lange es gedauert hatte, bis ich endlich bei den richtigen Spezialisten gelandet war, sagte er zu meinem Bruder: »Warum hast du nichts gesagt? Ich kenne diese ganzen Koryphäen. Ich hätte mich für deine Schwester eingesetzt.«

»Jetzt«, sage ich meinen Bruder, »musst du ihn anrufen. Ich brauche einen richtig guten Gerinnungsspezialisten, der sich mit Marcumar auskennt. Ich brauche ihn sofort.«

Einen halben Tag später habe ich einen Termin für die erste Januarwoche. Bei einem Top-Gerinnungsspezialisten.

Ich schöpfe wieder Hoffnung.

Silvester bin ich bei Jenny und ihrer Familie. Um Mitternacht stehen wir auf dem Dach ihres Townhouses mitten in Berlin und stoßen mit Kindersekt an. Um uns rum knallen die Raketen. Ich bin immer noch tieftraurig wegen der Haare. Doch an diesem Abend fühle ich mich besser. Ich bin aufgehoben. Meine Freunde sind an meiner Seite.

Als ich später zum Taxi gehe, ploppt mal wieder ein Gedanke in mir auf. Er lautet: »Letztes Jahr war ich ganz schlimm krank.« Ich laufe durch die schlafende Townhouse-Siedlung und wiederhole diesen Gedanken. »Letztes Jahr.« Vielleicht ist es vorbei.

Der Gerinnungsspezialist setzt das Marcumar ab und verschreibt mir ein nagelneues Medikament, das ebenfalls die Blutgerinnung hemmt und das erst seit drei Wochen auf dem Markt ist. Es heißt Xarelto.

Am ersten Tag ist mir davon etwas schwindelig, doch ab dem zweiten spüre ich null Nebenwirkungen. Der ganze Marcumar-Quatsch fällt weg: Ich brauche mir nie wieder Blut abzuzapfen, um den Gerinnungswert festzustellen, ich brauche nie wieder die wöchentliche Dosis auszurechnen, und es ist egal, was und wie viel ich esse, ob ich wenig schlafe oder traurig bin. All die Faktoren, die die Wirkweise des Marcumars beeinflussen, sind dem Xarelto egal. Man nimmt einmal täglich eine Tablette und fertig.

Es dauert ein bisschen. Doch dann bekomme ich auf den Geheimratsecken zarte blonde Härchen. »Wenn die dunkel werden«, sagt die Friseurin, »ist das gut.«

Sie werden dunkel. Tag für Tag stehe ich vor dem Spiegel und betrachte den zarten Flaum auf meinem Kopf. Betrachte ihn und lache und sage: »Willkommen, Flaum.«

Jetzt wage ich es auch, die Betablocker abzusetzen, zumindest ein bisschen. Monatelang habe ich es hinausgezögert. Auf den richtigen Zeitpunkt gewartet. Der richtige Zeitpunkt ist nie gekommen. Nun ist das Entsetzen über die kahlen Stellen auf meinem Kopf größer als die Angst. Ich warte nur noch, bis mein sommersprossiger Kardiologe aus seinem Winterurlaub zurück ist. Damit er mir ein Langzeit-EKG umhängen kann.

Ich weiß, dass die Betablocker mich dämpfen. Doch als ich sie im Januar auf die Hälfte reduziere, kann ich es kaum fassen. Es ist, als hätte man mich an die Steckdose angeschlossen. Ich habe Energie wie all die letzten Monate nicht. Ich bin so wach, dass ich abends nicht einschlafe und morgens lange vor dem Wecker aufwache. Wenn ich schlafe, habe ich die schlimmsten Alpträume. Ich werde ermordet, auf die widerlichste Weise, ein ums andere Mal. Ich werde gejagt. Ich renne und renne und wehre mich und komme aus allem heil wieder raus. Es ist, als sei nun auch meine Seele wieder erwacht. Sie kämpft mit dem Grauen der letzten Monate, endlich.

Die Pfunde schmelzen. Ich werde nicht mehr so schlank wie früher, aber ich komme nah dran.

Mein Herz bleibt im Takt.

Wieder da

Einmal im Jahr kommt die Kanzlerin zum Hintergrundgespräch in die Bundespressekonferenz.

Die Bundespressekonferenz ist zum einen das Gebäude, in dem dreimal pro Woche die Regierungspressekonferenzen stattfinden. Wenn man abends in der *Tagesschau* die Sprecher der Kanzlerin oder der einzelnen Minister vor einer blauen Wand sitzen sieht, dann sitzen sie in der Bundespressekonferenz.

Zugleich ist die Bundespressekonferenz der Verein der Journalisten, die am Regierungssitz akkreditiert sind. Abends, nach getaner Arbeit, laden diese Journalisten Politiker zu Hintergrundgesprächen ein. Alles, was dort besprochen wird, läuft »unter drei«, das heißt, man darf kein Sterbenswörtchen darüber verlieren. Einmal im Jahr kommt die Kanzlerin zum Hintergrundgespräch. Das lässt sich kaum einer entgehen. Ich auch nicht.

An einem Abend im Januar kehre ich zurück in mein Leben als Hauptstadtkorrespondentin.

Ich stehe zu Hause so lange vor dem Spiegel, um mich hübsch zu machen, dass ich ein Taxi nehmen muss, um es noch rechtzeitig zu schaffen. Es regnet, und es ist eisig kalt, aber ein paar hundert Meter vor der Bundespressekonferenz steige ich aus. Ich will nicht, dass jemand denkt, ich könnte noch immer nicht gehen. Vor allem aber *will* ich gehen. Ich will diese letzten Meter zu Fuß rennen. So, wie ich es immer gemacht habe. Weil ich immer ein bisschen zu spät war. Weil ich immer lange gearbeitet habe. Weil ich als Korrespondentin einfach immer gerannt bin. Also renne ich. Es fühlt sich großartig an.

Im Tagungsraum der Bundespressekonferenz sitzen

120 Hauptstadtkorrespondenten an weiß eingedeckten Tischen. Die allermeisten sind Männer. Frauen sind unter den politischen Korrespondenten immer noch in der Minderheit. Es wird Wein ausgeschenkt, es gibt Häppchen auf silbernen Etageren. Die Herren sind fast alle im Anzug. Ich trage ein schwarzes Kleid und hohe Stiefel. Meine Haare habe ich so lange geföhnt und eingesprayt, bis die kahlen Stellen sicher verdeckt waren.

Ich schaffe es fast nicht bis an meinen Tisch. Ich habe die Kollegen seit Monaten nicht gesehen. Manche sind grau geworden in dieser Zeit. Ich kann kaum einen Schritt tun, ohne dass jemand aufspringt und mir die Hand gibt, mich drückt und herzt. Ich muss aufpassen, dass ich nicht anfange zu weinen. Aber dann erscheint die Kanzlerin, es geht los.

Ich husche an meinen Platz. Krame in meiner Handtasche nach Block und Stift. Ich erwische einen Kuli. Es ist ein Kuli aus dem Hotel, in dem ich die Nacht vor meiner Ablation verbracht habe. Ich sehe ihn an, grinse ein bisschen vor mich hin und beginne mitzuschreiben.

Wenig später ist mein erster Arbeitstag nach fast einem Jahr Krankheit. Monatelang habe ich mir diesen Moment ausgemalt: Wie ich ins ARD-Hauptstadtstudio reinspaziere, schlank, schön und kerngesund, und allen freundlich guten Morgen sage. Der Tag, an dem alles überstanden ist. An dem ich wie Phönix aus der Asche aufsteige. An dem ich strahlend heimkehre, aus Krankheit und Verzweiflung zurück ins normale gute Leben.

Ich habe mir diesen Moment so lange ausgemalt und die Fanfaren im Ohr gehört, dass ich sonntags vor meinem ersten Arbeitstag feststelle, dass ich es nicht schaffe. Ich weiß, ich werde heulen, noch bevor ich den ersten Fuß ins Hauptstadtstudio gesetzt habe. Ich werde es emotional nicht packen.

Also setze ich mich an diesem Sonntag in die S-Bahn und fahre schon mal hin. Ich will diesen Moment haben. Für mich ganz allein. Niemand soll es mitbekommen. Niemand soll mich weinen sehen.

Ich heule schon in der S-Bahn.

Ich steige am Bahnhof Friedrichstraße aus und nehme die Treppe nach oben, als hätte ich nie ein Problem damit gehabt. Ich gehe an den Quadern vor dem Bundespresseamt vorbei, auf denen ich vor zehn Monaten saß und nicht mehr gehen konnte. Ich gucke nur kurz hin und dann in den Berliner Himmel und schicke ihm ein großes Lächeln. Und ein fettes Dankeschön. Das mit dem Heulen ist schlagartig vorbei.

Die Pförtnerin sagt mir hallo, als wäre ich gestern erst da gewesen. Ich gehe rein, und es fühlt sich genauso überwältigend an, wie ich es mir erträumt habe. Ich bin wieder da.

Mit einem Grinsen so breit, dass ich denke, es geht nie wieder weg, steige ich in den Aufzug. Ich bin überglücklich und stolz.

Jetzt nehme ich es mir zurück, mein gutes Leben.

Am Tag darauf, am 16. Januar 2012, schneit es frühmorgens in Prenzlauer Berg. Es schneit so stark, dass kleine Kehrmaschinen auf den Bürgersteigen unterwegs sind. Ich bin auch unterwegs, zur Bahn. Und wenn die Kehrmaschine vor mir weiterhin so langsam fährt, komme ich an meinem ersten Arbeitstag zu spät. Ich beginne zu rennen. Ich renne durch den tiefen Schnee an der Kehrmaschine vorbei, überhole sie. Und dann renne ich vor ihr her. Ich bin groß, ich habe lange Beine, ich liebe es zu rennen.

Niemand hat es mir vorgeschlagen, ich bin selbst darauf gekommen: Ich arbeite nach dem »Hamburger Modell«. Das bedeutet, dass ich weiterhin krankgeschrieben bin und auch weiterhin kein Gehalt bekomme. Die Krankenkasse zahlt mir immer noch Krankengeld. Dafür gehe ich nur ein paar Stunden am Tag arbeiten. Zu Beginn sind es vier.

Ich begreife, worüber meine Freundinnen klagen, die wegen ihrer Kinder Teilzeit arbeiten: Ich arbeite in den vier Stunden so viel wie sonst in acht. Mit dem Unterschied, dass ich keine Pause habe. Gleichzeitig werde ich schief angeguckt, wenn ich früh gehe oder spät komme. Ich werde zu Hause angerufen, damit ich früher komme als vereinbart.

Doch ich widerstehe dem Drang, es allen rechtzumachen. Ich rege mich nicht einmal auf. Die Krankheit hat mir eine innere Stärke beschert, wie ich sie nie zuvor hatte.

Ich fahre nach München, zur Kontrolle. Sie setzen mich aufs Fahrrad. Beim letzten Mal musste ich schnell wieder aufhören. Diesmal schaffe ich 124 Prozent dessen, was eine Frau in meinem Alter schaffen sollte.

»Die Dame hat trainiert«, sagt der Arzt, der mir zusieht, und schmunzelt.

»O ja«, antworte ich und lache. Wir sind beide hochzufrieden.

»Was kann ich tun, damit ich gesund bleibe?«, frage ich den Arzt, der das Abschlussgespräch mit mir führt.

»Ausdauersport«, sagt er.

»Und was ist gefährlich für mein Herz?«

»Kaffee, Tee, Alkohol, Schokolade.«

Ich zucke ein wenig zusammen, vor allem wegen der Schokolade. Doch ab sofort rühre ich nichts davon mehr an. Für mein Herz tue ich fast alles.

Meine Hausärztin schreibt mich gesund. Mein erster normaler Arbeitstag ist der 18. März 2012. Es ist ein Sonntag. Es ist der Tag, an dem Joachim Gauck zum Bundespräsidenten gewählt wird. Ich will dabei sein. Ich will zurück in mein altes Leben.

Im Reichstag ist es sehr voll, sehr eng und sehr laut. Und es ist sehr feierlich. Fast alle Bundestagsabgeordneten sind da. Und noch einmal genauso viele Gesandte aus den Bundesländern. Darunter viele Prominente: Schauspieler, Sportler, ehemalige Politiker. Sie drängen sich auf den Fluren, zwischen den Fernsehkameras. Mittendrin, hinter einer halbhohen Stellwand, die den Lärm nur wenig schluckt, sitze ich. Für uns Hörfunkjournalisten hat man schmale Kabinen aufgebaut, in denen unser Equipment steht. Wenn ich mich ein wenig recke, kann ich durch eine Glaswand in den Plenarsaal sehen. Wenn ich über die Stellwand schiele, sehe ich Senta Berger und Sönke Wortmann flanieren.

Ich bin ein bisschen nervös. Was wird mein Herz zum Trubel dieses Tages sagen? Wird es im Takt bleiben?

Wir sind zu zweit an diesem Tag. Ich warte auf meine neue Chefin. Sie soll die ersten Live-Gespräche führen. Doch sie ist zu spät. Als das Übertragungsgerät auf unserem gemeinsamem Arbeitstisch klingelt, sitze ich noch alleine da. Ich setze mir das Headset auf und drücke den Knopf für »annehmen«. Schon bin ich live auf Sendung.

Ich bin an diesem Tag von morgens bis abends live auf Sendung. Nachmittags, nachdem Gauck gewählt ist, schleppe ich einen Teil des Equipments rüber ins Hauptstadtstudio und mache dort weiter.

Es ist spät, als ich nach Hause fahre. Ich bin sehr erschöpft. Ich bin fast zu erschöpft, um mich zu freuen. Aber ich freue mich. Es ist fast genau auf den Tag ein Jahr her, dass ich den Weg zur Arbeit nicht geschafft habe, auf einem Steinquader saß und nicht mehr gehen konnte.

Vor einem Jahr begann der Wahnsinn.

Heute bin ich wieder eine routinierte Korrespondentin, die ihren Job macht.

»Bist du denn jetzt wieder ganz in Ordnung?«, fragen mich die Kollegen.

»Ja«, sage ich, »die Ablation ist vollkommen gelungen.«

Es stimmt. Der sagenhafte Doc hat phantastische Arbeit geleistet. Das Vorhofflattern ist weg.

Ich sage die Wahrheit. Und doch fühlt es sich an wie eine Lüge. Ich habe immer noch Angst, dass die Herzrhythmusstörungen zurückkommen.

»Jetzt freu dich endlich mal, dass du gesund bist«, sagt Nicole.

»Ich freue mich ja auch«, antworte ich, »aber ich habe Angst, dass es nicht vorbei ist. Dass ich noch einmal Vorhofflimmern bekomme. Das Flattern haben sie weggemacht, nicht das Flimmern.«

»Hab Vertrauen«, sagt Nicole, »du kannst nicht immer weitergrübeln.«

»Ich würde gerne«, sage ich, »aber ich schaffe es nicht.«

Unsere Freundschaft zerbricht darüber. Nicole, die so lange an meiner Seite war, hält es nicht aus, dass ich den letzten Schritt in die Normalität nicht gehe. Sie wünscht sich eine Freundin, die wieder so ist wie früher. Aber ich werde nicht mehr wie früher. Sie wendet sich von mir ab.

Einmal im Monat tauche ich bei meinem sommersprossigen Kardiologen auf und bitte ihn, ein Langzeit-EKG zu machen. Er hat keins für mich für drei Tage, sondern nur für 24 Stunden, aber immerhin. Jeden Monat hängt er mir eins um. Wir machen es fast genau so, wie der nüchterne Doc in der Spezialpraxis es geraten hat.

Als ich eines Tages in die Praxis komme, um mir das nächste Langzeit-EKG abzuholen, hat die Sprechstundenhilfe ihr Drachenlächeln aufgesetzt.

»Der Doktor will Sie sprechen.«

Er spricht mit mir, wie er noch nie mit mir gesprochen hat. Er schimpft. Dass ich nur herkomme, um mir ein Langzeit-EKG umhängen zu lassen. Dass ich eh nicht mache, was er sagt, weil ich immer noch die halbe Dosis Betablocker nehme. Dass das Vertrauensverhältnis zwischen uns zerrüttet ist. Dass er mich nicht mehr behandelt.

Ich stehe auf und gehe. Er hat recht. Und er hat ziemlich lange gebraucht, um es zu merken.

In der Charité empfiehlt man mir einen niedergelassenen Kardiologen, der sich auf Herzrhythmusstörungen spezialisiert hat. Er ist groß und blond, und auch er ist kein Spezialist für Erwachsene mit angeborenen Herzfehlern. Aber er ist der freundlichste und zugewandteste Kardiologe, den ich je getroffen habe. Und er weiß sofort, was ich brauche.

Als Allererstes besorgt er mir ein Mini-EKG-Gerät, das ich in die Handtasche stecken kann. Er könnte mir nichts Besseres besorgen. Ich zahle es selbst, ich zahle es mit Vergnügen. Denn ab sofort kann ich jedes Mal, wenn ich mein Herz spüre und mir nicht sicher bin, ob es noch im Takt ist, das Mini-EKG aus meiner Handtasche holen, es ans Dekolleté halten und einen Aufnahmeknopf drücken. Das Gerät, das nur so groß ist wie eine Scheckkarte, zeichnet dann unter lautem Piepen dreißig Sekunden lang ein EKG auf. Dieses EKG schicke ich per Telefonleitung an meinen neuen Kardiologen. Stets ruft er mich noch am gleichen Tag zurück.

»Das EKG ist in Ordnung«, sagt er, »machen Sie sich keine Sorgen.«

Ich habe endlich einen Arzt, der an meiner Seite ist. Er wird der Arzt meines Vertrauens.

Der Arzt meines Vertrauens redet unermüdlich auf mich ein. »Sie sind gesund«, sagt er, »Sie haben Ihr ganzes Leben noch vor sich. Ihr Herz ist o.k.. Leben Sie!«

Mit ihm, endlich, wage ich es, die Betablocker komplett

abzusetzen. Es fühlt sich an, als hätte ich monatelang an einer Fußfessel Felsbrocken hinter mir hergeschleppt und als habe man mir diese Fußfessel nun endlich abgenommen. Ich schwebe gefühlt dreißig Zentimeter über dem Boden.

Mein Herz bleibt im Takt.

Wenig später setzen wir auch das Medikament ab, das die Blutgerinnung hemmt. Die Spitzen-Docs in der Spezialpraxis, wo sie mich abladiert haben, sind einverstanden. Ich mache so gute Fortschritte, dass sie meinen, wir könnten es wagen. Der Alptraum, lebenslang blutgerinnungshemmende Medikamente nehmen zu müssen, ist vorbei.

Ich gehe arbeiten. Ich arbeite volle Pulle, wie ich immer gearbeitet habe. Ich mache Frühdienste und Wochenendbereitschaften. Wenn die Themen, für die ich zuständig bin, aufkochen, arbeite ich von frühmorgens bis spät in den Abend. Und ich mache keine Pause.

Im Sommer 2012 schippere ich auch wieder mit der SPD über den Wannsee, auf der berühmt-berüchtigten Spargelfahrt. Es werden launige Reden gehalten, eine Damenkapelle zieht auf ihren Saxofonen spielend über das Schiff. Ich unterhalte mich mit einem SPD-Urgestein, das schon lange nicht mehr im Bundestag sitzt, aber unter Rot-Grün einen wichtigen Posten hatte. Der Mann bricht plötzlich in Tränen aus: Die Fehler bei der Agenda 2010 kann er sich nicht verzeihen. Es ist mir etwas peinlich, der Mann scheint betrunken. Ich frage mich zum ersten Mal, ob ich das alles noch brauche.

An dem Tag, an dem Peer Steinbrück überraschend zum Kanzlerkandidaten ausgerufen wird, komme ich nicht einmal mehr aufs Klo. Ich führe an einem Stück Live-Gespräche. Zwischendurch schreibe und spreche ich in einer halben Stunde einen fünfminütigen Kommentar. Mehr Zeit habe ich nicht, denn dann bin ich schon wieder live auf Sendung.

Am Abend bin ich so erschöpft, wie ich oft erschöpft bin nach der Arbeit. Aber ich bin nicht so glücklich, wie ich es normalerweise bin. Zum allerersten Mal denke ich darüber nach, ob ich eine so kraftzehrende Arbeit weitermachen will. Nach allem, was war.

Nicole spricht nicht mehr mit mir. Und im Herbst 2012 zerbricht meine Freundschaft mit Miranda. Es ist das Schmerzlichste, was ich in Berlin erlebe. Es tut mehr weh, als den Typen zu verlieren, der nicht an meiner Seite war.

Ich bin empfindlicher geworden in der Zeit des Krankseins und zugleich härter. Ich habe mehr Mitgefühl als vorher, aber weniger Verständnis. Mirandas Typ, der bereits ihren Hund geschlagen hat und mehrfach versucht hat, ihre Katze aus dem Haus zu schaffen, tut etwas, was mir wochenlang schlaflose Nächte bereiten wird: Er setzt Mirandas kleine Katze, die gerade einmal ein halbes Jahr alt ist, mitten in Berlin aus. Ich rege mich schrecklich darüber auf, dass Miranda es so weit kommen ließ. Sie fühlt sich von mir verraten und im Stich gelassen. Ich kann es nicht wiedergutmachen. Es ist unser Ende.

Zum ersten Mal kann ich mir vorstellen, Berlin zu verlassen. Ohne Miranda an meiner Seite scheint mir mein Leben hier nicht einmal mehr halb so schön.

Ich bin sehr lange sehr traurig. Dann finde ich eine neue Freundin, Vanessa. Sie arbeitet im Hauptstadtstudio ein Stockwerk unter mir. Sie ist so groß wie ich und laut und fröhlich. Sie läuft mit mir durch Prenzlauer Berg, wo die Berliner lauter »Schwaben raus!«-Schilder aufgehängt haben, und gibt zu allem und jedem ihre Kommentare ab, in breitestem Schwäbisch. Manchmal erschrecke ich über ihren herben Humor, über ihre Direktheit. Und lache mich im gleichen Moment darüber schlapp.

Sie liebt Katzen so wie ich. Sie liebt es zu essen, sie liebt große Portionen, alles genau wie ich. Als ihr Typ uns zum ersten Mal miteinander sieht, stellt er fest, wir seien wie füreinander gemacht. Wir lachen bloß, wir wissen es längst.

Vanessa hat mich noch nicht gekannt, als ich krank war. »Ah ja?«, sagt sie nur, wenn ich von dieser Zeit erzähle. Wir beide starten völlig frisch, quasi bei null. Bald finden wir eine dritte Freundin, Anke. Sie ist Berlinerin, und wann immer wir drei alle gleichzeitig frei haben, zeigt Anke uns das Berliner Umland. Wir fahren stundenlang Fahrrad, über Stock und Stein, bis tief in die Nacht.

So nähert sich dieses seltsame Jahr 2012 seinem Ende.

Aus heiterem Himmel

Am ersten Weihnachtstag 2012 sitze ich auf dem Köln-Bonner Flughafen, und mein Herz ist wieder aus dem Takt.

Ich habe meine Familie im Rheinland besucht. Es war ein schönes, harmonisches Fest. Doch ich fühlte mich schlapp, bekam kaum Luft. Mehrmals wurde mir schwarz vor Augen.

Ich habe niemandem etwas gesagt. Ich wollte niemanden beunruhigen.

Ich habe mein Bahnticket verfallen lassen und kurzerhand einen Flug zurück gebucht. Ich will so schnell wie möglich nach Hause.

Nun sitze ich in der Abflughalle, und mein Herz spielt völlig verrückt. In mir drin braust und sprudelt es.

»Wie«, hatte ich den nüchternen Doc in der Spezialpraxis gefragt, »merke ich, wenn ich flimmere?«

»Wenn die Schläge schnell und unregelmäßig kommen«, hatte er gesagt.

Schnell und unregelmäßig. So wie jetzt.

Es ist der Moment, vor dem ich Angst hatte. Das Schlimmste, was ich fürchtete, ist eingetreten. Ich flimmere.

Ich sitze allein in der Abflughalle. Der Flug verspätet sich. Die Menschen um mich herum sind genervt.

Ruhig bleiben, sage ich mir, überlege, was zu tun ist. Mein Handgepäck ist voll selbstgebackenem Kuchen von meinen Eltern. Ich werde nicht einmal Krümel mit nach Berlin bringen. Ich esse den gesamten Kuchen auf, während ich in der Wartehalle sitze und flimmere. Ich schlinge. Ich bin in Not und weiß nicht, was ich tun soll.

Eigentlich müsste ich zum Arzt. Bestimmt gibt es einen

Arzt auf dem Flughafen. Doch was würde der tun? Er würde mich in ein Kölner Krankenhaus einweisen. Und da wäre ich dann. Bei Ärzten, die mich nie zuvor gesehen haben. Die womöglich keine Ahnung haben von angeborenen Herzfehlern. Ich wäre fern von Berlin, von meinem Zuhause.

Ich schicke viele Stoßgebete gen Himmel. »Bitte«, flehe ich, »lass mich den Flug gut überstehen, dann gehe ich auch in Berlin sofort ins Krankenhaus.«

Ich steige mit rasendem Polterherz ins Flugzeug und fliege mit rasendem Polterherz nach Berlin. Ich habe freundliche Sitznachbarn, die in der engen Billigmaschine ihre Ellbogen bei sich lassen und mich nicht anrempeln. Ich sitze ganz still und mache Atemübungen. Höre Musik auf meinem iPod. Mache weiter meine Atemübungen. Schicke noch unendlich viele Stoßgebete.

In Berlin angekommen, poltert mein Herz immer noch. Den Flughafen Tegel hat man 1969 so perfekt geplant, dass die Fluggäste gleich vor der Ankunftshalle in den TXL-Bus steigen können, der sie nach Berlin-Mitte bringt. Ich steige ein und fahre bis zur Haltestelle Beusselstraße. Die Beusselstraße im Wedding ist eine der hässlichsten und ärmsten Straßen von Berlin. Die Haltestelle Beusselstraße ist zugig, dunkel und verdreckt. Ich stehe dort im eiskalten Regen mit rasendem Polterherz und überlege immer noch, was ich tun soll. Von hier aus bringt die Ringbahn mich in zwei Minuten zur Charité im Wedding. Dorthin, wo ich im Sommer 2011 war, als das Marcumar nicht wirkte, dorthin, wo man mir schon zwei Stromstöße verpasst hat, wo man mich kennt. Wenn ich allerdings nicht aussteige bei der Charité und stattdessen drei Stationen weiter fahre, bin ich zu Hause.

Ich steige nicht aus an der Charité. Ich fahre nach Hause. Rede mir ein, dass ich schließlich frische Wäsche brauche fürs Krankenhaus.

Mein rasendes Polterherz – ich will es nicht wahrhaben.

Zu Hause sind Lilly und Simba, Katja hat sie versorgt. Jetzt streichen sie begeistert um meine Beine. Lilly springt mir auf die Schulter und reibt ihr Köpfchen schnurrend an meinem Gesicht. Im Kühlschrank ist noch Linsensuppe. Es ist mittlerweile neun Uhr abends. Im Krankenhaus, denke ich mir, gibt es jetzt bestimmt nichts mehr zu essen.

Ich wärme die Suppe auf, setze mich den Tisch, esse. Lilly und Simba sitzen bei mir.

Und in diesem Moment hört mein Herz auf mit dem Gepolter. Es springt von ganz allein zurück in einen normalen, harmonischen Rhythmus.

Ich esse die Linsensuppe auf und gehe ins Bett.

Noch mal gutgegangen, denke ich.

Die nächsten Tage verbringe ich ruhig. Silvester bleibe ich zu Hause. Ich fühle mich schwach und elend. Alles wird gut, sage ich mir.

Am 2. Januar 2013 sitze ich in meinem Büro im ARD-Hauptstadtstudio und flimmere schon wieder.

Ich bin am Morgen noch mit dem Fahrrad zur Arbeit gefahren. Es war mild und trocken, und auf den Berliner Straßen herrschte das übliche Chaos: Kamikaze-Fahrradfahrer, die einen rechts überholen und schneiden. Autofahrer, die einen in die Tramschienen abdrängen. Fußgänger, die mit größter Selbstverständlichkeit auf die Straße treten und erwarten, dass man sie nicht umfährt. Mütter, die ihre Kinderwagen mitten auf den Fahrradwegen plazieren. Eltern, die ihre SUVs aus Parklücken manövrieren, ihre Augen bei den Kindern auf dem Rücksitz haben und alles plattmachen, was sonst noch unterwegs ist. Ich habe wie immer viel geflucht, während ich mit dem Fahrrad von Prenzlauer Berg nach Berlin-Mitte düste, doch an diesem Morgen ging es mir gut.

Mittags war ich ein wenig spazieren gegangen. Die Spree entlang, bis zum Berliner Ensemble und zurück. Es ist ein sehr kurzer Weg, und doch hatte ich schon auf halber Strecke das Gefühl, nicht mehr zu können.

Zurück im Büro, habe ich einen kurzen Beitrag für den nächsten Morgen fertiggemacht. Ich habe meinen Text ins Mikrofon gesprochen und ein paar Mal neu ansetzen müssen, weil ich nicht genug Luft bekam. Ich habe das Audio geschnitten, ihm einen Titel gegeben und es von meinem Arbeitsplatz aus in die ARD geschickt, also an sämtliche öffentlich-rechtlichen Rundfunksender, vom Norddeutschen bis zum Bayerischen Rundfunk. Alles ganz normaler Alltag.

Und dann ist es vorbei.

Es ist halb vier nachmittags, ich sitze an meinem Schreibtisch, und mein Herz flimmert.

Ich spüre es deutlich. Es ist ein einziges Vibrieren und Brausen in meiner Brust und in meinem Hals. Ich taste meinen Puls. Die Schläge kommen so schnell und so chaotisch, dass ich sie nicht zählen kann.

Es ist wie eine Woche zuvor am Flughafen. Ich kann nicht mehr so tun, als würde es wieder weggehen.

Es ist aus mit dem Gesundsein. Nun bin ich für den Rest meines Lebens krank. Denn Flimmern ist eine fortschreitende Krankheit.

Ich schreie nicht, ich weine nicht, ich flippe nicht aus. Das Notfallprogramm hat sich eingeschaltet, von ganz alleine. Ich bin ganz ruhig und tue, was zu tun ist.

Ich hole mein Mini-EKG-Gerät aus meiner Handtasche, halte es auf meine Brust, drücke den Aufnahmeknopf. Das Gerät piept und zeichnet ein EKG auf. Ich halte es an den Telefonhörer, wähle die Nummer, die hinten auf dem Gerät draufsteht, drücke den Sendeknopf und übertrage das EKG so an einen Zentralcomputer. Man hört es dabei knattern und zischen, es hat etwas von den Geräuschen eines altertümlichen Faxgerätes. Der Zentralcomputer überträgt das EKG in Sekundenschnelle auf den Computer meines Berliner Kardiologen.

Ich warte kurz. Dann rufe ich meinen Doc an. In der Praxis geht niemand ans Telefon.

Mein Herz poltert weiter.

Ich fahre meinen Computer herunter und schließe mein Büro ab. Drei Zimmer weiter sitzt die Sekretärin, sie telefoniert gerade. Ich kann nicht warten, bis sie fertig ist. Ich stecke den Kopf ins Zimmer der Chefin.

»Mir geht es nicht gut«, sage ich ihr, »ich gehe.«

Die Chefin nickt nur kurz. Sie hat zu tun.

Später wird die Sekretärin sehr entrüstet sein, weil ich ihr nichts gesagt habe. Sie hätte einen Notarzt gerufen. Doch daran denke ich keinen Augenblick. Ich will kein Aufsehen. Ich will nicht, dass all die Kollegen, denen ich seit Monaten erzähle, ich sei geheilt, etwas mitbekommen.

Ich gehe vom Hauptstadtstudio direkt in die Rettungsstelle der Charité in Berlin-Mitte. Es sind nur wenige hundert Meter, doch mir ist, als würde ich aus einem Leben heraus in ein anderes treten. Wieder auf die andere Seite. Ich gehe ganz langsam. Ich kann eh nicht schneller bei dem Gepolter in meinem Herzen. Ich sauge alles in mich auf. Ich präge mir alles ein. Die Marschallbrücke über die Spree. Den Blick auf den Reichstag. Ein Stück dahinter das Bundeskanzleramt. Das Gebäude der Bundespressekonferenz. Im Rücken das ARD-Hauptstadtstudio. Ich nehme Abschied.

In diesem Moment weiß ich, dass mein Leben als Korrespondentin vorbei ist.

Ich setze ein Schrittchen vor das nächste. Ich bin voll und ganz darauf konzentriert, den Weg bis zur Rettungsstelle zu schaffen, ohne zusammenzuklappen. Zeit und Kraft für Gefühle habe ich keine.

In der Rettungsstelle der Charité in Berlin-Mitte sind an diesem Nachmittag alle Plastikstühle im Warteraum besetzt. Manche der Wartenden haben schlecht verbundene Wunden. In einem Glaskasten sitzt eine Schwester, die jeden Ankommenden fragt, was er hat. »Ich habe Herzrhythmusstörungen«, sage ich. Sofort wetzt sie aus ihrem Glaskasten heraus, packt mich am Arm und fragt, ob ich gehen kann. Ich kann. Sie bringt mich gleich nach hinten durch. Drückt vor einer Schleuse einen dicken roten Knopf in einem Kasten. Daraufhin öffnet sich die Schleuse, ein Pfleger kommt herausgerannt, packt mich unter den anderen Arm. Es sind keine fünf Minuten seit meinem Eintreffen in der Charité vergangen, da liege ich bereits auf einer Liege, auf dem Oberkörper EKG-Elektroden. Und das EKG ist genauso grauenvoll, wie ich es erwartet habe: Ich flimmere. Obwohl ich still liege, schlägt mein Herz über zweihundertmal in der Minute. Es ist wieder völlig aus dem Takt.

Ich denke an die Ärzte, die den Thrombus in meinem Herzen entdeckt hatten und die mir danach Blutgerinnungsmittel bis an mein Lebensende verordnen wollten. »Ich habe Angst«, hatte der nüchterne Doc in der Spezialpraxis gesagt, »dass Sie Flimmern bekommen und es nicht merken.«

Flimmern ist deswegen so gefährlich, weil man so schnell einen Schlaganfall davon bekommen kann. Das Blut im Herzen wird nicht mehr richtig transportiert, es verklumpt, und zack ist der Klumpen im Gehirn und der Mensch nur noch ein sabberndes Etwas. Neueste Forschungen zeigen, dass es für einen Schlaganfall schon reichen kann, nur eine Stunde lang zu flimmern.

In Deutschland erleiden jedes Jahr 260 000 Menschen einen Schlaganfall. Etwa jeder vierte Schlaganfall geht zurück auf Vorhofflimmern.

Ich bin ein bisschen stolz darauf, dass ich das Flimmern bemerkt habe. Vor allem aber bin ich sehr traurig.

Ich liege in einem Raum mit drei Liegen, die durch Vorhänge voneinander getrennt sind. Direkt neben mir scheint ein alter Mann zu sein. Er schreit Unverständliches. Dann pinkelt er aus dem Bett heraus. Das Rinnsal läuft unter dem Vorhang durch auf meine Seite. Eine Schwester nimmt ein Bettlaken und wirft es über die Urinpfütze, schiebt es mit dem Fuß ein wenig zusammen. Da liegt es dann, gelb und stinkend.

Einen Vorhang weiter liegt offensichtlich eine alte Frau, die nicht weiß, warum sie hier ist. Eine junge Frau, vielleicht eine Schwesternschülerin, fragt sie ein ums andere Mal: »Was tut Ihnen weh? Seit wann? Hatten Sie das früher schon einmal?« Die alte Frau antwortet mal dies und mal das, aber nie antwortet sie auf die Fragen.

Es ist ein Ort der tiefen Hoffnungslosigkeit. Ein Ort, an dem Menschen stranden, die aus ihrem bisherigen Leben abrupt herausgerissen wurden. Es ist ein Ort, an dem die Menschen voller Angst und voller Verzweiflung sind. Und ich gehöre nun wieder dazu.

Sie untersuchen mich ausführlich. Messen die Temperatur, den Puls, tasten, ob ich irgendwo Ödeme habe. Sie untersuchen mein Blut. Sie gucken sich im Ultraschall mein Herz an, und es sieht, bis auf die undichte Klappe, von der ich schon weiß, prima aus wie immer. Die ganze Zeit über hänge ich am EKG, und mein Herz flimmert und flimmert. Zwei Stunden lang. Sie spritzen mir Heparin, um die Blutgerinnung aufzuheben. Damit sich kein Knubbel bildet.

Ich denke darüber nach, ob ich jemanden anrufe. Wenn es Miranda in meinem Leben noch gäbe, würde ich sie bitten, zu kommen. Vanessa ist noch in Ferien in ihrer schwäbischen Heimat. Katja arbeitet.

Ich rufe niemanden an.

Nach zwei Stunden in der Rettungsstelle hört mein Herz von alleine auf zu flimmern, und ich darf nach Hause. Es ist keine Entlassung in die Normalität. Sie geben mir Betablocker mit, um den Herzschlag zu dämpfen, und das Medikament, das ich bis zum letzten Sommer genommen habe und das die Blutgerinnung hemmt, Xarelto. Ich soll gleich am nächsten Morgen zu meinem niedergelassenen Kardiologen gehen.

Am nächsten Morgen ist der Arzt meines Vertrauens ernsthaft zerknirscht. Monatelang hat er mir Mut zugesprochen. Mir versichert, dass alles gut ist. Dass ich ein normales Leben führen kann. Das braucht er nun nicht mehr zu tun. Meine größte Angst ist Realität geworden.

Ich will die Spezial-Docs in München anrufen, und er ist einverstanden.

Zeit gewinnen

Ich rufe in München im Deutschen Herzzentrum an, und sie rufen wenig später zurück. »Können Sie noch heute kommen?« Das klappt nicht mehr von Berlin aus. Ich buche einen Flug für den nächsten Morgen und frage mich zum x-ten Male, was aus mir würde, wenn ich nicht Journalistin wäre, wenn ich nicht die besten Ärzte Deutschlands ausfindig gemacht hätte, wenn ich schlicht kein Geld hätte, um mal eben nach München zu fliegen. So aber fliege ich.

Ich stehe um fünf auf, füttere Lilly und Simba. Katja wird wie immer nach ihnen gucken. Ich nehme mir ein Taxi und fahre zum Flughafen. Sitze in einer Abflughalle mit lauter Schlipsträgern mit kleinen Aktentaschen. Ich habe wieder einmal einen großen Rollkoffer voller Schlafanzüge dabei und könnte von meinem früheren Leben nicht weiter entfernt sein. Ich hatte es zurück. Ich hatte es mit aller Macht und aller Kraft zurückerobert. Jetzt ist es vorbei.

In München nehmen sie mich diesmal stationär auf. Ich bekomme ein Einzelzimmer auf einer Station, auf der nur erwachsene Patienten mit angeborenen Herzfehlern sind. Eine Station für herzkranke Kinder gibt es auch, sie ist direkt daneben.

Ich bin von der Reise so erschöpft, dass mein Herz gleich wieder flimmert. Tags zuvor habe ich den nüchternen Doc in der Spezialpraxis angerufen und ihn ebenfalls um Rat gefragt. »Lassen Sie uns hoffen«, hatte er gesagt, »dass die nächste Flimmer-Episode erst in einem Jahr kommt.«

Diese Hoffnung ist dahin.

In Berlin in der Rettungsstelle der Charité haben sie mir Betablocker mitgegeben. Als Notfallmaßnahme und als

Standardmedikament bei Herzrhythmusstörungen. In München brauche ich erst gar nicht zu erklären, dass ich die Betablocker nicht nehmen will. Dass sie mich dick und vor allem blöd machen. In meinem Arztbrief steht bereits drin: »Unverträglichkeit von Betablockern«. Sie bequatschen mich auch nicht, es doch zu versuchen. Sie probieren etwas anderes.

Sie geben mir Diltiazem. Das ist ein sogenannter Calciumantagonist, also ein Mittel, das dafür sorgt, dass weniger Calcium in die Muskelzellen im Herz gelangt. Das wiederum führt dazu, dass das Herz langsamer schlägt und dass die Blutgefäße sich weiten. Beides beugt, mit ein bisschen Glück, weiterem Vorhofflimmern vor.

Diltiazem ist ein Rhythmusmittel. Und diese Rhythmusmittel haben ihre Tücken. Im besten Fall sorgen sie für einen hübschen, gleichmäßigen Rhythmus. Im schlimmsten Fall verschlimmern sie Rhythmusstörungen oder lösen noch viel üblere aus. Deswegen hängen sie mich in München jedes Mal für eine ganze Weile ans EKG, nachdem ich das Mittel geschluckt habe.

Ich liege im Bett, auf dem Oberkörper Elektroden, an meiner Seite flackert der EKG-Bildschirm. Ein zweiter Bildschirm hängt im Schwesternzimmer, neben einer ganzen Reihe weiterer. Die meisten Patienten hier sind mehr oder weniger permanent ans EKG angeschlossen und werden ständig überwacht. Rhythmusstörungen zählen zu den typischen Langzeitproblemen von Erwachsenen mit angeborenen Herzfehlern.

Jetzt schlucke ich deswegen Diltiazem. Mein Herz bleibt im Takt. Aber mein Körper rastet aus. Ich bekomme abartige Kopfschmerzen. So etwas kannte ich bislang nicht. Ich habe so gut wie nie Kopfschmerzen. Meine Freundin Marianne, die nicht mehr meine Freundin ist, seit sie mich versetzte, leidet unter Migräne. Sie hat mir genau geschildert, wie sich das anfühlt. Ich konnte es mir nicht vorstellen. Jetzt weiß ich es.

Mein Kopf ist ein einziger Schmerz.

Gleichzeitig wird mir glühend heiß. Ich kann mein Gesicht nicht berühren, ohne dass es schrecklich weh tut.

Irgendwann muss ich auf Klo. Ich klingele nach einer Schwester, die mich kurz vom EKG abstöpselt. Als ich im Bad in den Spiegel schaue, traue ich meinen Augen nicht: Zwischen meinen Schultern sitzt eine glühende Tomate. Eine, die gerade aus dem Backofen kommt. Mein Kopf ist feuerrot. Die Adern in meinem Gesicht sind so geweitet, dass ich fürchte, sie platzen gleich.

Schon wieder haben die Krankheit und die Medikamente, die ich ihretwegen nehmen muss, mich ein Stück weit hässlicher gemacht.

Selbst wenn die Kopfschmerzen weggehen, denke ich mir, so werde ich auf keinen Fall rumlaufen.

»Halten Sie noch ein bisschen durch«, sagen die Ärzte, »manchmal legen diese Nebenwirkungen sich.«

Ich halte durch. Vor dem Fenster beginnt es zu schneien. Die Temperaturen sinken auf minus acht Grad. »Es fühlt sich aber noch viel kälter an«, berichten die Schwestern. Ich darf nicht raus, nicht einmal auf den Vorplatz. Niemand auf dieser Station darf das Krankenhaus verlassen. Manche dürfen nicht einmal die Station verlassen.

Ich halte durch, die Kopfschmerzen werden schlimmer. Ich glühe am ganzen Körper. Mein Kopf zerspringt.

Draußen versinkt die Welt unter einer dicken pudrigen Schicht.

Mein iPad habe ich zu Hause vergessen. So habe ich nichts zu lesen. Doch es gibt einen kleinen Aufenthaltsraum und ein gefülltes Bücherregal. Es gibt sogar DVDs.

»Was macht man denn hier mit DVDs?«, frage ich eine Schwester.

Sie lacht und besorgt mir einen Laptop mit DVD-Laufwerk. Jetzt kann ich, während ich im Bett liege und ans EKG angeschlossen bin, Filme gucken, der Laptop steht auf dem ausklappbaren Krankenhaus-Nachttisch. Ich gucke *Eat Pray Love* mit Julia Roberts. Es geht um eine Frau, die ganz viel Yoga macht und die große Liebe findet. Ich werde nie wieder Yoga machen. »Lassen Sie das lieber«, sagt einer der Ärzte, »die Über-Kopf-Übungen können Vorhofflimmern auslösen.« Ich habe auch keine große Liebe mehr. Der Typ, von dem ich einst dachte, er sei an meiner Seite, ist schon lange Geschichte. Ich gucke *Eat Pray Love* und gebe den Laptop zurück. Ich will keine weiteren Filme mehr sehen.

Das Wochenende kommt, ich halte weiter durch. Die Kopfschmerzen werden schlimmer.

Es sieht nicht so aus, als könnte ich bald wieder nach Hause.

Katja hat seit meiner Abreise Lilly und Simba gefüttert und mit ihnen gespielt, aber die meiste Zeit des Tages muss sie sie alleine lassen. Sie hat ihren Job, ihren Mann und Pandora.

»Ich kann bei dir einziehen«, sagt meine neue Freundin Anke. Und packt schon ihre Sachen. Jetzt schläft sie im Gästebett. Lilly und Simba sind so begeistert von ihrer neuen Mitbewohnerin, dass sie die halbe Nacht über sie drüberhüpfen. Anke nimmt es gelassen.

»Ich bleibe«, sagt sie, »bis du aus dem Krankenhaus raus bist.«

Es ist ein kostbares Geschenk: Sie schenkt mir Zeit. Zeit, bis die Ärzte das richtige Medikament für mich finden.

Es geht nicht mehr darum, mich zu heilen. Es geht nur noch darum, das Fortschreiten der Krankheit zu verlangsamen.

Denn mit Vorhofflimmern ist es so, dass es erst nur ab

und zu auftritt. Dann häufiger. Dann bleibt es. Medikamente können diese Entwicklung allenfalls verzögern.

Heilung könnte vielleicht eine weitere Ablation bringen. Die Spezial-Docs müssten wieder mit Kathetern in mein Herz. Aber diesmal wäre alles viel komplizierter und gefährlicher als beim letzten Mal.

Beim letzten Mal, als sie mich vom Vorhofflattern befreit haben, mussten sie mit ihren Kathetern nur in den rechten Vorhof. Das ist technisch relativ unkompliziert. Vorhofflimmern entsteht jedoch im linken Vorhof. Und da muss man erst mal hinkommen. Die Docs müssen mit ihren Kathetern durch die Vorhofscheidewand. Normalerweise durchsticht man dazu das zarte Herzgewebe mit einem Lanzettkatheter an einer typischen Stelle. In meiner Vorhofwand steckt aber seit der Herzoperation 1973 ein großer Flicken aus Teflon. Da kommt kein Lanzettkatheter durch.

Der Flicken in meinem Herz ist eingeheilt und überwachsen von der Herzinnenhaut. Aber er ist nicht weg, er ist immer da. Und niemand weiß, wo genau der Flicken steckt.

Man kann nicht einfach in herkömmlicher Weise mit dem Lanzettkatheter hindurchstechen. Man muss eine Stelle am Rand finden.

Die Docs müssten einen deutlich größeren technischen und zeitlichen Aufwand betreiben, damit die Prozedur möglichst wenige Risiken birgt. Zusätzlich zum Röntgenapparat, den sie bei jeder Ablation benutzen, würden sie durch meinen Hals und durch meine Speiseröhre eine spezielle Ultraschallsonde einführen. Die hilft ihnen, die Strukturen der Vorhofscheidewand im Herz deutlich besser zu erkennen. Wenn das nicht reicht, stecken sie zusätzlich einen speziellen Katheter in die rechte Vorkammer, an dessen Spitze sich ebenfalls eine Ultraschallsonde befindet.

Mit Hilfe der Bilder, die diese Sonde macht, erstellen sie eine dreidimensionale Rekonstruktion meines Herzens.

Sie besorgen sich also so viele Informationen wie irgend möglich. Und dann durchstechen sie die Vorhofwand an einer Stelle, die sie normalerweise nicht wagen würden zu durchstechen.

Es ist eine höchst aufwendige Prozedur, viel aufwendiger, als eine normale Vorhofflimmer-Ablation eh schon ist. Und es ist auch gefahrvoller. Ein Pieks an der falschen Stelle kann eine schwere Blutung im Herz auslösen. Eine erhöhte Schlaganfallgefahr besteht eh bei jeder Flimmer-Ablation.

Und niemand weiß, ob es überhaupt mit einer Ablation getan wäre. Im Schnitt brauchen Vorhofflimmer-Patienten ein oder zwei Ablationen. Das gilt aber nur für Menschen ohne angeborenen Herzfehler. Menschen wie ich, mit einem angeborenen Vorhof-Septum-Defekt, brauchen manchmal viele Ablationen. Und wenn wir Pech haben, helfen uns die Ablationen nur kurz oder gar nicht. Auch das ist eine typische Folge meines angeborenen Herzfehlers.

Bevor die Ärzte eine Patientin wie mich zur Ablation schicken, probieren sie alles aus, was sie an Medikamenten zur Verfügung haben.

Es geht nicht mehr um Heilung. Es geht nur noch darum, Zeit zu schinden.

Isabelle kommt mit ihrem kleinen Sohn. Die beiden sind fast genauso puterrot wie ich. Isabelles alter Mercedes hat keine grüne Umweltplakette für die Innenstadt, und so sind sie kilometerweit durch Schnee und Kälte zu Fuß gelaufen. Ich freue mich unbändig, sie zu sehen. Die beiden bringen einen Stapel Bücher mit und gute Laune. Wir spielen ein altes *Trivial Pursuit*-Spiel, das wir im Aufenthaltsraum gefunden haben. In einer Frage geht es um Telefonbücher. »Was«, fragt Isabelles Sohn, der mittlerweile elf ist, »was sind Telefonbücher?« Wir lachen so sehr, dass die Schwester kommt. Sie versteht gar nicht, warum wir so lachen. Sie ist Anfang zwanzig und kennt auch keine Telefonbücher mehr.

Wir gehen runter in die Cafeteria und essen Kuchen. Wäre ich mit Isabelle allein, ich würde jammern und heulen. So aber zeigt der Kleine mir alle Spiele auf seinem neuen Handy und lacht sich schlapp, wenn ich nicht einmal die leichteste Spielstufe schaffe. Am Ende will er unbedingt mit seinem Handy ein Foto von mir machen. »Bitte nicht«, sage ich und halte mir die Hände vor das Tomatengesicht.

Ich weine nicht, als wir uns verabschieden. Ich lache und winke. Dann drehe ich mich um, gehe zurück auf Station, lasse mich wieder ans EKG stöpseln und ziehe mir die Bettdecke vors Gesicht.

Ich weiß es seit dem Moment, in dem ich im ARD-Hauptstadtstudio an meinem Arbeitsplatz saß und spürte, dass mein Herz flimmerte. In dem ich den Computer runterfuhr, das Büro abschloss und zu Fuß in die Rettungsstelle ging.

Mit Vorhofflimmern ist man nicht Korrespondentin. Mit Vorhofflimmern macht man keinen Job mehr, der Früh- und Nachtdienste verlangt. Bei dem man mehrmals am Tag live auf Sendung ist. Bei dem man fast immer unter Hochdruck arbeitet, stets die Zeit im Nacken. Bei dem man oft zehn, zwölf Stunden am Stück schuftet, ohne Pause, ohne Mittagessen.

Ich weiß es, doch ich brauche noch viele Tage, bis ich es aussprechen kann.

Ich schaffe es erst, nachdem ich schon eine ganze Woche in München im Deutschen Herzzentrum auf der Station für Erwachsene mit angeborenen Herzfehlern gelegen habe. Ich nehme mein Handy und rufe in Köln in der Zentrale des Westdeutschen Rundfunks an. Dort, von wo man mich einst nach Berlin schickte. »Ich liege im Krankenhaus«, sage ich, »ich habe Vorhofflimmern. Ich kann nicht mehr Korrespondentin sein.«

Es fühlt sich an, als hacke ich mir einen Arm ab.

Sie geben mir ein anderes Medikament, Propafenon. Es ist auch ein Rhythmusmittel. Es sorgt dafür, dass der Herzschlag langsamer und kräftiger wird. Man muss es alle acht Stunden pünktlich nehmen. »Kein Problem«, sage ich. Hauptsache, ich komme um die verhassten Betablocker herum.

Wieder hänge ich Stunde um Stunde am EKG. Mein Kopf nimmt eine normale Farbe an. Die Kopfschmerzen verschwinden.

Ich bin ein bisschen müde. Ich träume schlecht.

Aber mein Herz ist im Takt. Und mein Kopf bleibt klar. Das ist alles, was zählt.

»Prima, dieses Propafenon«, erkläre ich den Ärzten, »das nehme ich gerne.«

Sie überwachen mich weiter. Jedes Mal, wenn ich das Propafenon genommen habe, hänge ich danach eine Weile am EKG. Doch zwischendurch stehe ich jetzt öfter auf, laufe über die Station und durchs Treppenhaus. Die Ärzte und Schwestern sollen sehen, wie fit ich bin. Dass ich bald nach Hause kann.

Vor der Kinderstation stehen viele kleine Gitterbettchen, steril abgedeckt. Es gibt einen Durchgang zu den Operationsräumen. Einmal öffnet sich die Schleuse, weil eine Schwester hineingeht, während ich gerade davorstehe. Ich sehe ein riesiges Gemälde, das eine Wand komplett bedeckt: Biene Maja und ihr Freund Willi. Es zerreißt mich.

Auf unserer Station lerne ich Cornelia kennen. Sie ist klein und schmal und spricht eine Sprache, die ich nicht verstehe. Es ist eine Mischung aus Schwäbisch und Bayerisch. »Wie bitte?«, frage ich ein ums andere Mal. Sie schmunzelt dann und sagt es noch einmal in ihrer lustigen Sprache. Umschreibt, was sie meint. Bis ich ahne, was sie sagt.

Cornelia ist ein wenig jünger als ich. Sie hat eine Fallot'sche Tetralogie. Das ist eine schwere angeborene Herzerkrankung, bei der gleich vier Herzfehler auf einmal vorliegen. Im Endergebnis führen sie unter anderem dazu, dass sauerstoffarmes Blut unter Umgehung der Lungen, also ohne, dass es wieder mit Sauerstoff angereichert wird, in die Aorta, in die Hauptschlagader, fehlgeleitet wird. Deshalb laufen Babys, die mit Fallot'scher Tetralogie auf die Welt kommen, blau an.

Als Cornelia geboren wurde, war sie blau. Es war sofort klar, dass mit ihrem Herz etwas nicht stimmt. Außerdem war sie ein Frühchen. Sie kam auf der Stelle in einen Brutkasten.

Viel, sagt sie, weiß sie nicht mehr aus ihrer frühen Kindheit. Ihre Mutter hat ihr wenig erzählt.

Siebzig Prozent der Patienten mit Fallot'scher Tetralogie sterben, wenn sie nicht operiert werden, bevor sie zehn Jahre alt sind.

Cornelia hatte ihre erste große Herzoperation mit fünf. Doch gesund war sie nie. In dem kleinen Dorf, in dem sie aufwuchs, fand sie keinen Anschluss.

»Ich war eine, die immer alleine ging«, erzählt sie, »die anderen Kinder sagten, ›die ist ja immer krank‹.«

Sie war so oft krank, dass sie die Schule nicht schaffte, man schickte sie auf die Sonderschule.

Mit vierzehn folgte die nächste große Operation. »Das«, erzählt sie mir, »war eine ganz schwere Zeit.«

Sie verbrachte zweieinhalb Monate im Krankenhaus und

war lange so schwach, dass sie danach erst wieder lernen musste, zu laufen.

Und doch. Sie biss sich durch. Cornelia machte eine Ausbildung zur hauswirtschaftstechnischen Helferin. Das ist ein Ausbildungsberuf, der eigens für Menschen mit einer schweren Behinderung geschaffen wurde.

»Das war mein Bonus«, sagt sie, »dass ich diese Ausbildung hatte.«

Und obwohl sie immer schwach war und sich ständig müde fühlte, arbeitete sie. Sie wusch und kochte in Privathaushalten. Doch sie verlor einen Job nach dem anderen, weil sie wegen ihrer Herzkrankheit so oft fehlte.

Die Eltern besorgten ihr eine Halbtagsstelle in einem katholischen Pfarrhaushalt. Der Pfarrer war alt und oft unleidlich. Das Pfarrhaus war riesig. Cornelia hielt alles zwölf Jahre lang in Schuss. Morgens richtete sie dem Pfarrer das Frühstück. Sie kaufte ein, kochte ihm ein Mittagessen, stellte ihm die Brotzeit für den Abend fertig vorbereitet in den Kühlschrank. Im Sommer erntete sie das Obst im Garten und kochte es ein. »Einmal«, berichtet sie, »habe ich vierzig Gläser Apfelmus eingeweckt.«

Manchmal hat die Mutter geholfen.

»Ich habe es total gerne gemacht«, sagt Cornelia rückblickend, »es brachte so viel Freude und Spaß.«

Eine weitere Operation folgte, ein Reha-Aufenthalt. Sie kehrte zurück ins Pfarrhaus an ihren Arbeitsplatz.

Herzrhythmusstörungen, wie ich sie nun habe, hat sie seit ihrer Kindheit. Seit vierzig Jahren. »Da kann man nichts machen«, sagt sie.

2008 musste sie wieder ins Krankenhaus. Lange schon hatte sie Drähte im Körper, die ihr Brustbein zusammenhielten. Man hatte es für eine der zahlreichen Operationen auseinanderschneiden müssen. Nun hatte sich um diese Drähte eine Entzündung entwickelt.

Cornelia lag im Krankenhaus und hatte entsetzliche Schmerzen. Und während sie im Krankenhaus lag, hat der katholische Pfarrer ihr gekündigt. Weil sie so oft krank war.

Sie hat sich dagegen gewehrt, aber sie ist nicht vor Gericht gegangen. Seither hat sie keine neue Stelle mehr angetreten. Sie lebt mit ihrem Lebensgefährten und den Schwiegereltern in einem Haus. Sie wäscht und putzt, sie liebt es zu kochen. Ihrem Vater geht es nicht gut, er ist auf Hilfe angewiesen. Sie unterstützt ihn, so gut sie kann.

Cornelia war schon so oft im Deutschen Herzzentrum, sie kann gar nicht sagen, wie oft. Sie hat schon so viele Stromstöße verpasst bekommen, wenn die Herzrhythmusstörungen zu bedrohlich wurden, sie kann auch diese Kardioversionen nicht mehr zählen. Dreimal versuchten die Ärzte, ihre Herzrhythmusstörungen mit Hilfe von Ablationen zu beheben, alles vergebens. Sie muss alle paar Monate, manchmal sogar alle paar Wochen ins Krankenhaus, weil ihre Medikamente nicht mehr wirken. Dann testen die Ärzte neue Medikamente, neue Kombinationen von Medikamenten.

Cornelia duzt sich mit vielen Schwestern. Sie kennt sie alle seit Jahren.

Neben Cornelia im Krankenzimmer liegt eine junge Frau, die sehr unruhig ist und ohne Unterlass redet. Cornelia, deren Herz permanent flattert, hält das nicht aus. Sie ist zart, äußerlich und innerlich. Oft trägt sie ihr Tablett mit ihrem Essen zu mir ins Einzelzimmer. Wir essen dann gemeinsam. Sie kommt zur Ruhe, und ich bin nicht allein.

»Wie machst du das«, frage ich sie, »wie hältst du dieses Leben durch?«

»Mein Freund gibt mir sehr viel Kraft«, antwortet sie. Sie hat ihn vor zehn Jahren beim Schützenball kennengelernt. »Wir gehen durch dick und dünn«, erzählt Cornelia, »und mein Viechle, das gibt mir auch viel Kraft.« Damit meint sie ihren kleinen Kater. Sie fährt fort: »Mein Glaube gibt mir viel Rückhalt. Ich bin total gläubig. Ich rede viel mit meinem Herrgott. Und ich danke ihm jeden Abend.«

Je mehr Mitpatienten ich kennenlerne, desto stiller und demütiger werde ich.

Anna ist zehn Jahre älter als ich, aber das sieht man ihr nicht an. Sie ist klein und blond und zierlich und sprüht vor Energie.

Sie wurde 1960 in Polen geboren. Es war die Zeit des Kalten Krieges. Ihre Mutter brachte sie zu Hause zur Welt. Als Kleinkind lief Anna schnell blau an, sie rannte nicht wie andere Kinder, sie ging nur sehr langsam. Als sie drei Jahre alt war, sagte ein Kinderarzt, ihr Herz schlage nicht richtig. Die Mutter ignorierte das. Annas Mutter war selbst sehr krank, sie litt unter einer schweren Form von Diabetes. Sie wollte ihre kleine Tochter nicht den Ärzten ausliefern, sie wollte sie beschützen.

Als Anna neun war, starb ihre Mutter. Annas Vater beschloss, mit seiner Tochter zu einem Kardiologen zu gehen, und wartete ein Jahr auf einen Termin. Der Kardiologe hörte Anna ab und führte ein langes Gespräch mit dem Vater. Der Arzt war sich sicher, dass Anna einen angeborenen Herzfehler hatte. Er wollte mit einem Katheter in ihr Herz, um eine genaue Diagnose zu stellen. Doch Anna war zu schwach für eine solche Prozedur. Sie war zehn Jahre alt und wog nur 24 Kilo. Der Arzt schickte sie ins Sanatorium. Drei Monate lang päppelte man sie auf.

Die Katheteruntersuchung misslang. Es gab keine genaue Diagnose.

Es war das Jahr 1970 in Polen. Annas Vater legte viel Geld auf den Tisch, damit seine Tochter bald operiert würde.

In der Breslauer Uniklinik begannen die Ärzte mit der Operation. Sie waren darauf vorbereitet, einen leichten Herzfehler zu beheben. Sie waren nicht vorbereitet auf das, was sie sahen, als sie Anna aufschnitten: Ihr Herz hatte nicht eine, sondern viele Fehlbildungen. Die Ärzte stellten eine Diagnose, Fallot'sche Tetralogie, das ist der gleiche schwere Herzfehler, den Cornelia hat. Sie kamen zu dem Schluss, dass sie nicht in der Lage waren, Anna zu operieren. Sie nähten sie einfach wieder zu.

Sie wussten nicht, was sie mit dem Kind tun sollten.

Durch den Eingriff bekam Anna eine Herzhautentzündung. Sie lag vier Monate im Krankenhaus. Anschließend schickte man sie für weitere zwei Monate wieder einmal ins Sanatorium.

Die Ärzte versuchten, den Vater zu beruhigen: »Wenn das Kind auf sich achtet, wird es so alt wie alle anderen. Verfolgen Sie es nicht weiter.« Vielleicht, fügten sie noch hinzu, werde es in ein paar Jahren eine bessere Technik und dadurch bessere Möglichkeiten geben, dem Kind zu helfen.

Einmal noch lag Anna wegen ihrer Herzprobleme in Polen im Krankenhaus. Dann flüchtete sie 1980 mit ihrem Vater nach Westdeutschland. Die neue Stiefmutter und den kleinen Halbbruder mussten sie in Polen zurücklassen. Es würde erst Jahre später gelingen, sie nachzuholen.

Anna war zwanzig und hatte seit Jahren keinen Kardiologen mehr gesehen. Im Nullkommanix lernte sie die deutsche Sprache. In der Sprachschule fiel auf, wie schwach sie war. Sie konnte kaum Treppen steigen, bei Ausflügen nicht mithalten. Die Schule schickte sie ins Deutsche Herzzentrum nach München.

Dort erkannte man: Sie hat gar keine Fallot'sche Tetralogie, wie die Ärzte damals in Polen glaubten. Sie hat einen noch schwereren, noch komplexeren Herzfehler. Es ist ein

Wunder, dass sie überhaupt lebt. Und es ist ein Wunder, wie sie lebt.

Obwohl nur ein Teil ihres Herzens arbeitet, und das auch nur mit größter Mühe, war sie mit Ende zwanzig vier Wochen als Rucksacktouristin in Mexiko unterwegs. Ihre beste Freundin trug zwei große Rucksäcke, Anna trug zwei kleine. Sie studierte Betriebswirtschaft und machte eine tolle Karriere in einer großen Versicherungsgesellschaft. Am Ende arbeitete sie im strategischen Controlling, sie entwickelte Visionen für die Entwicklung des Unternehmens. »Ich habe«, sagt sie, »meinen Job geliebt.«

Seit sie einunddreißig war, hat sie schwere Herzrhythmusstörungen. Heute hat sie zwanzig Kardioversionen hinter sich, zwanzig Stromstöße, die, wenn überhaupt, nur vorübergehend halfen. Fünfmal waren Ärzte mit Kathetern in ihrem Herz und haben Gewebe verödet. Zigmal hat man sie auf neue Medikamente eingestellt. Alles ohne anhaltenden Erfolg.

Als Anna vierzig war, wurden die Herzrhythmusstörungen so schlimm, dass sie alle zwei Wochen im Herzzentrum landete. Sie hatte Vorhofflattern, Vorhofflimmern, es bildete sich, genau wie bei mir, ein Thrombus im Herz. Man riet ihr, im Beruf kürzerzutreten. Formal arbeitete sie nur noch an zwei Tagen in der Woche für vier Stunden. Tatsächlich hatte sie am Ende 380 Überstunden.

Anna ging in Rente, mit vierzig.

»Es war schrecklich«, erzählt sie mir. »Ich hatte viel Kontakt zu Menschen, zu Führungskräften. Mir fehlten diese Begegnungen, diese Gespräche. Ich hatte das Gefühl, geistig zu verkümmern.«

Zigmal hat Anna erlebt, dass Ärzte mit ihr nichts anfangen konnten. Der Vertrauensarzt der Rentenversicherung hörte sie ab und bekam einen Schreck, weil ihr Herz so laut schlug. Er machte eine Ultraschalluntersuchung ihres Herzens und traute seinen Augen nicht: Ihre linke Herzkammer ist ganz klein und verkümmert, ihre rechte ein riesiger Sack. Der Arzt war fassungslos und bewilligte die Rente.

Ein andermal landete sie als Notfall in einem Krankenhaus, weil ihre Herzkammern nur noch unkontrolliert zuckten. Es bestand höchste Lebensgefahr. Die Intensivstation des Krankenhauses war für einen Fall wie diesen nicht ausgerüstet. Man ließ sie die ganze Nacht in der Notaufnahme und überwachte sie dort. Anna überlebte.

Am nächsten Tag erschien ein junger Arzt, der sie keines Blickes würdigte und befand, Annas Herzschrittmacher, den sie schon seit Jahren hat, sei falsch eingestellt. Ohne auch nur ein Wort mit ihr zu wechseln, programmierte er den Herzschrittmacher eigenmächtig um.

Annas Mann brachte sie auf dem schnellsten Weg nach München ins Herzzentrum, dort machte man die falsche Programmierung wieder rückgängig.

»Du spürst«, erinnert sich Anna, »wie wenig Hilfe du erwarten kannst, wenn es mal drauf ankommt. Man kann dir nicht an jeder Ecke helfen.«

Immer wieder haben Ärzte darüber nachgedacht, Annas Herz zu operieren. Immer wieder sind sie davor zurückgeschreckt. Die Gefahr, dass sie eine Operation nicht überlebt, ist viel zu groß.

Anna ist eine Patientin, die damit rechnen muss, früher oder später auf ein Spenderherz angewiesen zu sein. Sie braucht dann wahrscheinlich auch eine neue Lunge.

Anna will keine Transplantation. Sie will leben. Aber sie will nicht die Organe eines anderen Menschen.

Wir sitzen im kleinen Aufenthaltsraum der Station und reden und reden. Wir lachen auch viel. Wir lachen über die Betablocker, die auch Anna dick machen. Wir lachen sogar darüber, dass uns beiden wegen der Medikamente die

Haare ausgefallen sind. Nie zuvor habe ich jemanden getroffen wie Anna, die ihr schweres Schicksal mit so viel Heiterkeit nimmt.

Wir reden, bis die Nachtschwester kommt und uns ins Bett schickt.

Später liege ich lange wach und finde keinen Schlaf. Anna zu begegnen, berührt mich tief. Wie kann man, frage ich mich, so krank sein und gleichzeitig so fröhlich?

Ich frage sie. »Ich bin ein unverbesserlicher Optimist«, antwortet sie, »ich lebe wahnsinnig gerne und genieße jeden Tag. Ich bin mit einem wundervollen Mann verheiratet. Ich freue mich, wenn ich die Sonne sehe, den Wind spüre. Ich genieße es auch, in der Stadt zu sein. Wenn ich könnte, würde ich durch die ganze Welt reisen.«

Doch die neugierige, fröhliche Anna wird niemals durch die ganze Welt reisen.

Aber sie lebt – und wie. Als sie fünfzig wurde, feierte sie ein gigantisches Fest. »Falls ich sechzig werde«, sagt sie und lacht, »haue ich meine komplette Lebensversicherung auf den Kopf für ein noch viel größeres Fest.«

Anna wird entlassen. Cornelia wird entlassen. Auch ich darf nach zehn Tagen nach Hause. Das Propafenon wirkt. Mein Herz ist im Takt. München liegt immer noch unter einer tiefen Schneedecke. Ich rufe mir ein Taxi und fahre zum Hauptbahnhof. Kaufe mir ein Bahnticket. Nehme einen Zug zurück nach Berlin. Die Fahrt dauert fast sieben Stunden. Ich versuche zu lesen, aber es gelingt mir nicht. Zu vieles geht mir durch den Kopf.

Abschied

Kaum bin ich zu Hause, stehen Anke und Vanessa in der Tür. »Du bist wieder da! Wie schön!«

In meiner Wohnung ist es laut, extrem laut. Über mir werden Wände eingerissen und neue gesetzt. Meike und Tom sind ausgezogen, und wie immer, wenn eine große Wohnung frei wird, macht der luxemburgische Investor, dem das Haus nun gehört, zwei kleine draus. Für jede kleine Wohnung kassiert er dann mehr als vorher für die große.

»Komm«, sagen Anke und Vanessa, »wir gehen spazieren.«

Die beiden sind fröhlich und aufgedreht. Sie quatschen unentwegt, während wir durch den Prenzlauer Berg laufen, bleiben stehen, drehen sich um, gehen weiter. Mir ist schon nach ein paar Metern schwindelig. Die Straße. Die Menschen. Die Geräusche. Nach zehn Tagen im Krankenhaus, davon die meiste Zeit allein auf meinem Zimmer, ist mir alles zu viel. »Kommt«, sage ich, »lasst uns einen Tee trinken.«

Wir landen im *Blumencafé* auf der Schönhauser Allee. Es ist Café und Blumenladen zugleich. Es gibt einen Kater, der still in der Ecke liegt, und zwei riesige Papageien, die frei durch die hohen Räume fliegen und einen Höllenlärm machen. Es ist eines meiner Lieblingscafés. In einem anderen Leben habe ich mit dem Typen, der weg ist, gern hier gesessen. Heute halte ich den Krach kaum aus. Und ich fürchte mich vor den Schnäbeln und Krallen der heute besonders wild umherflatternden Papageien. Ich nehme wieder Xarelto, das Mittel, das die Blutgerinnung hemmt. Ein kleiner Kratzer, und ich blute lange.

Vanessa und Anke sind einfach nur froh, dass ich wieder

da bin. »Wie schön«, ruft Anke ein ums andere Mal und packt mich am Arm, drückt mich. Ich könnte jedes Mal schreien. Nach zehn Tagen, in denen ich fast permanent am EKG hing, in denen ich ständig angefasst wurde von Schwestern und Ärzten, kann ich keine Berührung mehr ertragen.

In den nächsten Wochen werde ich den Menschen um mich herum klare Anweisungen geben. Nicht anfassen, lautet die eine. Die andere: Nicht gute Besserung wünschen. Ich kann keine Gute-Besserungs-Wünsche mehr hören. Mir wird es nicht mehr bessergehen.

Im Januar 2013, knapp zwei Jahre nachdem es losging mit der Flatterei, hat die Krankheit mir fast alles genommen, was ich liebte.

Der Typ ist weg. Sein Verrat, zu verschwinden, als ich Hilfe brauchte wie nie zuvor in meinem Leben, wiegt schwer.

Die Krankheit nimmt mir nun auch meinen Job und mein Leben in Berlin.

Seit ich wusste, dass es eine Stadt wie Berlin gibt, wollte ich dort leben. Und als ich endlich hier war, war auch klar, warum ich mich ein halbes Leben lang nach dieser Stadt gesehnt hatte: Ich fühlte mich sofort zu Hause.

Nun ist es vorbei. Ich muss zurück nach Köln, ins Mutterhaus des WDR. Ich soll keine Frühschichten mehr machen, keine Nacht- und Wochenendbereitschaften. Ich bin nicht mehr fit genug für den Job der Korrespondentin.

Und der feste Job im Rheinland ist meine einzige Versicherung gegen Armut und sozialen Abstieg.

Es dauert, bis sie in Köln eine neue Stelle für mich gefunden haben. Mir bleiben wenige, kostbare Monate in Berlin.

Und so bereite ich langsam meine Rückkehr ins Rheinland vor. Mit wehem Herzen.

Viele Wochen später kehre ich noch einmal für eine kurze Zeit zurück an meinen Arbeitsplatz im ARD-Hauptstadtstudio. Doch es ist keine triumphale Rückkehr wie ein Jahr zuvor.

Ich humpele noch ein bisschen. Kaum hatten sie das Flimmern in München unter Kontrolle gebracht, war eine Muskelfaser in meinem Bein gerissen. Ich hatte gar nichts Besonderes gemacht. Ich war auf dem Weg zu meinem Kardiologen eine Treppe in der S-Bahn hinuntergegangen, als sich mein Schienbein plötzlich anfühlte, als reiße darin ein Gummi. Ich konnte keinen Schritt mehr gehen ohne enorme Schmerzen.

Der Kardiologe meines Vertrauens hat seine Praxis gleich neben einem Berliner Krankenhaus. Dort humpelte ich in die Notaufnahme.

»Muskelfaserriss«, sagte der Notarzt, »das heilt von alleine.«

Eine Krankenschwester gab mir ein Paar Krücken, die zu kurz waren.

»Ich bin 1,85«, sagte ich, »mit diesen Krücken kann ich nur gebückt gehen.«

»Das passt schon«, sagte die Schwester.

Ich humpelte noch ein paar Tage. Dann erwachte ich nachts von einem Schmerz, der alles übertraf, was ich mir hätte vorstellen können. Hätte ich eine Axt gehabt, ich hätte mir das Bein abgehackt.

Und so blieb es. Wochenlang.

Mein rechtes Schienbein wurde feuerrot und sehr dick. Es war so prall, dass es aussah, als platze es gleich. Die geringste Berührung ließ meine Schmerzen ins Unermessliche steigen. Ich trug keine Socken mehr, keine Schuhe. Wenn meine Katzen nur ihr Köpfchen an das Bein schmiegten, während ich auf dem Sofa saß, schrie ich vor Schmerzen. Ich schloss mich nachts im Schlafzimmer ein, damit

Lilly und Simba sich nicht an mein wehes Bein kuschelten. Im Bett lagerte ich Knie und Fuß auf Kissen, damit das Schienbein nicht auf der Matratze auflag.

Nach spätestens einer Stunde stillen Liegens wurden die Schmerzen so unaushaltbar, dass ich wieder aufstand. Auf Krücken durch die Wohnung humpelte. Davon wurde es ein klein wenig besser. Aber nicht lange.

Das Bein wurde eiskalt. Vom Knie an hatte ich kein Gefühl mehr darin, nur einen einzigen, tiefsitzenden, unerträglichen Schmerz.

Die Haare auf meinem Schienbein wuchsen nicht mehr, ebenso wenig die Zehennägel am rechten Fuß.

Ich gab eine Menge Geld aus für Taxifahrten und humpelte von Arzt zu Arzt. Jeder Arzt überwies mich sofort in die nächste Notaufnahme. Einer rief sogar einen Krankenwagen. Insgesamt war ich achtmal in diversen Berliner Notaufnahmen. Einmal kam Vanessa mit und schob mich in einem Rollstuhl. Stets zeigte ich meinen Arztbrief vor, den der Top-Gerinnungsspezialist mir gegeben hatte, als er mir das erste Mal Xarelto verschrieb. Jenes neue Mittel, das die Blutgerinnung hemmt. Eine Kopie dieses Arztbriefes habe ich immer in meiner Handtasche. Die Ärzte warfen einen Blick drauf und gaben mir den Zettel zurück. Niemand konnte sich erklären, was mit mir war. Sie schickten mich stets zurück nach Hause.

Ich schluckte Schmerzmittel wie Smarties. Sie hatten nicht die geringste Wirkung.

Eine mitfühlende Orthopädin gab mir Opiate. Sie schenkten mir Tage im Nirwana, aber gegen den Schmerz richteten sie nichts aus.

Zuletzt landete ich in der Neurologie. Und dort stellte man fest, dass der Muskelfaserriss wegen der gehemmten Blutgerinnung so massiv eingeblutet hatte, dass ein Nerv kaputt war.

»Was Sie haben«, erklärte mir die Neurologin, »sind Nervenschmerzen. Die sind unaushaltbar.«

Sie nahmen mich stationär auf. Nach Stunden des Wartens gaben sie mir ein Zimmer, aus dem sie einen alten Mann rausholten. Das Bad war über und über verdreckt.

»Wie«, fragte ich die Schwester, »soll ich diese Toilette benutzen?«

»Geputzt«, antwortete sie, »wird erst morgen wieder.«

»Wie«, fragte ich die Neurologin, »kriegen Sie die Schmerzen weg?«

»Wir geben Ihnen Gabapentin«, antwortete sie.

Gabapentin ist eines der wenigen Mittel, die helfen bei Nervenschmerzen. Ich hatte es schon gegoogelt. Die mitfühlende Orthopädin hatte mich darauf aufmerksam gemacht. Sie hatte mit einem Kollegen, der Schmerzspezialist ist, telefoniert und beschlossen, dass sie es mir nicht geben kann.

Denn Gabapentin hat eine Vielzahl gravierender Nebenwirkungen. Zu den häufigsten zählen Virusinfektionen, Entzündungen der Lungen, der Atemwege und der Harnwege, aggressives Verhalten gegenüber anderen Personen, Depressionen, gesteigerte, geminderte oder fehlende Reflexe sowie unfallbedingte Verletzungen und Knochenbrüche. Zu den Nebenwirkungen zählen auch hoher Blutdruck und Herzjagen.

»Ich bin herzkrank«, sagte ich der Neurologin im Krankenhaus, »ich war gerade erst zehn Tage im Herzzentrum in München wegen Vorhofflimmern.«

»Wir haben nichts anderes«, sagte die Ärztin.

Mein Nachbar Michele, der im Vorderhaus über Katja und Anton wohnt, hatte mir versprochen, meine Sachen ins Krankenhaus zu bringen. Wie hätte ich auf Krücken einen Rollkoffer mit Schlafanzügen transportieren sollen?

Nun rief ich ihn an. »Michele«, sagte ich, »lass meine Sachen zu Hause. Aber komm bitte und hole mich ab.«

Er kam mit dem Auto und fuhr bis vor die Krankenhaustür, damit ich es mit den Krücken schaffte. Ich humpelte hinaus, während eine Schwester schimpfend hinter mir herlief.

Mein Herz hatte all die Tage und Nächte in den diversen Notaufnahmen tapfer durchgehalten. Es schlug immer noch im Takt. Ich konnte die Schmerzen nicht länger aushalten. Aber ich konnte auch kein Medikament nehmen, das meinem Herz noch weiter geschadet hätte.

Ich saß zu Hause auf dem Sofa und wusste weder ein noch aus. Vanessas Freund, ein Internist, empfahl mir eine bestimmte Sorte entzündungshemmender Salben. Vanessa lief zur Apotheke und kaufte den gesamten Vorrat auf. Ich schmierte sie auf mein Bein, »so dick wie Butter«, hatte Vanessas Freund gesagt, und hielt weiter tapfer durch. Ich war immer noch halb weggetreten vor Schmerzen. Es dauerte. Irgendwann wurde es besser. Ganz weggegangen ist es nie.

Nun weiß ich, was gemeint ist, wenn von inneren Blutungen die Rede ist. Es ist eine typische, gefährliche Nebenwirkung der Mittel, die die Blutgerinnung hemmen. Die Alternative jedoch wäre, die Mittel nicht zu nehmen und einen Schlaganfall zu riskieren. Denn wenn ich trotz Medikamenten flimmere, und früher oder später werden die Medikamente nicht mehr wirken, könnte sich wieder ein gefährlicher Knubbel im Herz bilden. Also schlucke ich weiter Arzneien, die die Blutgerinnung hemmen. Und hoffe, dass nichts mehr passiert.

Ich humpele noch, als ich ins ARD-Hauptstadtstudio zurückkehre. In meinem Zimmer sitzt meine Vertreterin, an der Tür steht ihr Name. Es ist jetzt ihre Tür, ihr Büro.

Ich beziehe freiwillig ein anderes Büro am Ende des

Flurs, fernab vom täglichen Trubel. Dort sitze ich und mache Beiträge, die nicht am gleichen Tag fertig werden müssen. Betreue die Arbeiten von freien Autoren. Ich bin nicht mehr rasende Reporterin. Das ist vorbei.

Ich gehe ein letztes Mal zum Kardiologen meines Vertrauens. Ich habe lange darüber nachgedacht, ob ich ihm ein Geschenk mitbringe. Aber eine Flasche Wein, und sei sie noch so teuer, wäre läppisch angesichts der Dankbarkeit, die ich ihm gegenüber empfinde. Er hat mich ernst genommen, vom ersten Augenblick an. Er hat dafür gesorgt, dass ich endlich effektiv überwacht wurde – dank des Mini-EKGs, das er mir besorgte. Und er war immer für mich da.

»Für Sie brauche ich Zeit«, hatte er stets gesagt, »ich kann Sie nicht einfach zwischendurch mal zurückrufen.«

Aber er hat mich immer zurückgerufen. Oft abends um sieben.

Ich bin stets bedröppelt in seine Sprechstunde geschlurft und fröhlich wieder hinausmarschiert. Er hat mir monatelang gut zugeredet. So lange, bis ich tatsächlich neuen Mut schöpfte. Und als ich begann zu flimmern, hat er nicht versucht, mir etwas weiszumachen.

Jetzt sitze ich ihm gegenüber, und als ich ihm danken will, fehlen mir, die ich nie um Worte verlegen bin, die Worte. Ich stammele nur und kann die Tränen nicht zurückhalten. Da nimmt er meine Hand. Es fühlt sich ein bisschen komisch an, aber auch sehr schön.

An einem heißen Frühsommertag steht in der Stargarder Straße ein Umzugswagen. Es ist so weit. Sie verladen meine Sachen.

Am Wochenende zuvor war Jenny mit ihrem Mann und ihren Töchtern ein letztes Mal da. Sie brachten wie immer

Geschenke und gute Laune mit. Zum Schluss habe ich sie zum Auto begleitet und noch lange gewunken.

Wir werden uns nie wieder aus den Augen verlieren.

Am Abend zuvor haben wir in meinem Garten gesessen. Katja und ihr Mann Anton, Vanessa, Anke, meine Nachbarin Ute, weitere Nachbarn. Meine Möbel waren bereits auseinandergebaut oder verpackt, wir saßen auf meinen Picknickdecken und aßen Gemüsetofu vom Thailänder gegenüber. Vanessa half mir, die letzten Pflanzen auszugraben. Ich hatte ein schlechtes Gefühl dabei, all die Bäume und Sträucher, die ich gesetzt, gehegt und gepflegt hatte, den Immobilienhaien aus Luxemburg zu überlassen. Nun stehen sie in dreißig großen Kübeln parat für die Reise nach Köln.

Vanessa ist unterwegs, ein Mietauto für mich abholen. Ich stehe neben dem Möbelwagen und habe meine Sachen im Blick, die Möbelpacker machen Pause. In dem Moment taucht Nicole auf. Seit Monaten haben wir kaum miteinander gesprochen. Sie müsste nicht hier sein. Ihr Café hat Betriebsferien. Sie ist meinetwegen hier. Sie nimmt mich zum Abschied in den Arm.

Später hilft Vanessa mir, Lilly und Simba ins Auto zu tragen. Sie sind verstört und schreien. Ich schreie nicht. Mir laufen seit Stunden stumm die Tränen über die Wangen. Seit Katja noch mal da war und ich sie zum Abschied umarmt habe. Ich sitze schon im Auto, da taucht sie mit Pandora neben der Fahrertür auf. Ich öffne die Tür und Pandora legt ihren Kopf auf meinen Schoß. Sie ist alt geworden in den fünf Jahren, die wir uns kennen. Rund um ihre schönen braunen Augen ist sie grau. Ich streichle ihre weiche Nase, die Tränen strömen mir übers Gesicht. Ich steige aus und umarme ein letztes Mal Katja. Dann verschwindet sie mit Pandora im Haus.

Ich steige wieder ein und starte das Auto. Und steige

wieder aus, um noch einmal Vanessa zu drücken. Steige wieder in das Auto, steige wieder aus. Drei Mal geht das so. Vanessa und ich stehen auf der Stargarder Straße und weinen.

Ich fahre nicht allein nach Köln. Ich würde es nicht schaffen. Das Bein tut Monate nach dem Muskelfaserriss immer noch sehr weh. Unmöglich, damit sechs Stunden lang Gas zu geben und zu bremsen. Meine Freundin Sabine kommt mit. Sie lebt in Potsdam, ich lade sie dort auf. Wir kennen uns noch aus Köln und sind immer in Kontakt geblieben. Und so schließt sich ein Kreis. Denn als wir endlich in Köln ankommen, mitten in der Nacht, nach vielen Staus, gewaltigen Unwettern und zehn Stunden Fahrt, brennt in meiner neuen Wohnung Licht. Meine Freundin Elke ist da.

Einst haben wir zusammen in einer WG gewohnt, als wir noch studierten. Nun hat sie mit mir gemeinsam die neue Wohnung gefunden. Sie hat die Handwerker überwacht, sie hat die Wohnung sogar geputzt, während ich noch in Berlin war. Später, wenn ich schon wieder arbeiten gehen werde, wird sie rund um meinen neuen Garten einen drei Meter hohen Katzenzaun bauen. Sie wird dabei sein, wenn wir Lilly und Simba, die gestresst sein werden und verängstigt vom Umzug, zum ersten Mal ins Freie lassen. Wir werden beide im Garten stehen, der hell ist und sonnig, und wir werden zugucken, wie Lilly und Simba die neue Wiese entlangstürmen und dabei vor Freude in die Luft springen. Nun hat Elke eine Schüssel mit Salat in meine noch leere Küche gestellt, Essig und Öl, Brot und Butter. Sie hat sogar alkoholfreien Sekt gekauft. Morgen wird sie wieder da sein und beim Einräumen helfen und übermorgen auch.

Die Krankheit hat mir ziemlich viel genommen. Sie hat mir eine Menge bitterer Lektionen verpasst. Ich weiß nun genau, wie Kranksein sich anfühlt. Es ist ein Gefühl von Schwäche. Von Verzweiflung. Von Hoffnungslosigkeit und Schmerz.

Aber es ist kein Gefühl von Einsamkeit.

Ich war nie allein in all der Zeit.

Und ich bin es auch jetzt nicht.

Die Krankheit hat mich Dinge über das Leben gelehrt, die wundervoll sind. Von denen ich nichts ahnte.

Ich musste todkrank werden, um zu erkennen, wie reich mich das Leben beschenkt. Das Schicksal hat Menschen an meine Seite gestellt, die da einfach stehen bleiben. Tapfer und standhaft. Die sich nicht verdrücken, wenn es schwer wird. Die da sind, als wäre es das Selbstverständlichste von der Welt.

Ich habe den Typen verloren, den Traumjob, mein geliebtes Leben in Berlin. Ich habe Federn gelassen ohne Ende. Man sieht es mir an.

Und doch. Es ist etwas Neues in meinem Leben. Ein tiefes Verständnis für das, was wichtig ist und was nicht.

Manchmal empfehlen mir Freundinnen irgendwelche Lebenshilfebücher.

»Das musst du lesen«, sagen sie.

»Nein«, antworte ich und lache, »das muss ich nicht lesen. Ich bin mein eigener Guru.«

Ich bin heute dankbarer als vor der Krankheit. Gelassener, viel gelassener. Und ich bin glücklicher. Wegen der Menschen an meiner Seite.

Wir sind viele

Dies ist meine Geschichte. Es ist eine kleine Geschichte. Was ich erlebt habe, ist harmlos im Vergleich zu dem, was andere Kinder und Erwachsene mit angeborenen Herzfehlern aushalten müssen. Und doch ist vieles an meiner Geschichte typisch.

In Deutschland leben circa 300 000 Menschen mit einem angeborenen Herzfehler. Rund 180 000 sind bereits erwachsen. Dass die Zahl der Erwachsenen mittlerweile die der Kinder übersteigt, ist ein Riesenfortschritt. Es gelingt, uns am Leben zu halten. Doch die allermeisten von uns sind nicht gesund. Und viele ahnen es nicht.

Professor Thomas Meinertz, der Vorstandsvorsitzende der Deutschen Herzstiftung, schätzt die Zahl der EMAH, die ohne adäquate medizinische Versorgung sind, auf bis zu 100 000:

»Darunter sind viele, die schlicht keine Lust mehr haben auf Ärzte und Krankenhäuser. Die in ihrer Kindheit und Jugend so viel aushalten mussten, dass sie nun, wo sie erwachsen sind, einen großen Bogen um Ärzte und Kliniken machen.«

Thomas Meinertz mahnt: »Diese jungen Patienten müssen, wenn sie achtzehn geworden sind, von ihren Kinderkardiologen an einen EMAH-Spezialisten überwiesen werden. Und es reicht nicht zu sagen, geh mal da hin – der Kinderkardiologe sollte den Kollegen anrufen und persönlich einen Termin vereinbaren.«

In der Regel seien diese jungen Patienten beschwerdefrei. Sie seien mitten in der Berufsausbildung, zögen oft um. »Einmal verlorengegangene Patienten wieder einzufangen«, so Meinertz, »ist außerordentlich schwierig.«

Unter jenen, die ohne ärztliche Behandlung sind, sind aber auch viele, die vor Jahren und Jahrzehnten als gesund entlassen wurden. »Damals hat man geglaubt, die Patienten seien geheilt«, berichtet Meinertz, »doch das ist nur ganz selten so.«

Oft vergehen zwischen der Herzoperation im Kindesalter und dem ersten Auftreten weiterer Probleme Jahre und Jahrzehnte. »Die Menschen«, so Meinertz, »bringen ihre Beschwerden überhaupt nicht in einen Zusammenhang mit ihrem Herzfehler.«

Mit oft fatalen Folgen.

Professor Harald Kaemmerer ist Leiter der Ambulanz für Erwachsene mit angeborenen Herzfehlern im Deutschen Herzzentrum (DHM) in München. In der dortigen Spezialambulanz untersuchen die Ärzte viertausend Mal im Jahr Erwachsene mit angeborenen Herzfehlern. Die Zahl der stationären Aufnahmen pro Jahr liegt bei 600. Das EMAH-Zentrum in München ist damit eines der größten weltweit. Die Patienten kommen aus der gesamten Bundesrepublik, aber auch aus Österreich, der Schweiz, Italien, Kroatien, Slowenien und Russland. Die jüngsten sind achtzehn, die ältesten über achtzig. Die allermeisten Patienten sind zwischen zwanzig und vierzig Jahre alt.

So verschieden die Herzfehler, so verschieden sind die Restdefekte und Folgeerkrankungen. Doch eines, sagt Professor Kaemmerer, haben fast alle Patienten, die als Kinder zunächst erfolgreich am Herzen operiert wurden, gemein: »Sie sind nicht völlig gesund, sondern korrigiert, oder, wie man heute sagt, repariert.« Mit zunehmendem Alter leiden EMAH als Folge ihres Herzfehlers insbesondere unter Herzschwäche, Herzrhythmusstörungen und Lungenhochdruck. Sie sind auch gefährdet, eine Endokarditis zu bekommen, eine Infektion der Herzinnenhaut.

»Nicht zu vergessen«, ergänzt Harald Kaemmerer, »sind psychosoziale Probleme oder Fragen zu Ausbildung, Beruf, Sport, Schwangerschaft.«

Und noch etwas kommt hinzu: Da wir EMAH immer älter werden, treten neben unsere angeborene Herzerkrankung immer häufiger erworbene Erkrankungen, wie sie im Alter typisch sind. Also Krankheiten, die vom Herzen ausgehen können, aber auch von anderen Organen wie der Leber, der Niere, der Lunge oder vom zentralen Nervensystem.

»Eine erworbene Herzerkrankung oder auch Erkrankungen anderer Organe«, erklärt EMAH-Spezialist Harald Kaemmerer, »können den Herzfehler verschlimmern oder so verändern, dass spezielle Therapiemaßnahmen erforderlich sind.«

Wir EMAH werden also immer mehr, und unsere Krankheitsbilder werden immer komplizierter. Eines ist gewiss: 08/15-Patienten sind wir nicht.

»Die Behandlung von Erwachsenen mit angeborenen Herzfehlern«, stellt Thomas Meinertz von der Deutschen Herzstiftung fest, »gehört mit zum Schwierigsten in der Kardiologie überhaupt.«

Die angeborenen Herzfehler unterscheiden sich untereinander erheblich. Kaum einer ist wie der andere. Je nach Operationszeitpunkt, Operationstechnik und sonstiger Behandlung unterscheiden sich die Rest- und Folgezustände. Prinzipien aus der Erwachsenenkardiologie lassen sich nur unter Vorbehalt und unter genauer Kenntnis des angeborenen Herzfehlers und seiner Folgen auf EMAH übertragen.

Harald Kaemmerer vom Deutschen Herzzentrum in München weist auf ein weiteres Problem hin: »Medikamente, die an Erwachsenen mit erworbenen Herzkrankheiten getestet wurden, wurden nur selten an Erwachsenen mit angeborenen Herzfehlern in Studien untersucht, die den heutigen Qualitätskriterien gerecht werden.«

Weil wir EMAH immer noch eine vergleichsweise kleine Patientengruppe sind, weiß man oft nicht, was uns hilft und was nicht. Es gibt – noch – zu wenig Daten.

Gleichzeitig gibt es Untersuchungen, die bei erworbenen Herzkrankheiten gemacht werden, die jedoch bei angeborenen Herzfehlern keinen Erkenntnisgewinn bringen.

Dr. Ulrike Bauer, die in Berlin das Register für angeborene Herzfehler leitet, berichtet von einer Patientin mit einer Fallot'schen Tetralogie – also jenem schweren Herzfehler, unter dem auch Cornelia leidet. Die Patientin wurde Ende der sechziger Jahre operiert. Sie war damals wochenlang im Krankenhaus isoliert und hatte beträchtliche seelische Schäden davongetragen. Diese Patientin landete als Erwachsene bei einem normalen Kardiologen. Der Kardiologe machte eine Ultraschalluntersuchung des Herzens und verlor komplett die Fassung: Nie zuvor hatte er eine so sehr vergrößerte Aorta gesehen.

»Dabei ist das eine typische Folge dieses Herzfehlers«, erklärt Ulrike Bauer, »man muss lediglich kontrollieren, ob die Aorta dicht ist.«

Das wusste der Arzt jedoch nicht. Er bestürmte die Patientin, auf der Stelle einem Schluckecho zuzustimmen, bei dem man mit einer Sonde ins Herz guckt. Die Patientin hatte eine Heidenangst. Doch sie stimmte zu, denn der Arzt erklärte ihr, ihr Herz sehe ganz, ganz schrecklich aus.

»Durch diese Attacke«, erzählt Ulrike Bauer, »war die Patientin nachhaltig verstört. Sie wird die Folgen dieses Schocks vielleicht ihr Leben lang nicht mehr los.«

Von uns EMAH wissen die allermeisten Kardiologen und Internisten nichts. Manche kennen nicht einmal den Ausdruck »EMAH«.

Die Tätigkeitsbezeichnung des »Kinderkardiologen« gibt es offiziell erst seit 1972. Zuvor waren Kinder lange von den Erwachsenenkardiologen mitbehandelt worden, wobei nur wenige spezialisierte Zentren überhaupt in der Lage waren, Kinder zu operieren. Das neue Teilgebiet »Kinderkardiologie« war ein Segen für all jene, die mit Herzfehlern auf die Welt kamen. Endlich bildete sich eine junge Facharztdisziplin, die sich speziell mit angeborenen Herzfehlern beschäftigte.

Gleichzeitig begann eine aus heutiger Sicht fatale Entwicklung: Die Spezialisierung auf angeborene oder erworbene Herzkrankheiten. Fortan gab es Kardiologen für ältere Menschen, und es gab Kinderkardiologen für Kinder. Aber fast niemand beschäftigte sich mit herzkranken Kindern, die erwachsen wurden.

Während ältere Kardiologen, von denen die meisten längst nicht mehr praktizieren, in ihrer Ausbildung noch Kinder mit angeborenen Herzfehlern gesehen haben, haben die allermeisten Kardiologen von heute nie etwas über angeborene Herzfehler gelernt. Das kommt in ihrer Ausbildung schlicht nicht vor. Dies ist nun das Fachgebiet der Kinderkardiologen. Umgekehrt haben die allermeisten Kinderkardiologen sich noch nie mit Erwachsenen mit angeborenen Herzfehlern beschäftigt.

Und selbst die wenigen, die eine Zusatzqualifikation als EMAH-Arzt erworben haben, haben große Schwierigkeiten, ihre erwachsenen Patienten abzurechnen. Bundesweit gibt es dafür keine einheitliche Regelung. Das müssen die Ärzte auf Landesebene aushandeln. Manchmal werden sie für ihre Arbeit bezahlt, manchmal nicht. Und oft sehen sie in ihrem Praxisalltag so wenige Patienten, dass sie kaum etwas hinzulernen können.

Wenn nun jemand mit einem angeborenen Herzfehler in die Praxis eines normalen niedergelassenen Internisten oder Kardiologen kommt, muss er damit rechnen, dass der Doktor nie zuvor einen EMAH gesehen hat. Und dass er keine Ahnung hat, wie dieser Patient zu behandeln ist.

»Wir erleben es leider immer wieder«, berichtet Harald Kaemmerer vom Deutschen Herzzentrum in München, »dass Patienten – vorsichtig ausgedrückt – anders behandelt werden, als erfahrene EMAH-Spezialisten es machen würden, und dass Patienten nicht optimal diagnostiziert und nicht optimal behandelt sind. Weder chirurgisch noch interventionell noch medikamentös.«

Er wundere sich, so Kaemmerer weiter, dass Patienten selbst von großen Kliniken mit einer nicht korrekten Diagnose überwiesen würden: »Diesen Patienten wurde vielleicht über Jahre und Jahrzehnte eine optimale Behandlung vorenthalten, die eine bessere Lebensqualität und Leistungsfähigkeit hätte ermöglichen können und die auch Auswirkungen auf die Prognose hat.«

Dr. Jan-Hendrik Nürnberg ist EMAH-zusatzqualifizierter Kinderkardiologe und arbeitet in Bremen in einem der größten deutschen Zentren für Katheterablationen. Als Beispiel für eine nicht so seltene Situation aus der Welt der EMAH berichtet er von einer achtundvierzigjährigen Frau, die, genau wie ich, einen Vorhof-Septum-Defekt hatte, also ein Loch in der Trennwand zwischen den Vorhöfen. Man hatte sie mit siebzehn operiert und das Loch verschlossen. Nun hatte sie Herzrhythmusstörungen, Vorhofflattern und Vorhofflimmern. Als die EMAH-Spezialisten sie wegen der Arrhythmien genauer untersuchten, trauten sie ihren Augen nicht: Die Patientin hatte ein zweites, riesiges Loch in der Vorhofwand.

»Es war so groß«, berichtet Jan-Hendrik Nürnberg, »dass man einen Daumen hätte durchstecken können.«

Damit lief die Patientin seit dreißig Jahren herum, und keiner ihrer Ärzte hatte es diagnostiziert.

»Man muss EMAH-gemäß denken«, sagt Jan-Hendrik Nürnberg, »ein Kardiologe lernt dies in seiner Ausbildung nicht. Daraus kann man ihm zunächst nicht einmal einen Vorwurf machen. Aber es bedarf in der Zukunft einer möglichst schnellen Verbesserung und Anpassung der Versorgungsstrukturen an die Anforderungen der sehr schnell wachsenden Patientengruppe der EMAH.«

Die Behandlung von Erwachsenen mit angeborenen Herzfehlern steckt noch in den Kinderschuhen. Und so treffen wir EMAH auf Kardiologen und Internisten, die solche wie uns nie zuvor gesehen haben. Die sich an Behandlungsschemata halten, die für alte Menschen gemacht wurden oder für Übergewichtige, aber nicht für junge Menschen, deren Herz von Geburt an krank war. Wir haben mit Krankenkassen zu tun, die notwendige Behandlungen nicht bezahlen, weil noch nie zuvor jemand danach gefragt hat. Und am Ende, wenn wir Glück hatten und auch die vorerst letzte OP überlebt haben, wenn wir körperlich geschwächt sind und psychisch erschöpft, dann steckt man uns in eine Reha mit lauter dickbäuchigen alten Männern, wo die Therapeuten uns erzählen, wie man durch gesunde Lebensweise Herzkrankheiten verhindert.

Die Kostenträger werden sich schon in wenigen Jahren einer Flut von Patienten gegenübersehen, mit denen sie derzeit noch gar nicht rechnen. Jedes hundertste Kind wird in Deutschland mit einem Herzfehler geboren. Das sind sechzehn Kinder jeden Tag. Und weil mittlerweile fast alle erwachsen werden, kommen jedes Jahr mehr als 5000 EMAH hinzu.

»Der große Ansturm hat bereits begonnen«, sagt Jan-Hendrik Nürnberg, »heute haben wir in Deutschland schon mehr Erwachsene als Kinder mit einem angeborenen Herzfehler.«

Die gesundheitspolitische Anpassung an diese Entwicklung hinke jedoch hinterher. Man brauche, so Nürnberg, vor allem Investitionen in Infrastruktur und Personal. Wenn man EMAH, wie es häufig geschehe, in kinderkardiologischen Kliniken versorge, habe man dort hochspezialisierte Ärzte, Krankenschwestern und Pfleger, die den Herzfehler und die daraus resultierenden Probleme verstünden: »Aber sie sind es nicht gewohnt, erwachsene Patienten zu versorgen.«

In der Erwachsenenkardiologie hingegen würden EMAH gemeinsam mit sehr betagten Patienten untergebracht, die an typischen erworbenen Erkrankungen des Herz-Kreislauf-Systems litten. Die Ärzte dort seien ebenfalls kardiologisch versiert, verfügten aber in aller Regel über keine spezifische Ausbildung für die Behandlung angeborener Herzfehler und ihrer Folgen.

»Was fehlt«, erklärt Jan-Hendrik Nürnberg, »sind stationäre Strukturen, die auf EMAH-Patienten spezialisiert sind.«

In der ambulanten, meist kassenärztlichen Versorgung fehle es ebenfalls an Wissen und Erfahrung. Und auch die finanziellen Aspekte seien von großer Bedeutung. Als niedergelassener Kardiologe müsse man, rechnet Nürnberg vor, um wirtschaftlich zu arbeiten, drei Patienten pro Stunde behandeln: »Für einen EMAH, der meist nicht nur einen Herzfehler hat, sondern auch eine Vielzahl von Folgeproblemen, brauchen Sie sehr viel mehr Zeit.«

Im Zusammenhang mit den Finanzierungsaspekten könne man, meint Nürnberg, auch einmal über eine Umverteilung nachdenken: »Das meiste Geld, das in unser Gesundheitssystem investiert wird, orientiert sich an der demografischen Entwicklung der alternden Gesellschaft. Auch die Patientengruppe der EMAH ist eine älter werdende und mindestens genauso schnell, prozentual vielleicht sogar schneller wachsende Gruppe. Nur sind die EMAH im Mittel drei bis vier Jahrzehnte jünger, also in einem Alter, in dem man eigentlich ›gesund‹ ist.«

Und es sei sehr schwer, für die besondere Situation der EMAH ein entsprechendes Bewusstsein bei Kostenträgern und Gesundheitspolitikern zu schaffen: »Aber eine prozentuale Berücksichtigung der steigenden Gesundheitsausgaben der alternden Gesellschaft für die demographisch parallele Entwicklung bei den deutlich jüngeren EMAH könnte eine sinnvolle Lösung sein.«

Wir EMAH haben keine Lobby. Wir sind eine vergleichsweise kleine Patientengruppe, aber so wenige sind wir auch wiederum nicht. Warum nimmt man uns nicht wahr?

In Deutschland leben rund 80 000 Menschen mit einer HIV-Infektion. Jede HIV-Infektion ist eine zu viel, und alle, die es trifft, verdienen Mitgefühl und Unterstützung.

Und doch verwundert es, dass 80 000 HIV-Infizierte eine große öffentliche Anteilnahme haben, die sich in unzähligen Benefiz-Veranstaltungen, Selbsthilfegruppen und Hilfsorganisationen ausdrückt.

Und 300 000 Menschen mit angeborenen Herzfehlern haben nichts von alledem.

Die Aids-Problematik ist uns durch ihre weltweiten Ausmaße bewusst. Und dadurch, dass die Menschen, die unter HIV und Aids leiden, Menschen aus unserer Mitte sind. Sie waren zuvor jahrzehntelang gesund. Viele konnten tolle Karrieren machen. Nun nutzen sie und ihre Verwandten und Freunde ihren gesellschaftlichen Status, um auf die Belange und Probleme von HIV-Infizierten aufmerksam zu machen.

Warum begann die Diskussion über sexuelle Gewalt gegen Kinder erst, nachdem Fälle an Eliteschulen bekannt geworden waren? Seit Menschengedenken werden Kinder sexuell misshandelt. Seit wir vom Canisius-Kolleg und von der Odenwaldschule wissen, reden wir darüber. Mehr noch: Ein runder Tisch auf Bundesebene wurde einberufen. Ein Missbrauchsbeauftragter eingesetzt. Plötzlich war ein uraltes Thema brandaktuell, die Politik war gezwungen zu handeln.

Die ehemaligen Eliteschüler sitzen heute an entscheidenden gesellschaftlichen Positionen. Viele sind Journalisten, arbeiten für wichtige Medien. Sie brachten eine längst überfällige gesellschaftliche Diskussion in Gang – weil sie in der Lage waren, es zu tun.

Wir EMAH sitzen nicht an entscheidenden gesellschaftlichen Positionen.

Viele sind seit ihrer Kindheit so schwach, dass sie nie beruflich Fuß fassen konnten. Andere werden mit dreißig, vierzig verrentet, herausgerissen aus vielversprechenden Karrieren.

Wir sind die, die sich nicht trauen, sich im Bus auf den Behindertenplatz zu setzen. Weil man uns unsere Behinderung nicht ansieht. Wir sind die, die im Aufzug ausgeschimpft werden, weil wir nicht so aussehen, als könnten wir keine Treppen steigen.

Wir sind die, die Wochen und Monate ihres Lebens im Krankenhaus verbringen.

Wir sind die, die zu Hause auf dem Sofa sitzen und keine Luft bekommen.

Wir haben keine Lobby.

Für uns EMAH ist das eine Katastrophe. Und unser Überleben reine Glückssache.

Es wird höchste Zeit, dass man uns hört.

Epilog

November 2013. Ich lebe wieder im Rheinland und arbeite als normale Redakteurin. Von neun bis halb sechs. Alles wie früher, vor Berlin.

Es ist nicht beschwingt, es ist nicht rasant. Es ist o. k. so. Die Zeit als rasende Reporterin ist vorbei.

Ich vermisse Berlin und meine Berliner Freundinnen schrecklich.

Dafür sehe ich meine Kölner Freunde, so oft ich mag. Ich habe sie vernachlässigt, während ich in Berlin war. Sie hingegen tun so, als sei ich nie weg gewesen. Ich kann mich einfach aufs Fahrrad setzen und vorbeifahren. Ich schicke nun keine Geburtstagsgrüße mehr. Ich sitze mit ihnen am Kaffeetisch und esse Torte.

Ich habe immer gedacht, Berlin sei mein Zuhause. Nun weiß ich, dass ich zwei habe – eins hier, eins dort.

Ich habe sehr süße neue Nachbarn, die Lilly und Simba hüten, wenn ich mal weg bin.

Ich habe eine neue Hausärztin, ich habe sie im Telefonbuch gefunden. Sie ist sehr schick, sehr klug, und sie versteht genau, was mit mir ist.

Ich habe noch keinen Kardiologen gefunden, dem ich vertraue.

Alle acht Stunden nehme ich mein Herzmedikament. Es beschert mir Nacht für Nacht entsetzliche Alpträume. Es macht mich müde. Ich nehme es hin.

Zusätzlich schlucke ich weiter das Mittel, das die Blutgerinnung hemmt. Wenn ich mich beim Gemüseschnibbeln schneide, schließt die Wunde sich tagelang nicht. Ich nehme auch das hin.

Mein Herz ist im Takt.

Niemand kann mir sagen, wie lange das so bleiben wird. Wie lange das Medikament noch wirkt. Wann es schlimmer wird.

Und niemand kann mir sagen, wie alt ich werde.

Man weiß, dass manche Patienten mit operiertem Vorhof-Septum-Defekt gefährliche, immer wiederkehrende Rhythmusstörungen entwickeln. Ich gehöre dazu. Wie lange wir damit überleben – man weiß es nicht. Dazu gibt es uns noch nicht lange genug.

Was auf mich wartet, gefällt mir nicht.

Andere, stärkere Medikamente. Weitere Stromstöße. Weitere Katheterablationen.

Menschen mit erworbenen Herzrhythmusstörungen sagt man, dass sie im Durchschnitt ein oder zwei Katheterablationen brauchen, um geheilt zu sein. Uns EMAH sagt man das nicht. Bei uns geht es lediglich darum, Zeit zu gewinnen. Bevor die Rhythmusstörungen wiederkommen.

Und da wäre dann noch der Flicken in meinem Herzen. Um den die Abladeure, wenn sie das Flimmern beseitigen wollen, irgendwie drum herum pieksen müssen. Das macht die Sache schwieriger und gefahrvoller.

Es gefällt mir alles gar nicht.

Und doch.

Ich lebe.

Die Krankheit hat mir etwas geschenkt, das unbeschreiblich kostbar ist: die unbändige Freude, lebendig zu sein. Sie hat mir Dankbarkeit geschenkt. Und Leichtigkeit. Kaum etwas bringt mich heute noch aus der Fassung. Ich versuche es einfach weiter mit dem smoothen Leben.

Im Herbst 2013, während ich an diesem Buch schreibe, ruft Annas Mann mich an. Ich habe ihn nie zuvor gesprochen. »Anna ist im Krankenhaus«, sagt er, »sie würde sich freuen, wenn Sie sich bei ihr melden.«

Anna liegt wieder im Deutschen Herzzentrum in München. Wieder einmal sind ihre Herzrhythmusstörungen lebensbedrohlich geworden. Wieder einmal ist sie dem Tod von der Schippe gesprungen. Sie ist Tag und Nacht ans EKG angeschlossen und wird streng überwacht.

»Stell dir vor«, erzählt sie mir, »sie haben mich zu Hause auf einem Krankenstuhl die Treppe hinunter- und in den Krankenwagen getragen. Und ich hatte nur meinen Schlafanzug und Socken an! Und alle Nachbarn haben geguckt! Ich hätte winken sollen wie die Queen.«

Wir lachen miteinander. Wir lachen, wie wir immer miteinander lachen. Auch wenn die Zeiten schlecht sind.

Cornelia, meiner anderen Mitpatientin in München, geht es einigermaßen gut. Sie hatte sich die Hand gebrochen. Jetzt ist der Gips ab, und sie kann endlich wieder richtig kochen. Sie freut sich.

»Lioba«, sagt Anna, als wir das nächste Mal telefonieren, da ist sie schon wieder zu Hause, »wir müssen die Lücken nutzen. Die Lücken, in denen es uns gutgeht.«

Und das tun wir. Wir nutzen die Lücken. Wir leben, so lange und so gut es geht.

Dank

Dieses Buch gäbe es nicht, hätten nicht Menschen Dinge getan, die nicht selbstverständlich sind. Ihnen allen gilt mein Dank.

Den KollegInnen im Verlag, die an mich glaubten und mir eine Chance gaben.

Den Experten, die ihr Wissen mit mir teilten.

Professor Thomas Meinertz nahm mich mit auf eine Zeitreise in die siebziger Jahre und stellte mir sein bislang unveröffentlichtes Manuskript über jenen EMAH-Patienten zur Verfügung, dessen Schicksal ich in dem Kapitel »Das Coming-Out« schildere.

Dr. Ulrike Bauer erläuterte mir geduldig stundenlang Statistiken und hat immer ein offenes Ohr für mich, wenn ich nicht mehr weiterweiß.

Mit Dr. Jan-Hendrik Nürnberg schaute ich in die geheimnisvollen Kammern der EMAH-Herzen und in die Abrechnungsabgründe im deutschen Gesundheitswesen.

Professor Harald Kaemmerer schließlich ließ mich verstehen, was es bedeutet, wenn Herzen nicht geheilt, sondern nur vorläufig repariert sind.

Mein Dank gilt Anna und Cornelia, die im wahren Leben anders heißen – wie fast alle in diesem Buch. Anna und Cornelia boten ihren schlimmsten Erinnerungen die Stirn, fassten all ihren Mut zusammen und sprachen stundenlang mit mir über ihre Krankheit und über das, was sie aus ihrem Leben gemacht hat.

Ich danke den Ärzten, die sich meinetwegen einen Kopf machen. Allen Krankenschwestern, Pflegern und Sprechstundenhilfen, die mich ertragen haben und weiter ertragen. Ich weiß, ich bin eine Schreckschraube. Ich kann leider nicht anders.

Und ich danke den Menschen an meiner Seite, die da einfach stehen bleiben.